全国中医药行业高等教育"十四五"规划教材

全国高等中医药院校规划教材（第十一版）

创伤急救学

（供中医骨伤科学等专业用）

主　编　毕荣修　李无阴

中国中医药出版社
·北 京·

图书在版编目（CIP）数据

创伤急救学 / 毕荣修，李无阴主编 . —北京：
中国中医药出版社，2022.6（2024.5 重印）
全国中医药行业高等教育”十四五”规划教材
ISBN 978-7-5132-6927-8

Ⅰ . ①创… Ⅱ . ①毕… ②李… Ⅲ . ①创伤—急救—
高等学校—教材 Ⅳ . ① R641.059.7

中国版本图书馆 CIP 数据核字（2021）第 067555 号

融合出版数字化资源服务说明

全国中医药行业高等教育"十四五"规划教材为融合教材，各教材相关数字化资源（电子教材、PPT 课件、视频、复习思考题等）在全国中医药行业教育云平台"医开讲"发布。

资源访问说明

扫描右方二维码下载"医开讲 APP"或到"医开讲网站"（网址：www.e-lesson.cn）注册登录，输入封底"序列号"进行账号绑定后即可访问相关数字化资源（注意：序列号只可绑定一个账号，为避免不必要的损失，请您刮开序列号立即进行账号绑定激活）。

资源下载说明

本书有配套 PPT 课件，供教师下载使用，请到"医开讲网站"（网址：www.e-lesson.cn）认证教师身份后，搜索书名进入具体图书页面实现下载。

中国中医药出版社出版

北京经济技术开发区科创十三街 31 号院二区 8 号楼
邮政编码 100176
传真 010-64405721
三河市同力彩印有限公司印刷
各地新华书店经销

开本 889×1194 1/16 印张 13.25 字数 355 千字
2022 年 6 月第 1 版 2024 年 5 月第 3 次印刷
书号 ISBN 978-7-5132-6927-8

定价 52.00 元
网址 www.cptcm.com

服 务 热 线 010-64405510 微信服务号 zgzyycbs
购 书 热 线 010-89535836 微商城网址 https://kdt.im/LIdUGr
维 权 打 假 010-64405753 天猫旗舰店网址 https://zgzyycbs.tmall.com

如有印装质量问题请与本社出版部联系（010-64405510）

全国中医药行业高等教育"十四五"规划教材
全国高等中医药院校规划教材（第十一版）

《创伤急救学》
编委会

主　审

李盛华（甘肃中医药大学）　　　　王和鸣（福建中医药大学）

郭艳幸（河南中医药大学洛阳平乐正骨学院 / 河南省洛阳正骨医院）

主　编

毕荣修（山东中医药大学）　　　　李无阴（河南中医药大学洛阳平乐正骨学院 / 河南省洛
　　　　　　　　　　　　　　　　　　　　阳正骨医院）

副主编（以姓氏笔画为序）

邢进峰（浙江中医药大学）　　　　齐万里（长春中医药大学）

赵继荣（甘肃中医药大学）　　　　侯　斌（辽宁中医药大学）

顾海潮（云南中医药大学）

编　委（以姓氏笔画为序）

王式鲁（山东中医药大学）　　　　毛国庆（南京中医药大学）

刘宗超（西南医科大学）　　　　　孙　骏（上海中医药大学）

杨少锋（湖南中医药大学）　　　　张志文（湖北中医药大学）

陈平波（新疆医科大学）　　　　　陈奋勇（福建医科大学）

赵　文（江西中医药大学）　　　　曹玉净（河南中医药大学）

学术秘书

徐宏浩（山东中医药大学）

《创伤急救学》
融合出版数字化资源编创委员会

全国中医药行业高等教育"十四五"规划教材
全国高等中医药院校规划教材（第十一版）

主 编

毕荣修（山东中医药大学） 李无阴（河南中医药大学洛阳平乐正骨学院 / 河南省洛阳正骨医院）

副主编（以姓氏笔画为序）

邢进峰（浙江中医药大学） 齐万里（长春中医药大学）

赵继荣（甘肃中医药大学） 侯 斌（辽宁中医药大学）

顾海潮（云南中医药大学）

编 委（以姓氏笔画为序）

王式鲁（山东中医药大学） 毛国庆（南京中医药大学）

刘宗超（西南医科大学） 孙 骏（上海中医药大学）

杨少锋（湖南中医药大学） 张志文（湖北中医药大学）

陈平波（新疆医科大学） 陈奋勇（福建医科大学）

赵 文（江西中医药大学） 曹玉净（河南中医药大学）

学术秘书

徐宏浩（山东中医药大学）

匡海学（黑龙江中医药大学教授、教育部高等学校中药学类专业教学指导委员会主任委员）

吕志平（南方医科大学教授、全国名中医）

吕晓东（辽宁中医药大学党委书记）

朱卫丰（江西中医药大学校长）

朱兆云（云南中医药大学教授、中国工程院院士）

刘　良（广州中医药大学教授、中国工程院院士）

刘松林（湖北中医药大学校长）

刘叔文（南方医科大学副校长）

刘清泉（首都医科大学附属北京中医医院院长）

李可建（山东中医药大学校长）

李灿东（福建中医药大学校长）

杨　柱（贵州中医药大学党委书记）

杨晓航（陕西中医药大学校长）

肖　伟（南京中医药大学教授、中国工程院院士）

吴以岭（河北中医药大学名誉校长、中国工程院院士）

余曙光（成都中医药大学校长）

谷晓红（北京中医药大学教授、教育部高等学校中医学类专业教学指导委员会主任委员）

冷向阳（长春中医药大学校长）

张忠德（广东省中医院院长）

陆付耳（华中科技大学同济医学院教授）

阿吉艾克拜尔·艾萨（新疆医科大学校长）

陈　忠（浙江中医药大学校长）

陈凯先（中国科学院上海药物研究所研究员、中国科学院院士）

陈香美（解放军总医院教授、中国工程院院士）

易刚强（湖南中医药大学校长）

季　光（上海中医药大学校长）

周建军（重庆中医药学院院长）

赵继荣（甘肃中医药大学校长）

郝慧琴（山西中医药大学党委书记）

胡　刚（江苏省政协副主席、南京中医药大学教授）

侯卫伟（中国中医药出版社有限公司董事长）

姚　春（广西中医药大学校长）

徐安龙（北京中医药大学校长、教育部高等学校中西医结合类专业教学指导委员会主任委员）

高秀梅（天津中医药大学校长）

高维娟（河北中医药大学校长）

郭宏伟（黑龙江中医药大学校长）

唐志书（中国中医科学院副院长、研究生院院长）

彭代银（安徽中医药大学校长）

董竞成（复旦大学中西医结合研究院院长）

韩晶岩（北京大学医学部基础医学院中西医结合教研室主任）

程海波（南京中医药大学校长）

鲁海文（内蒙古医科大学副校长）

翟理祥（广东药科大学校长）

秘书长（兼）

陆建伟（国家中医药管理局人事教育司司长）

侯卫伟（中国中医药出版社有限公司董事长）

办公室主任

周景玉（国家中医药管理局人事教育司副司长）

李秀明（中国中医药出版社有限公司总编辑）

办公室成员

陈令轩（国家中医药管理局人事教育司综合协调处处长）

李占永（中国中医药出版社有限公司副总编辑）

张峘宇（中国中医药出版社有限公司副总经理）

芮立新（中国中医药出版社有限公司副总编辑）

沈承玲（中国中医药出版社有限公司教材中心主任）

前　言

为全面贯彻《中共中央 国务院关于促进中医药传承创新发展的意见》和全国中医药大会精神，落实《国务院办公厅关于加快医学教育创新发展的指导意见》《教育部 国家卫生健康委 国家中医药管理局关于深化医教协同进一步推动中医药教育改革与高质量发展的实施意见》，紧密对接新医科建设对中医药教育改革的新要求和中医药传承创新发展对人才培养的新需求，国家中医药管理局教材办公室（以下简称"教材办"）、中国中医药出版社在国家中医药管理局领导下，在教育部高等学校中医学类、中药学类、中西医结合类专业教学指导委员会及全国中医药行业高等教育规划教材专家指导委员会指导下，对全国中医药行业高等教育"十三五"规划教材进行综合评价，研究制定《全国中医药行业高等教育"十四五"规划教材建设方案》，并全面组织实施。鉴于全国中医药行业主管部门主持编写的全国高等中医药院校规划教材目前已出版十版，为体现其系统性和传承性，本套教材称为第十一版。

本套教材建设，坚持问题导向、目标导向、需求导向，结合"十三五"规划教材综合评价中发现的问题和收集的意见建议，对教材建设知识体系、结构安排等进行系统整体优化，进一步加强顶层设计和组织管理，坚持立德树人根本任务，力求构建适应中医药教育教学改革需求的教材体系，更好地服务院校人才培养和学科专业建设，促进中医药教育创新发展。

本套教材建设过程中，教材办聘请中医学、中药学、针灸推拿学三个专业的权威专家组成编审专家组，参与主编确定，提出指导意见，审查编写质量。特别是对核心示范教材建设加强了组织管理，成立了专门评价专家组，全程指导教材建设，确保教材质量。

本套教材具有以下特点：

1.坚持立德树人，融入课程思政内容

将党的二十大精神进教材，把立德树人贯穿教材建设全过程、各方面，体现课程思政建设新要求，发挥中医药文化育人优势，促进中医药人文教育与专业教育有机融合，指导学生树立正确世界观、人生观、价值观，帮助学生立大志、明大德、成大才、担大任，坚定信念信心，努力成为堪当民族复兴重任的时代新人。

2.优化知识结构，强化中医思维培养

在"十三五"规划教材知识架构基础上，进一步整合优化学科知识结构体系，减少不同学科教材间相同知识内容交叉重复，增强教材知识结构的系统性、完整性。强化中医思维培养，突出中医思维在教材编写中的主导作用，注重中医经典内容编写，在《内经》《伤寒论》等经典课程中更加突出重点，同时更加强化经典与临床的融合，增强中医经典的临床运用，帮助学生筑牢中医经典基础，逐步形成中医思维。

3.突出"三基五性"，注重内容严谨准确

坚持"以本为本"，更加突出教材的"三基五性"，即基本知识、基本理论、基本技能，思想性、科学性、先进性、启发性、适用性。注重名词术语统一，概念准确，表述科学严谨，知识点结合完备，内容精炼完整。教材编写综合考虑学科的分化、交叉，既充分体现不同学科自身特点，又注意各学科之间的有机衔接；注重理论与临床实践结合，与医师规范化培训、医师资格考试接轨。

4.强化精品意识，建设行业示范教材

遴选行业权威专家，吸纳一线优秀教师，组建经验丰富、专业精湛、治学严谨、作风扎实的高水平编写团队，将精品意识和质量意识贯穿教材建设始终，严格编审把关，确保教材编写质量。特别是对32门核心示范教材建设，更加强调知识体系架构建设，紧密结合国家精品课程、一流学科、一流专业建设，提高编写标准和要求，着力推出一批高质量的核心示范教材。

5.加强数字化建设，丰富拓展教材内容

为适应新型出版业态，充分借助现代信息技术，在纸质教材基础上，强化数字化教材开发建设，对全国中医药行业教育云平台"医开讲"进行了升级改造，融入了更多更实用的数字化教学素材，如精品视频、复习思考题、AR/VR等，对纸质教材内容进行拓展和延伸，更好地服务教师线上教学和学生线下自主学习，满足中医药教育教学需要。

本套教材的建设，凝聚了全国中医药行业高等教育工作者的集体智慧，体现了中医药行业齐心协力、求真务实、精益求精的工作作风，谨此向有关单位和个人致以衷心的感谢！

尽管所有组织者与编写者竭尽心智，精益求精，本套教材仍有进一步提升空间，敬请广大师生提出宝贵意见和建议，以便不断修订完善。

国家中医药管理局教材办公室

中国中医药出版社有限公司

2023年6月

编写说明

中医骨伤科学是在中医理论指导下，研究人体运动系统损伤和疾病的预防、诊断、治疗及康复的一门学科，具有悠久历史和丰富的临床经验，对保障人民健康发挥着重要作用。2019 年教育部恢复中医骨伤科学本科专业。中国中医药出版社于 2019 年 4 月启动全国中医药高等教育中医骨伤科学专业院校规划教材的编写，成立了以孙树椿教授为主任的全国中医药高等教育中医骨伤科学专业院校规划教材编审委员会，其中委员有王和鸣、韦贵康、朱立国、李盛华、肖鲁伟、宋春生、赵文海、郝胜利、施杞、郭艳幸、黄桂成（以姓氏笔画为序），学术秘书为于栋，共同组织全国中医骨伤界专家编写本系列教材。本系列教材既要传承中医骨伤精粹，又要充分吸收现代科技新成果，以期培养出高层次中医骨伤专业人才。

全国中医药高等教育中医骨伤科学专业院校规划教材共 15 门。供五年制本科生使用的有《中医骨伤科学基础》《骨伤解剖学》《骨伤影像学》《中医正骨学》《中医筋伤学》《中医骨病学》《创伤急救学》《骨伤手术学》8 门，以上 8 门同时也是全国中医药行业高等教育"十四五"规划教材。供"5+3"或"5+4"长学制或硕士研究生使用的有《中医骨伤学发展史》《骨伤科古医籍选》《骨伤方药学》《骨伤科生物力学》《实验骨伤科学》《骨伤运动医学》《中医骨伤康复学》7 门。

创伤急救学是全国高等中医药院校中医骨伤专业本科教学中的一门重要课程。随着社会的发展和科技的进步，中医骨伤科学进入一个崭新的发展阶段。在中医骨伤科学本科教育中，如何处理骨伤科临床常见的危急重症，以及将掌握的这些急救知识运用到临床中，对于提高创伤疾病的诊断水平和急救能力，以及骨伤科的临床、教学和科研能力具有重大意义。

为适应中医骨伤学科发展的需要，根据全国中医药行业高等教育"十四五"规划教材的编写要求，结合《创伤急救学》的特点，本教材系统地介绍了创伤急救的基本知识、基本技能，以及常见骨伤危急重症的诊断治疗。

本教材内容共两部分，包括十二个章节：第一部分包括创伤急救的概述、急救措施和技术、创伤全身并发症；第二部分包括脊柱脊髓、胸腹部、骨盆髋臼、手外伤、肢体离断、周围血管、神经、灾难创伤的病因病理、临床表现、诊断和急救治疗措施等内容。为体现新时代教育"立德树人"的根本任务，教材中还融入了课程思政内容。

本教材编写分工：绪论和第一章创伤急救概述由毕荣修、陈平波编写，第二章创伤急救的基本知识由齐万里编写，第三章常用急救技术由张志文、王式鲁编写，第四章创伤后全身性并发症由顾海潮、曹玉净编写，第五章脊柱脊髓创伤由杨少锋编写，第六章胸腹部创伤由赵继荣、李无阴编写，第七章骨盆髋臼创伤由刘宗超编写，第八章手部创伤由邢进峰编写，第九章肢体与指（趾）体离断创伤由陈奋勇编写，第十章周围血管创伤由孙骏编写，第十一章周围神经创伤由毛国庆、赵文编写，第十二章灾难创伤急救由侯斌编写。本教材的融合出版数字化资源工作在主编带领下，由全体编委共同完成。

本教材适用于中医骨伤科学、中医学、针灸推拿学、中西医结合医学等专业的本科生学习。

教材编写工作中，得到中国中医药出版社及参编院校各级领导的大力支持和编审专家的指导，在此致以深深的谢意！本教材经多次修改和审阅，不足之处希望各高等院校师生和读者在使用过程中及时提出宝贵意见，以便今后进一步修订提高。

《创伤急救学》编委会

2021 年 9 月

目　录

绪 论

创伤急救学是研究创伤的病因病机、临床表现与诊断、急救技术和治疗的一门临床学科，古属"疡医"范畴。创伤急救学是随中医骨伤科学发展而形成的一个具有中医学特色理论体系和治疗方法的分支学科，历史悠久、源远流长，是中医骨伤科学的重要组成部分，也是中国人民长期与创伤疾患斗争的经验总结，对中国创伤急救事业的发展产生了深远的影响。

远古时期，原始人在应对大自然灾害和抗击猛兽侵袭时，经常出现创伤，人们在伤处抚摸、按压以减轻症状，经过长期实践，摸索出一些针对创伤的理伤按摩手法；同时通过对伤口使用树叶、草茎及矿石粉等裹敷，逐渐发现具有止血、止痛、消肿、排脓等急救作用的外用药物，这便是创伤急救学的起源。

原始氏族社会时期，古人已经能够制作一些砭石、骨针、石镰等精细的工具。在旧石器晚期山顶洞人的遗址中，也发现了骨针、骨锥和其他骨制尖锐器具。仰韶文化时期已有石镰，外形近似现代的镰刀，可砭刺、切割。这说明新石器时代外科手术器械砭镰已产生，并出现了外科名医俞跗。

奴隶社会时期，经历了夏、商、周三代。社会生产力、文化等方面的进步和发展，极大促进了医学的进步，中医骨伤科开始萌芽，出现了"疡医"。夏代主要生产工具是石器，用以治病的针是石针、骨针。考古学家在龙山文化遗址发现了很多陶制酒器，酒可以通血脉、行药势，也可以止痛、解毒，这在创伤急救治疗中很有意义。商代冶炼技术有了很大发展，由于青铜器的大量使用，砭石也逐渐被金属刀具所替代，同时开始应用活血药内服治疗跌打损伤等创伤性疾病。《礼记·月令孟秋》记载："命理瞻伤、察创、视折、审断，决狱讼必端平。"蔡邕注："皮曰伤，肉曰创，骨曰折，骨肉皆绝曰断。"说明春秋时期已把创伤分为四类，同时采用瞻、察、视、审四种诊断方法。

战国、秦汉时期，创伤急救学有了进一步的发展，马王堆汉墓出土的《五十二病方》，就对创伤的止血、止痛和刀刃伤等提出了医治办法，同时还描述了"伤痉"的临床表现："痉者，伤，风入伤，身信（伸）而不能诎（屈）。"这是对创伤后严重并发症——破伤风的最早记载。《素问·缪刺论》篇说："人有所堕坠，恶血留内，腹中满胀，不得前后，先饮利药，此上伤厥阴之脉，下伤少阴之络，刺足内踝之下，然骨之前血脉出血，刺足跗上动脉，不已，刺三毛上各一痏，见血立已。"说明对外伤的病因、病理、症状及治疗措施很早就有记载。华佗发明的麻沸散，是中医学麻醉术的开始，为手术的开展提供了良好的条件。汉代张仲景所著《金匮要略》在急救方面也有不少经验，其中对人工呼吸与胸外心脏按压等创伤复苏术进行了详细描述，如"一人以脚踏其两肩，手少挽其发，常弦弦勿纵之。一人以手按据胸上，数动之。一人摩捋臂胫，屈伸之。若已僵，但渐渐强屈之，并按其腹。如此一炊顷，气从口出，呼吸眼开"。这种方法与现在的人工呼吸和胸外心脏按压的方法有相似之处。

三国、晋至隋唐、五代时期，是我国历史上战乱频繁的时期，创伤疾患更为多见，从而积累了更多的急救方法，促进了创伤急救学的发展。晋·葛洪在《肘后备急方》中最早记载了下颌关节脱臼手法整复复位方法："令人两手牵其颐已，暂推之，急出大指，或咋伤也。"书中还首先记载用竹片夹板固定骨折："疗腕折、四肢骨破碎及筋伤蹉跌方：烂捣生地黄熬之，以裹折伤处，以竹片夹裹之。令遍病上，急缚，勿令转动。"他论述了开放性创口早期处理的重要性，对腹部创伤肠断裂采用桑白皮线进行肠缝合术；还记载了烧灼止血法，并首创以口对口吹气法抢救猝死病人的复苏术。隋·巢元方编著的《诸病源候论》是第一部中医病理专著，其中"金疮病诸候"精辟论述了金疮化脓感染的病因病理，提出清创疗法四要点：清创要早、要彻底，要正确分层缝合，要正确包扎，为后世清创手术奠定了理论基础。在治疗开放性骨折、清除异物、结扎血管止血、分层缝合等方面的论述，都达到了很高的水平。"中风候"和"金创中风痉候"对破伤风的症状描写得非常详细，提出它是创伤后的并发症。

唐代孙思邈著《备急千金要方》《千金翼方》，介绍了人工呼吸复苏、止痛、镇痛等创伤急救方法。王焘所撰《外台秘要》一书，收集了不少唐代以前的经验，在创伤急救方面论述甚多，如引用《肘后备急方》关于危重损伤的论述："凡金疮伤天窗眉角脑户，臂里跳脉，髀内阴股，两乳上下，鸠尾小肠及五脏六腑输，此皆是死处，不可疗也。又破脑出血而不能言语，戴眼直视，咽中沸声，口急唾出，两手妄举，亦皆死候，不可疗。若脑出而无诸候者可疗。"这说明伤及颅脑、大血管、胸腹重要脏器皆属不治之症。但对一般颅骨骨折或大脑盲区的开放性损伤，虽见脑组织但仍可治疗。同时收录了折损、金疮、恶刺等骨伤科疾病治疗方药；把损伤分为外损和内损；列骨折、脱位、内伤、金疮和创伤危重症等五大类，可见唐代以前对重要器官及大血管损伤的诊断已有较高水平。此外，蔺道人《仙授理伤续断秘方》对于难以手法复位的闭合性或开放性骨折，主张采用手术复位，并作了具体的记载。

宋、辽、金、元时期，医学在隋唐五代的基础上，出现了百家争鸣、蓬勃发展的局面，促进了创伤急救学的发展。宋太医局编辑的《圣济总录》内容丰富，其中伤折门总结了宋代以前骨伤科医疗经验，强调骨折、脱位复位的重要性；记载用刀、针、钩、镊等手术器械，对腹破肠出的重伤采用合理的处理方法。许叔微著《普济本事方》记载了用苏合香丸救治跌伤重症。元代李仲南《永类钤方》中"风损伤折"卷是中医骨伤科专篇，创制了手术缝合针——"曲针"，用于缝合伤口。危亦林著《世医得效方》，按元代十三科分类，对骨折、脱位的整复手法和固定技术有所创新。危氏在世界上最早施用"悬吊复位法"治疗脊柱骨折，书中载："凡挫脊骨，不可用手整顿，须用软绳从脚吊起，坠下身直，其骨使自归窠。未直，则未归窠，须要坠下，待其骨直归窠。然后用大桑皮一片，放在背皮上，杉树皮两三片，安在桑皮上，用软物缠，夹定，莫令屈，用药治之。"对开放性骨折，危氏主张扩创复位加外固定治疗。在麻醉方面，危氏创制了"草乌散"（又名麻药方），对其组成、功用、剂量及注意事项都有详细记载。

明清时代，创伤急救学进一步发展。明代《金疮秘传禁方》记载了用骨擦音作为检查骨折的方法，对开放性骨折，主张把穿出皮肤已被污染的骨折端切除，以防感染等。《证治准绳》中记载了不少有关颅脑、五官、颈部损伤的急救处理方法。清代吴谦等著的《医宗金鉴·正骨心法要旨》较系统地总结了清代以前的骨伤科经验，将正骨手法归纳为摸、接、端、提、推、拿、按、摩八法，既有理论，亦重实践，图文并茂，丰富了创伤急救学的内容。

鸦片战争后至中华人民共和国成立前，中国逐渐沦落为半封建半殖民地的国家，随着西方文化的侵入，中医受到歧视，中医骨伤科处于花叶凋零、自生自灭的境地。在此期间，骨伤科著作甚少，较有代表性的是 1852 年赵廷海所著的《救伤秘旨》，其收集少林学派的治伤经验，记载人体 36 个致命大穴，介绍了损伤各种轻重症的治疗方法，收载"少林寺秘传内外损伤主方"，并增加了"按证加减法"。

随着国民经济的日益发展，工农业生产水平不断提高，各种生产劳动机械化日益普遍，城市和农村车辆快速增长，现代化战争杀伤力不断增强，自然灾害频发等不可预测的因素，虽然安全和防御措施也在不断完善，但意外伤害事故仍不时发生。伤员损害程度大，伤情复杂、严重，尤其是复合性损伤致重要器官损伤时，可危及生命。因此在伤情严重、复杂、时间紧迫的情况下，必须及时诊断危及伤员生命的重要器官损伤情况，并采取确实有效的急救措施，以挽救病人生命。对其他损伤，可待伤员情况好转后再继续处理。例如对骨关节损伤合并创伤性休克、大血管损伤、颅脑损伤、脊髓损伤、胸部重要脏器损伤、气胸、血胸、腹部重要脏器损伤等，如不及时进行急救，均可导致伤员死亡或造成终身残疾。急救措施应从现场开始，如大血管损伤在现场就应采取有效的止血措施。脊柱骨折脱位的伤员则应妥善搬运以免损伤脊髓，造成病人截瘫。出现创伤性休克应初步纠正休克后，再行运送。开放性损伤者应现场初步包扎，保护伤口，以防继续污染，骨折部位应给予简单固定，以防止周围神经血管损伤，然后再转送。总之，对各种不同原因的损伤，都应及时判断损伤的程度和部位，并针对具体情况，分别采取有效的措施进行急救处理，以保证伤员的生命安全和减轻伤员的痛苦。

总之，创伤急救学是一门系统科学的临床学科，我们应不断汲取中医学之瑰宝，同时借鉴西医学先进的急救技术，取长补短，系统掌握各种创伤的病因病理、临床表现及急救技术，发扬光大中医学遗产，使之为人类健康做出更大贡献。

第一节　创伤的定义及分类

创伤，广义的概念是指机体受到外界致伤因素（如物化性因素和生物性因素）的作用，造成机体组织结构的破坏或引起功能障碍。狭义的创伤即指机械性创伤，包括撞击伤、坠跌伤、挤压伤、刺伤、冲击伤、枪弹伤等。创伤一般是根据致伤原因、致伤时间、是否存在伤口、受伤部位等因素进行分类。创伤分类的目的在于采用科学的方法，迅速有效地缓解伤员数量与救治力量之间的矛盾，便于及时而高效的救治，使得"重者先治"，同时也有利于日后临床资料分析与总结，进而服务于科研与临床。

一、根据创伤原因分类

1. 撞击伤　是指人体在静止状态下被具有一定动能的物体撞击而造成的损伤。撞击动能不大时多造成局部的挫伤或挫裂伤；若动能很大，在打击的瞬间，动能还可由体表传导至体腔内的脏器，造成脏器的损伤。机体与粗糙不平的物体表面摩擦而引起的损伤称为擦伤。

2. 坠跌伤　是指人体从高处坠落而造成的损伤。其损伤的轻重与人体的重量、距地面的高度、着地面的软硬、有无障碍物缓冲（如树枝、电线等）有着直接的关系。它除造成直接损伤外，也可引起间接的损伤。

3. 挤压伤　是指肌肉丰厚的肢体或躯干受重物（如房屋或工事倒塌等）长时间压轧或埋压而造成的损伤。对这类患者，一定要注意警惕挤压综合征的发生。

4. 枪弹伤　是指高速投射的子弹、弹片等物体穿入人体所造成的损伤。损伤的程度不仅与致伤物的速度有关，还与所损伤的组织器官的理化性质有着密切关系。

5. 刃器伤　是指锐利器械切开体表皮肤或黏膜进入人体所造成人体组织器官的损伤。其特点是创缘比较整齐；损伤程度和范围与致伤物大小、形状和作用部位等有关，长而锐利的物体所致的刺伤容易伤及内脏等重要的组织器官。

6. 冲击伤　是指爆炸物（如炸弹、炮弹、地雷、气浪弹等）爆炸时形成高能、高压、高速向周围播散的冲击波对人体所产生的损伤叫冲击伤，亦称爆震伤。冲击伤往往是多部位、多系统的损伤。损伤内外兼有，外轻内重，伤情复杂，发展迅速，应引起高度警惕。

7. 交通事故伤　是指人体在快速运行的车辆中，因事故而突然停止所发生的惯性作用或车辆碰撞而发生的撞击、震荡或被车辆碾压、挤压等所造成的组织器官的损伤。这种损伤可使人体遭受多个方面的暴力，往往存在多部位、多脏器和多种类型的损伤，临床中对该类患者应当仔细而有序地进行体格检查与辅助检查。

8. 动物咬伤　是指人体组织被动物的牙齿等咬破、撕裂甚至撕脱等所致的损伤。由于动物口内含有各种细菌、毒物、病毒等，对人体极为有害，如未予以足够的重视，可造成严重的后果。

9. 烧伤　是指由于热力（火焰、热水、热气、热油等）、高温（高温液体、闪光、放射能、电能）或化学物品（如强酸、强碱等）作用于人体表面所造成的组织损伤。烧伤的深度取决于热力的高低和接触热力时间的长短。

（1）闪光烧伤　是指燃烧弹、原子弹爆炸、电弧闪光等所造成的人体表面组织损伤。

（2）放射性烧伤　是指 X 线或其他放射性元素直接作用在人体细胞上，导致血管硬化或血栓形成，间接引起组织缺血，造成皮肤发生变性坏死者。

（3）电烧伤（电击伤）　是指电流通过人体时，由电能转变来的热能而引起人体不同程度的组织损害。电击伤的严重性在于造成致命性损伤，如心跳、呼吸停止，而电流局限于身体一侧，则会导致身体一侧残疾，并且高压电流还可引起较重的电热灼伤。

（4）化学性烧伤　是指强酸或强碱等化学物品对人体所造成的急性损伤。

10. 冻伤　是指人体受低温侵袭所造成的全身性或局部组织器官的损伤。环境温度低于冰点即可发生冻伤，而严重的冻伤多发生在 –10℃以下。

二、根据创伤部位分类

1. 颅脑损伤　分为头皮挫伤、头皮下血肿、头皮裂伤、脑震荡、脑挫裂伤、颅内出血、颅内血肿等。其常具有致命性，应及时救治。

2. 颌面颈部损伤　该类损伤可造成一种或几种器官（如脑、眼、耳、鼻等）相互关联的功能障碍，组织移位或出血导致的窒息可以威胁到伤员的生命，特别是口鼻腔的损伤。有条件的应由神经外科、眼科、耳鼻咽喉科、口腔科和普通外科等多科室医生联合救治。

3. 胸部损伤　包括胸壁、胸腔内脏器和膈肌的直接或继发性损伤，如血气胸、纵隔气肿、心包填塞、连枷胸等。按胸腔与外界的连接性，又分为开放性胸部创伤和闭合性胸部创伤。由于胸腔内包括心肺及多条大动脉，严重胸部损伤极易导致呼吸循环衰竭，故应当引起接诊医生的足够重视。

4. 腹部损伤　包括腹壁、腹腔内脏器或腹膜后脏器的损伤，其主要危险在于内出血造成的休克和内脏破裂引发的腹膜炎，两者均可危及生命。

5. 骨盆损伤　此类损伤除有大量出血外，还可同时伴有盆腔内脏器损伤，尤其在泌尿生殖系统和消化道末端同时遭受损伤时，可引起患处严重的污染，增加感染概率。

6. 脊柱、脊髓损伤　脊柱骨折多由间接暴力引起，尤以胸腰段脊柱骨折最为常见。临床上根据发病机制分为屈曲型骨折脱位、过伸型骨折脱位和直接暴力骨折脱位三类。脊髓损伤又可分为脊髓震荡、脊髓挫伤、脊髓断裂、脊髓受压和马尾神经损伤，脊髓损伤是脊柱骨折的严重并发症。

7. 四肢损伤　常见的损伤包括骨折、脱位、软组织损伤、血管神经损伤等。

（1）上肢损伤　上肢的特点是功能灵活，损伤的机会较多，是人体生活和工作的重要运动器官，治疗重点在于恢复其功能。

（2）下肢损伤　下肢的特点是行走与负重。伤后多需卧床治疗，治疗期长而易出现并发症，治疗重点在于恢复行走和负重的功能。

三、根据创伤后皮肤完整性分类

根据创伤后皮肤及黏膜的完整性，创伤可分为闭合伤和开放伤两类。

1. 闭合伤 常见的闭合伤有扭伤、挫伤、挤压伤、震荡伤、关节脱位、闭合性骨折和闭合性内脏伤等。其伤情因难以确定体内脏器或重要组织器官有无损伤而难以判定。

2. 开放伤 其特点是有创伤伤口、外出血，伤口内有污染或有异物残留，感染机会多，也可同时伴有内脏或深部组织损伤。常见的开放伤有擦伤、挫裂伤、刃器伤、枪弹伤等。开放性损伤中，根据伤道类型又可分为切线伤（致伤物沿体表切线方向擦过所致的沟槽状损伤）、贯通伤（既有入口又有出口）、非贯通伤（只有入口，没有出口，又称盲管伤）和反跳伤（出口和入口在同一点）四种。

四、根据伤情轻重分类

1. 轻伤 主要为局部软组织伤，暂时失去作业能力，但仍可以坚持工作，无生命危险，或只需小手术治疗者。

2. 中等伤 主要为广泛软组织伤、上下肢开放骨折、肢体挤压伤、机械性呼吸道阻塞、创伤性截肢及一般腹腔脏器伤等，丧失作业能力和生活能力，需手术治疗，但一般无生命危险。

3. 重伤 为危及生命或治愈后有严重残疾者。

第二节 创伤病理

一、局部反应

局部反应是由于结构破坏、细胞变性坏死、微循环障碍或异物存留、入侵所致，主要表现为局部炎症反应。局部炎症反应的轻重与致伤因素种类、作用时间、组织损害程度和性质等因素有关。严重创伤者，由于局部组织细胞损伤较重，多存在局部组织结构破坏和邻近细胞的严重变性坏死，同时加之伤口常有污染、异物存留等造成的继发性损伤，从而使局部炎症反应更加严重，血管通透性增加及渗出增多，局部炎症细胞浸润加重，炎症持续时间可能更长，对全身影响更重。创伤性炎症反应有利于清除坏死组织、杀灭细菌及修复组织。

二、全身反应

全身反应是致伤因素作用于人体后引起的一系列神经内分泌活动增强并由此而引发的各种功能和代谢改变的过程，是一种非特异性应激反应。表现为综合性的复杂过程，不仅包括神经内分泌系统和物质能量代谢，还涉及凝血系统、免疫系统、重要的生命器官和一些炎症介质及细胞因子等。

由于神经内分泌系统的作用，伤后机体总体上处于一种分解代谢的状态，表现为基础代谢率增高，能量消耗增加，糖、蛋白质、脂肪分解加速，糖异生增加。因此伤后常出现高血糖、高乳酸血症，血中游离脂肪酸和酮体增加，尿素氮排出增加，从而出现负氮平衡状态。水、电解质代谢紊乱可导致水、钠潴留，钾排出增多及钙、磷代谢异常等。

三、组织修复和创伤愈合

1.组织修复的基本过程　大致可分为三个既相互区分又相互联系的阶段：①局部炎症反应阶段：在创伤后立即发生，常持续 3～5 天。主要是血管和细胞反应、免疫应答、血液凝固和纤维蛋白的溶解，目的在于清除损伤或坏死的组织，为组织再生和修复奠定基础。②细胞增殖分化和肉芽组织生成阶段：局部炎症开始不久，可有新生细胞出现，成纤维细胞、内皮细胞等增殖、分化、迁移，分别合成、分泌组织基质（主要为胶原）和形成新生毛细血管，并共同构成肉芽组织。浅表的损伤一般通过上皮细胞的增殖、迁移覆盖创面而修复。但大多数软组织损伤则需要通过肉芽组织生成的形式来完成。③组织塑形阶段：经过细胞增殖和基质沉积，伤处组织可达到初步修复，但新生组织如纤维组织，在数量和质量方面并不一定能达到结构和功能的要求，故需进一步改构和重建。主要包括胶原纤维交联增加、强度增加；多余的胶原纤维被胶原蛋白酶降解；过度丰富的毛细血管网消退和伤口的黏蛋白及水分减少等。

2.创伤愈合的类型　创伤愈合的类型可分为两种：①一期愈合：组织修复以原来的细胞为主，仅含少量纤维组织，局部无感染、血肿或坏死组织，再生修复过程迅速，结构和功能修复良好。多见于损伤程度轻、范围小及无感染的伤口或创面。②二期愈合：以纤维组织修复为主，不同程度地影响结构和功能恢复，多见于损伤程度重、范围大、坏死组织多且常伴有感染而未经合理的早期外科处理的伤口。因此，在创伤治疗时，应采取合理的措施，创造条件，争取达到一期愈合。

四、创伤并发症

常见的并发症有以下几种。

1.感染　开放性创伤一般都有污染，如果污染严重，处理不及时或不当，加之免疫功能降低，很容易发生感染。

2.休克　早期常为失血性休克，晚期由于感染发生可导致脓毒症甚至脓毒性休克。

3.脂肪栓塞综合征　常见于多发性骨折，主要病变部位是肺，可造成肺通气功能障碍甚至呼吸功能不全。

4.应激性溃疡　发生率较高，多见于胃、十二指肠及食管等部位。溃疡可为多发性，有的面积较大且可深至浆膜层，发生大出血或穿孔。

5.凝血功能障碍　主要是由于凝血物质消耗、缺乏，抗凝系统活跃，低体温和酸中毒等，常表现为出血倾向。凝血功能障碍、低体温和酸中毒被称为"死亡三联症"，是重症创伤死亡的重要原因之一。

6.器官功能障碍　与一般的外科疾病相比，创伤多伴有组织的严重损伤，存在大量的坏死组织，可造成机体严重而持久的炎症反应，加之休克、应激、免疫功能紊乱及全身因素的作用，患者容易并发急性肾衰竭、急性呼吸窘迫综合征等严重内脏并发症。此外，由于缺血缺氧、毒性产物、炎症介质和细胞因子的作用，还可发生心脏和肝脏功能损害。

第三节　创伤临床表现与诊断

一、创伤的临床表现

（一）局部表现

1.疼痛　创伤发生后，因组织破坏、纤维断裂、组织肿胀等，可产生不同程度的疼痛。疼痛的程度与创伤的部位、程度及创伤后炎症反应强弱等因素有关。疼痛的性质一般可分为隐痛、钝痛、胀痛、烧灼痛、撕裂痛、刺痛等，活动后加重、制动后减轻是其特点。疼痛一般可持续2～3天，以后逐渐缓解；若疼痛持续或疼痛加重，则可能并发感染。疼痛的部位常提示为受伤部位，因此在创伤的诊断尚未明确时，慎用止痛剂，以免造成误诊或漏诊。

2.肿胀　肿胀的产生是由于创伤后所出现的局部出血、渗出与炎症水肿。受伤部位表浅者可伴有触痛、发红、青紫或有波动感。肢体严重肿胀可造成肢体远端的血供障碍，从而出现脉搏微弱、感觉迟钝、肢端苍白等。

3.功能障碍　创伤后，因组织结构破坏可直接造成功能障碍。而局部炎症也可以引起功能障碍，如腹部创伤发生的肠穿孔，可因腹膜炎而出现呕吐、腹胀、腹痛及肠麻痹等。此外创伤后的局部疼痛亦可导致功能障碍，如肢体骨折后因局部剧烈疼痛继发的肌肉痉挛可进一步加重功能障碍。某些功能障碍可直接危及生命，如创伤性窒息、呼吸衰竭、心包填塞等，均应立即抢救。

4.创口与出血　见于开放性创伤。查体时应注意观察创口的数目、部位、形状、大小、深浅、污染程度、有无搏动性出血。

（二）全身表现

1.体温升高　创伤早期的体温升高，主要由创伤区域内的出血或坏死组织的分解产物吸收所引起，而创伤早期也处于分解代谢期，机体内营养物质的分解也会产生热量，使体温升高。体温一般在38℃左右。若体温过高，可考虑脑损伤、合并感染等因素。

2.血压、脉搏、呼吸的变化　创伤发生后，因儿茶酚胺分泌增多，可造成心率加快。同时因周围血管收缩，舒张压升高，脉压缩小。血压、呼吸、脉搏的变化常提示创伤的严重程度。

3.口渴和尿量减少　多为失血及脱水的表现，但若尿量过少则要警惕休克与急性肾衰竭的发生。

4.其他　如乏力、消瘦、食欲不振、嗜睡、失眠、便秘及女子月经不调等。

二、创伤的诊断

创伤的诊断主要是明确创伤的部位、性质、程度、全身性变化及并发症情况等，特别是原发损伤部位或内脏是否损伤及其损伤程度。因此在接诊时要详细了解创伤史，仔细进行全身体格检查，必要时结合辅助检查等才能作出全面、正确的诊断。

（一）受伤史

详细了解受伤史对于了解损伤机制、评估预后具有重要意义。

1.受伤经过　本项重点在于询问致伤原因、时间、地点、受伤部位，合并暴力强度、性质、作用方式、作用时间长短及现场情况等。如切割伤，其创缘虽较整齐，但可造成重要的血管神经损伤或创伤性出血；刺伤虽创口较小，但可造成深部的血管、神经、内脏等组织器官的损伤；坠落伤常可导致多发性骨折，并常合并内脏损伤；枪弹伤虽伤口较小，但常合并深部组织器官损伤，且常合并有组织烧灼、坏死，常并发严重的感染，而受伤时的体位则对判断伤道走行具有重要的参考意义。

2. 伤前情况 主要了解伤员的既往情况（包括各种慢性病史、用药史、过敏史等），此外还应了解伤员的个人嗜好，如烟酒史等，这对判断意识情况及判断预后具有重要意义。

3. 伤后表现及演变过程 创伤的诊断可通过其临床表现来确定创伤的部位和结构，并可通过其症状的变化来判断其损伤的严重程度及并发症的严重程度。不同部位、不同程度、不同组织的创伤，其表现不尽相同，而其伤后的演变也不相同。如神经组织创伤，应重点了解其伤后意识变化情况、肢体感觉障碍的程度和范围及瘫痪情况等；胸部创伤，应了解伤后是否有呼吸困难、咳嗽咳痰、咯血等；腹部创伤，则应了解腹痛的最先疼痛部位、程度、性质及腹痛范围的变化情况；对于开放性创伤，则应了解其伤后失血情况（即出血量、出血速度、口渴情况、尿量变化情况及血压、脉搏的变化等）。

（二）体格检查

体格检查首先要从整体上观察伤员的一般状态，判断伤员损伤的程度。对于生命体征相对平稳者，可进行全面而详细的检查；对于创伤严重者应先着手于急救，在急救中再逐步进行系统的、有针对性的检查。

1. 全身检查 采用临床常规的体格检查步骤，应注意呼吸、脉搏、血压、体温等生命体征及意识状态、面容、体位姿势等，并注意患者的精神及心理状态。

2. 局部检查 应根据受伤史及症状的突出部位进行全面而详细的检查。如头部创伤须检查头皮、颅骨、耳道、瞳孔、鼻腔、口腔、肌张力、神经反射等；胸部创伤须检查胸廓外形、呼吸运动、呼吸音情况、有无触痛及叩击痛等；腹部创伤须检查压痛、反跳痛、腹肌紧张、移动性浊音、肝浊音界及肠鸣音等；四肢创伤须检查肿胀、畸形、异常活动、骨擦音、弹性固定、主动活动和被动活动情况、肢端颜色、肤温、脉搏搏动等。对于开放性损伤，须详细检查其创面和创口的形状、大小、深度、创缘情况、污染情况、异物存留情况、出血性状及外露组织等。对伤情较重者，应在手术室麻醉下进行探查。对于枪弹伤、电击伤等尤其要注意寻找出入口，并根据伤情仔细判断是否存在合并内脏损伤。

（三）辅助检查

辅助检查对某些创伤的诊断具有重要的参考价值，但要根据伤情及全身情况选择必需的检查项目，以免加重病情或造成不必要的浪费。虽然各种辅助检查的水平不断提高，但手术探查无疑是诊断伤情的重要方法，其不仅可明确诊断，更是抢救的重要手段，但手术探查的指征应当严格掌控。

1. 实验室检查 血常规检查可判断失血或感染情况；尿常规检查可判断泌尿系创伤或感染情况；生化项目可判断水电解质平衡情况。对于有肝肾创伤的患者，在其治疗过程中，通过肝功能检查和肾功能检查可判断其创伤修复情况。怀疑胰腺损伤时，可行血或尿淀粉酶测定。

2. 穿刺和导管检查 诊断性穿刺是一种常用、简单、安全的诊断与治疗方法。阳性时可直接明确诊断，但还应注意存在假阳性、假阴性等情况，须进一步观察或检查。如心包穿刺可明确是否存在心包积液或积血；胸腔穿刺可明确气胸与血胸的诊断；腹腔穿刺与灌洗可证实内脏损伤与出血。导管检查常用的是导尿管，留置导尿管或灌洗可诊断膀胱与尿道的创伤，还可观察每小时尿量的变化，以作为补液与观察休克时的参考；测定中心静脉压可辅助判断血容量与心功能。

3. 影像学检查　X线片检查可排除与诊断骨折和脱位的患者；对于有胸、腹部创伤者，也可明确是否有肺病变、气胸、血胸、腹腔积气和积液等，还可明确异物的位置、大小、形态等。CT检查可明确诊断颅脑创伤及内脏创伤，并可指导骨科手术的术前计划。超声检查可发现胸腔、腹腔的积血和积液及内脏破裂、血管损伤等。MRI能很好地分辨不同的软组织，对于软组织如膝关节交叉韧带、半月板等损伤的分辨较CT、X线片更为敏感，可明确相关软组织损伤。DSA（数字减影血管造影）消除了骨骼及软组织影像，血管显影更为清晰，可以明确诊断如锁骨下动脉、股动脉等血管的损伤。对于重症患者应进行床旁影像学检查。

第四节　创伤评估

创伤评估是指采用客观指标对伤情进行评价，是一种临床判断创伤程度、预后，以及评价医疗质量的统一标准。根据院前和院内的急救及转运、预测伤员预后、评定救治工作质量和研究工作等多方面的需要，目前已建立了多种评分标准，但暂且还没有一种分级分类的评估方法能准确而完整地反映创伤的复杂性。

一、院前创伤评分

院前创伤评分是指在灾害现场或到达医院之前，由急救人员或医生对伤员伤情的严重程度作出简单的评价和分类，用以判别伤情、指导救治，以及决定是否转运和转运到哪一级医院及是否呼叫上级医疗机构给予支援。现场急救条件有限，要求这类评分系统简便易行和实用。将急诊患者通过多种评分方式进行评估，其结果对患者进行进一步处理与转送其前往相应级别的创伤救治机构有重要参考价值，可以有效降低患者死亡率。

1. 院前指数（prehospital index，PHI）　采用收缩期血压、脉率、呼吸状态及神志等生理指标作为评分参数，每项又分为3个或4个级别，伤员4个参数得分之和即为PHI。对胸部或腹部有贯通伤者，在其PHI分值上加上4分为其最后分值。0～3分者为轻伤；4～20分者为重伤。PHI判断重伤的灵敏度为94.9%，特异度为94.6%。院前指数见表1-1。

表1-1　院前指数（PHI）

参数	级别	分数	参数	级别	分数
收缩压（mmHg）	> 100	0	呼吸	正常	0
	86～100	1		费力或浅呼吸	3
	75～85	2		< 10次/分	5
	0～74	5		或需插管	6
脉率（次/分）	≥ 120	3	神志	正常	0
	51～119	0		混乱或好斗	3
	< 50	5		无可理解的语言	5

［资料来源：Koehler JJ，Baer LJ，Malafa SA，et al. Prehospital index：A scoring system for field triage of trauma victims. Annals of Emergency medicine，1986，15（2）：178-182.］

2. 创伤指数（trauma index，TI）　本法根据创伤类型和损伤部位，结合肉眼观察的体征评分，是一种经验型的多因素综合评分系统。共囊括 25 个参数，分别按 5 个组别以 1、3、4、6 四种分值来描述创伤程度。积分 0～7 为轻伤，不需住院，急诊室观察；8～16 为重伤，可住院，一般不致命；17～20 为严重伤，必须住院，死亡率高；21 以上为危重伤，死亡率极高。创伤指数见表 1-2。

表 1-2　创伤指数（TI）

项目	分值			
	1	3	4	6
创伤部位	四肢	躯背	胸或腹	头或颈
创伤类型	撕裂伤	挫伤	刺伤	枪弹伤
循环				
血压（mmHg）	> 97	60～97	< 60	测不到
脉搏（次/分）	50～100	100～140	> 140	< 50
呼吸	胸痛	呼吸困难	发绀	呼吸暂停
神志	嗜睡	恍惚	半昏迷	昏迷

［资料来源：Kirkpatirck JR, Youmans RL. Trauma index：an aid in the evaluation of injury victims. Trauma，1971（11）：711.］

3. 创伤记分（trauma score，TS）　TS 是一种从生理角度来评估损伤严重性的数字分级法，TS 为 A+B+C+D+E 积分的总和。总分为 16，1 为预后最坏，16 为预后最好。1～3 者，生理变化很大，死亡率高（> 96%）；4～13 者，生理变化明显，救治效果显著；14～16 者生理变化小，存活率高（96%）。TS < 12 为重伤标准；TS 的灵敏度为 63%～88%，特异度为 75%～99%，准确度为 98.7%。创伤记分见表 1-3。

表 1-3　创伤记分（TS）

A. 呼吸频率		B. 呼吸幅度		C. 收缩压（kpa）		D. 毛细血管充盈		E.GCS 总分	
次数/分	积分	程度	积分	程度	积分	程度	积分	程度	积分
10～24	4	正常	1	> 12	4	正常	2	14～15	5
25～35	3	减弱或困难	0	9.3～11.8	3	缓慢	1	11～13	4
> 35	2			6.6～9.1	2	无	0	8～10	3
< 10	1			< 6.6	1			5～7	2
0	0			0	0			3～4	1

［Champion HR, Sacco WJ, Carnazzo AJ, et al. Trauma Score [J]. Critical care medicine, 1981, 9（9）：672-676］
注：GCS 评分（glasgow coma scale，格拉斯哥昏迷评分）
睁眼：自动睁眼 4 分，呼唤睁眼 3 分，刺痛睁眼 2 分，不睁眼 1 分。
语言反应：回答切题 5 分，回答不切题 4 分，答非所问 3 分，只能发音 2 分，不能言语 1 分。
运动反应：能按吩咐动作做 6 分，刺痛能定位 5 分，刺痛能躲避 4 分，刺痛后肢体能屈曲 3 分，刺痛后肢体能过度伸展 2 分，不能活动 1 分。

4.CRAMS 评分　通过对伤员的循环（circulation）、呼吸（respiration）、腹部（abdomen）、运动（motor）和语言（speech）5 个参数的英文字头组建 CRAMS 评分法，CRAMS 评分是一种以生理指标和创伤部位进行人为参数评分的方法。该评分系统按轻、中、重度分别赋值为 2、1、0 分；积分 ≤ 6 分为重伤，死亡率为 62%，需送创伤中心积极抢救；积分 ≥ 7 分为轻伤，死亡率为 0.15%，可在急诊室妥善处理或观察。本评分系统是国内院前创伤评分体系中应用最多的方法。CRAMS 评分见表 1-4。

表 1-4 CRAMS 评分

项目	程度	评分
循环	毛细血管充盈正常或收缩压 > 100mmHg	2
	毛细血管充盈延迟或收缩压 85 ~ 99mmHg	1
	毛细血管充盈消失或收缩压 < 85mmHg	0
呼吸	正常	2
	异常（费力、浅或 > 35 次/分）	1
	无	0
腹部	腹或胸部无压痛	2
	腹或胸部有压痛	1
	腹肌紧张，连枷胸或胸腹部穿透伤	0
运动	正常或服从命令	2
	仅有疼痛或有反应	1
	固定体位或无反应	0
语言	正常、自动讲话	2
	胡言乱语或不恰当语言	1
	无或不可理解	0

［资料来源：Cormrcan SP.CRAMS scale：field triage of trauma victims.Annals of emergency medicine，1982，11（3）：132-135.］

二、院内创伤评分

伤员到达医院确立诊断后，根据其损伤诊断（即解剖指标）评价伤情、判断预后的评分系统统称为院内评分。

1. 简明损伤定级标准（abbreviated injury scale，AIS） AIS 是一套以解剖学为基础、全球通用的损伤严重程度评分系统。它按照身体区域将每一损伤以 6 个等级来划分严重程度。AIS 是国际上使用最广泛的院内评分——ISS 评分系统的基础，也是其他多个创伤损伤严重程度评价方法的基础。

目前 AIS 编码手册共分九章：①头部；②面部，包括眼和耳；③颈部；④胸部；⑤腹部及盆腔器官；⑥脊柱；⑦上肢；⑧下肢、骨盆和臀部；⑨体表（皮肤）和热损伤，以及其他损伤。其对每一损伤条目给予一个特定的编码（6 位），称为点前编码，其代表了身体区域、解剖类别、损伤性质、损伤程度等方面的信息；再加上一个严重度评分（1 位），这与点前编码之间以小数点相隔开，称为点后编码；其后再接上损伤定位编码（4 位）和损伤原因编码（4 位），由使用者根据需要采用，属可选编码。其中严重度评分根据伤情对生命威胁的大小，将每个器官的每一处评为 1 ~ 6 分，此即 AIS 评分。因此，如果某一损伤既包括损伤定位和损伤原因编码的话，其完整编码应该是 15 位。其编码格式可以标记为 "XXXXXX. x xxxx xxxx"，也可以简单标记为 "AISx"（x 为 1～6）。

AIS 系统的优点在于伤员的每一处损伤均有一个 AIS 分值，且每一种损伤的 AIS 分值是专一的，与时限无关的；每一个严重度分值只能反映已发生的一种损伤；只评定损伤本身，而非损伤造成的长期后果；其以解剖学概念为基础，而非生理学概念；其适用于多种原因的损伤，不仅仅是用来评价死亡率或致命性的一种方法。

2. 创伤严重程度评分（injury severity score，ISS） 当创伤涉及多个部位和器官时，伤者的 AIS 分值总和与各个系统器官的 AIS 分值之间并不存在线性相关，AIS 评分系统无法评估多发伤伤员的病情。目前，评价多发伤伤情的国际标准多以 ISS 系统为准。ISS 评分系统将全身分为六个区域：①头颈部；②面部；③胸部；④腹部或盆腔脏器；⑤四肢或骨盆；⑥体表。ISS 系统选取了身体三处最严重损伤区域的 AIS 分值的平方和来评估伤者总伤情。用公式表示为：

$$ISS=\max AIS^2+2nd\ AIS^2+3rd\ AIS^2$$

通常把 ISS < 16 分定义为轻伤，16～25 分定义为重伤，ISS > 25 分定义为严重伤，应当注意的是 ISS 身体区域的划分与 AIS 身体区域不完全相同，如在 AIS 中，颈部是独立于头部的一个区域，而在 ISS 中，头、颈部共同组成一个区域；而在 AIS 中，颈、胸、腰椎等全部脊柱则都归于脊柱区域。

除了用于预测伤者死亡率以外，ISS 还被用来评估治疗效果、预测康复时间、估计治疗费用和住院时间等。但 ISS 系统忽视了年龄差异及原有身体状况对预后的影响，不能反映出分值相同、伤情不同的实际差异，死亡率的高低在一定程度上取决于组合中的最高 AIS 分值，其颅脑伤的评分不能准确反映脑外伤的严重程度，不能反映 4 个以上部位的伤情。以上均是 ISS 评分系统的不足之处。此外，在全球范围内，创伤性伤害是低收入国家发病率高和死亡率高的主要原因之一。由于缺乏诊断辅助工具，当前多数用于预测与创伤相关的死亡率的工具通常不适用于资源匮乏的环境。因此，对创伤严重性的评估需从多方面考虑。创伤评分的研究工作尚需不断深化与系统化。

三、现场伤情评估

（一）现场评估要点

现场急救人员应快速了解伤员的生命状况及发现有生命危险的伤员或伤情，并在进行严重程度评估后准确地分拣出重伤员和轻伤员。

1. 意识状况 通过呼唤患者，观察瞳孔变化、眼球运动，查看昏迷评分（GCS）及神经系统的反射情况迅速评估伤员意识障碍程度，或有无神经系统功能损害。意识障碍一般分为嗜睡、昏睡、意识模糊、昏迷，其中昏迷又分为轻、中、重三度。

2. 呼吸状况 应进行两肺，尤其是肺底的听诊。重点了解伤员有无气道阻塞，其特征是吸气性呼吸困难，气道不完全阻塞时可发出 "喉鸣声"。重伤病员出现喉鸣音时常常被认为是生命受到严重威胁的标志。此外还应评估呼吸的频率、节律，有无异常呼吸音，呼吸交换量是否足够。注意发绀是缺氧的典型表现。

3. 循环状况 评估伤者脉率和节律、血压及毛细血管再充盈时间。尤其应迅速判断有无心搏骤停。

4. 院前评分 包括 PHI、CRAMS 评分法和创伤记分法等，参见本书第一章第四节。

（二）病史采集

尽早确诊伤情是救治严重多发伤、提高抢救成活率的关键。因此，简明扼要地询问病史是必要的。向患者或知情人员收集全面的病史，包括患者的一般情况及主诉，如起病时间、症状持续时间等，对伤员的病史采集应着重评估其出血量。

（三）查体要点

可采用"CRASH PLAN"检查法查体。即根据 9 个字母代表的器官或部位顺序查体。

1. C（cardiac）：心脏及循环系统 包括血压、脉搏、心率，注意有无心脉压塞的 beck 三联征，即颈静脉怒张、心音遥远、血压下降，评价循环状况，注意有无休克及组织低灌注。

2. R（respiration）：胸部及呼吸系统 注意有无呼吸困难；气管有无偏移；胸部有无伤口、畸形、反常呼吸、皮下气肿及压痛；叩诊音是否异常；呼吸音是否减弱。常规的体格检查、X 线片、CT 扫描及心脏彩超、胸腔穿刺等可确诊绝大部分心胸部创伤。

3. A（abdomen）：腹部脏器 腹壁有无伤痕、瘀斑；腹部是否膨隆及是否存在腹膜刺激征；肝浊音区是否缩小；肝、脾、肾区有无叩击痛；肠鸣音情况。超声波检查及 CT 平扫常可明确及排除诊断，而腹部 X 线片检查并非急需。

4. S（spine）：脊柱和脊髓 记住有无畸形、压痛及叩击痛；运动有无障碍；四肢感觉、运动有无异常。必要时结合辅助检查如 X 线片、CT、MRI 等检查。

5. H（head）：颅脑 意识状况、有无伤口及血肿、凹陷；12 对颅神经检查有无异常；肢体肌力、肌张力是否正常；生理反射和病理反射的情况。头颅 CT 诊断意义最大，但阴性结果的伤员仍需动态观察及适时复查。

6. P（pelvis）：骨盆 骨盆挤压、分离试验和 X 线片常可明确诊断，CT 三维重建可最大限度指导手术方案的确定。

7. L（limbs）：四肢 通过视、触、动、量及 X 线片检查多能明确诊断。

8. A（arteries）：动脉 明确各部位动脉有无损伤，必要时做超声波多普勒检查以明确诊断。

9. N（nerves）：神经 根据伤者的运动与感觉体格检查，可明确各重要部位神经有无损伤及定位体征。

（四）检伤分类

灾难事故现场可用简明验伤分类流程以快速进行现场伤情评估与分类，使救护者根据卡片颜色可知救治顺序，危重伤员能优先被辨别与处理，伤员的分类以醒目的伤员标识卡表示：红、黄、绿、黑四色系统。红色表示立即优先，伤员有生命危险而需紧急处理；黄色表示紧急优先，伤情严重但相对稳定；绿色表示延期优先，伤情较轻可延期处理；黑色表示救治无望或死亡者。该识别卡应系在伤员身体的醒目部位（如胸前、手臂上等），直至抵达最后的医疗机构后方可解除。具体流程图见图 1-1。

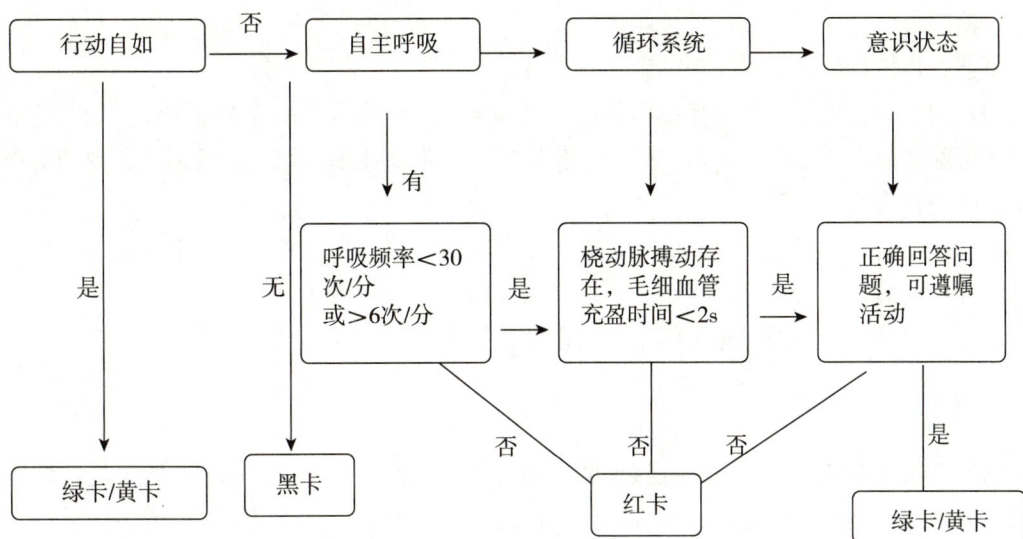

图 1-1 检伤流程图

第五节 院前急救原则

一、创伤急救的组织原则

创伤患者的死亡一般呈三个峰值分布。第一个峰值称为即刻死亡（immediate deaths），一般出现在伤后数秒至数分钟内，约占创伤总死亡率的 50%。死因多为严重的颅脑损伤、高位脊髓损伤、心脏或大血管破裂、呼吸道阻塞等，这类病人基本都死于事故现场，其中只有极少数病人能被救活。第二个峰值称为早期死亡（early deaths），一般出现在伤后 2～3 小时内，约占创伤总死亡率的 30%。死亡原因多为脑、胸腔或腹腔内血管或实质性脏器破裂、严重多发伤、严重骨折等引起的大量失血。这类创伤病人是救治的重点对象，因而这段时间在临床上又被称为"黄金时刻"。第三个峰值称为后期死亡（late deaths），一般出现在伤后数周之内，约占创伤总死亡率的 20%。死因多为严重感染、毒血症和多器官功能障碍综合征（MODS）。而每当重大意外事故发生后，如地震、战伤等，会出现大批伤员，此时现场杂乱，加上现场各方面条件及环境较差，会给现场急救工作带来忙、难、乱的局面。

因此，通过建立完善的创伤救治系统、争取在伤后早期根据创伤救治顺序、对伤员实施确定性的抢救措施是现代创伤救治的基本原则。一方面要稳定伤员情绪，积极组织群众参与自救与互救；另一方面，快速组建急救小组及医疗队，有计划、按步骤地进行现场急救、运送和治疗，从而达到有效去除现场致命因素、降低伤后致残率、为院内救治奠定良好基础的目的。因此，急救组织工作应遵循以下几方面原则：

1. 要由高年资医师带领各级医护人员组成急救小组或医疗队，其必须具有全面的创伤急救知识和技能。

2. 快速到达现场"快"而"准"地进行伤员脱险及检伤分类，先急后缓、先重后轻地进行急救和转运。

3. 根据伤员的伤情及人数，转运前提前通知收治医院，以做好收治准备工作。

4. 到达医院后立刻进行全面评估与诊断，对有多部位、多脏器损伤的伤员，要组织多科室进行综合诊治。

5. 复苏、伤情诊断和紧急处理三者同时进行。

6. 手术的先后：首先处理直接威胁伤员生命的损伤，将抢救生命放在第一位。如气管插管或气管切开解除窒息，大出血的止血，解除心包填塞，开颅减压解除增高的颅内压，封闭开放性气胸和闭式引流张力性气胸等。

7. 手术原则：宁小勿大，宁易勿难，以清创、止血、修补损伤和挽救生命为主要目的，待伤员生命体征稳定后再进行彻底治疗。

8. 做好伤员及其家属的思想工作，医患积极合作。

二、急救人员组成

1. 创伤急救队队长　负责指挥急救人员，整合复苏过程，执行复苏计划，给予确定性处理。

（1）由创伤救治经验丰富的急诊科、创伤科或普外科主治医师及以上职称者担任。

（2）初始评价和检查、协调所有队伍的活动和协助告知操作。

（3）指挥和控制复苏，作出所有决定，并对所有命令负责。

（4）进行或指导初次和再次全面评估。

（5）合理分配工作，包括反复检查生命体征、开医嘱或补液及进行必要的操作。

（6）应尽量保持能观察到全部复苏区域的状态。

2. 主要复苏者　由外科医师或急诊医师负责最初的评估，并进行必要的外科诊疗操作。

3. 气道处理者　由麻醉师或具备相应资质的急诊医师或外科医师担任，负责评价和处理气道、进行气管内插管、安置鼻胃管及口胃管、协助颈椎固定，以及处理截瘫、镇静和麻醉相关的插管等特定情况下的医学处理。

4. 助手　可由医师或护士担任，主要负责协助创伤患者的处理，如安置心电电极、血氧监测仪，协助急救操作医生工作，协助患者转运及其他必要的操作等。

5. 急救医生或主要复苏者　由外科医师或急诊医师负责最初的评估，并进行专业的复苏操作。

6. 护士　为即将到达的患者准备创伤复苏区。在复苏阶段，作为护士主要负责测量生命体征、建立静脉通道、静脉切开和导尿等；并协助患者转运，陪同患者到复苏区外，并向接收单位报告。

7. 记录者　由创伤复苏经验丰富的护士担任。其负责在流程单上记录复苏过程中的事件，帮助联系（如血库、手术室、会诊医师等）和移动辅助设备，并参与协调复苏过程。

8. 医技人员　进行必要的超声、放射、介入检查，协助患者移至需要的位置和姿势，对伤员进行检查，并将结果送回复苏区。

9. 实验室人员　负责制作抽血标本并送至实验室。应在患者到达前将血送到复苏区，必要时运送其他血标本和血液制品。

三、急救人员职责

1. 医师职责

（1）创伤外科医师　由经过创伤救治训练、有一定急救经验的外科医师组成。

（2）住院医师或实习医师　主要负责执行或协助完成上级医师的所有指示。

（3）急诊医师　必须具备对创伤患者进行评价和复苏、高级创伤生命支持（advanced

traumatic life support，ATLS）的能力。

（4）麻醉医师　主要负责气管插管气道控制处理，安置监护仪、呼吸机，给予镇静、镇痛等。

（5）会诊医师　应争取在重症伤员到达前提前通知会诊医师。①放射科医师进行放射检查或介入检查治疗。②神经外科医师处理脑或脊髓损伤。③创伤外科医师处理骨折和相关软组织损伤。④心胸外科医师处理心肺和大血管损伤。⑤显微外科医师处理颈、腹、四肢血管损伤或截肢。⑥内科或儿科医师针对内科疾病或儿童创伤患者进行治疗。

2. 护士职责　由经创伤救治专门训练的急诊护士组成，其主要职责是发出警报、区域准备、监测体征、建立静脉通道和抽血、搬运仪器及协助操作等。其中包括启动仪器、脱去伤员的衣服、建立外周静脉通道、给予药物、监测生命体征、抽取标本、安置鼻胃管和导尿管、小伤口的清洁和换药、记录救治过程、协助医师完成工作、护送伤员转科或送检、从血库取血、电话联系各科医师会诊等。

3. 辅助人员职责　协助护士工作、转运患者、将标本送到实验室并取回结果、限制无关人员进入急救区、控制拥挤或冲动的人员。

四、院内急救设备

（一）急救室

医院的创伤急救室应设在一楼，紧邻急诊重症监护室（EICU）。急救车可直接开到急诊室门口，在门口、抢救室、EICU 三者之间预留 24 小时绿色快速通道以便于抢救与转运。

1. 人员　抢救室人员可以专职，亦可兼职，人数主要视工作需要而定。

2. 必需的急救设备

（1）急救床：一般的检查床、治疗床即可，配以床单、胶单、枕头和被盖。

（2）手术器械台。

（3）手术照明灯。

（4）血压计、止血带。

（5）长桌、椅子（急救记录用）。

（6）麻醉小桌和麻醉用品（包括麻醉药物等）。

（7）吸引器（电动或脚踏式均可）。

（8）污物桶及盆。

（9）橱柜（柜内放置物如下）：

搪瓷有盖方盘：浸泡消毒刀、剪、针、钳等。

搪瓷盒或饭盒：放消毒注射器、针头和不同型号的丝线。

容量 500～1000mL 的大口瓶：放消毒持物钳。

消毒有盖搪瓷盅：分别放汞溴红、酒精、碘酊棉球和酒精浸泡的各号羊肠线及消毒手套、一次性口罩、帽子。

消毒输液器具及成套消毒输血用具和各种消毒引流管。

消毒敷料。

气管切开包、静脉切开包、导尿包、胸穿包和腰穿包等。

备皮用具。

输液架。

氧气。

各种常用急救的药物：①常规储备的标准药品：硝酸甘油、盐酸利多卡因、呋塞米、氨茶碱、去乙酰毛花苷注射液、毒毛花苷 K、止血芳酸、尼可刹米、阿托品、盐酸消旋山莨菪碱、洛贝林、氢化可的松、肾上腺素、去甲肾上腺素、异丙肾上腺素、重酒石酸间羟胺、多巴胺和 5% 碳酸氢钠等。②立即获得的药品：快速诱导插管所使用的药品（如琥珀酰胆碱、硫喷妥钠、依托咪酯、咪达唑仑等）。这些药物应储存于有标记的注射器中以便患者到达时能立即使用。③其他：如镇静、镇痛和抗生素等应立即可以获取，如氯羟安定（劳拉西泮）、硫酸吗啡、芬太尼、纳洛酮、破伤风抗毒素、头孢唑林等。其他药品包括 50% 右旋糖酐、甲泼尼龙（用于钝性脊髓损伤）、甘露醇、维生素 B_1、镁和钙制剂等。

心电图机，有条件时还可配备脑电图机，体外除颤器（AED）。

呼吸机。

担架、车辆（四轮推车）。

时钟。

（二）化验室

化验室是院内急救必不可少的科室，24 小时配备人员值守，急诊化验常包括血液分析、生化项目、传染病相关指标及大小便常规等，及时而准确的结果是临床诊治的重要依据。

（三）放射科

放射检查对诊断与鉴别诊断创伤伤情尤为重要。

（四）急诊重症监护室

急诊重症监护室一般设在一楼，并配备相关专职人员值守。

（五）高压氧舱

有条件的医院应设置高压氧舱。

五、现场急救

现场急救第一步应当做到有效去除正在威胁伤员生命安全的关键因素，包括把伤员解救至安全地带、保持气道通畅、保护头及脊柱、即时临时止血等四个基本步骤。其后创伤救治人员可按步骤依次迅速全面评估伤员的伤情，具体评估要点见本书第一章第四节。现场急救具体要点如下：

（一）通畅气道

通畅气道应及时清除伤员口、鼻、咽喉部的异物、血块、分泌物、呕吐物等，解除呼吸道阻塞。尤其是进食后的伤员常常有误吸的危险。颌面部有移位的组织可能阻塞气道时，应立即进行复位包扎。如发现舌后坠造成气阻塞时，应立即用口咽管通气或用手或舌钳固定，有条件时可行气管插管或环甲膜造口术。环甲膜造口术常常应用于通过插入口咽通气管或气管插管后仍不能有效通气者、怀疑颈椎损伤而又需插管进行气道管理者、外伤性心跳呼吸骤停者及进行性缺氧者。当喉部完全阻塞、喉骨折、异物梗阻、急性喉水肿时，可立即用一粗针头行环甲膜穿刺气管通气。

（二）止血

止血的重要性仅次于保持气道通畅，对于周围血管损伤最有效的急救手法是局部加压并抬高患肢。而在急救过程中还应当时刻注意伤员存在内伤出血的可能。

（三）抗休克

重症创伤伤员常需要立即进行血型鉴定及交叉配血，迅速建立有效通道，维持血容量，密切监测血压、脉搏、尿量。同时可采用针刺或指压人中、十宣、涌泉等穴位的方法，以提高循环及呼吸的兴奋性和人体的应急能力。

（四）包扎与固定

对伤口表面明显的、松动的异物可适当现场清除，拭擦异物的方向应由创面向外周移动；而伤口深部的异物或突出体表不明显的异物可等送院后再进一步处理；对附着的血凝块和大血管附近的骨折断端不要轻易移动，以免再次出血或加重出血。覆盖或包扎大面积烧伤创面时不可刺破创面的水疱。对外露的骨折端、脱出的内脏等组织不应现场还纳，以免将污染物带入深层；同时为了防止外露或脱出组织污染、干燥或受压，应进行保护性包扎。如颅脑开放伤，创口局部显露脑组织并向外膨出时，先用大块消毒纱布将脑组织盖好，再用纱布卷成大于伤口的保护圈套在膨出的脑组织周围，最后进行包扎；开放性气胸者应立即脱去或剪去其外衣，用大块敷料在呼气末封闭伤口，紧密包扎，阻断气体进出胸膜腔；腹部开放性创伤遇有肠管脱出时，现场可用大块消毒纱布或用凡士林纱布盖好，再用饭碗或钢盔等凹形物扣上，然后用三角巾或绷带包扎。对有骨与关节损伤、肢体挤压伤、大块软组织伤等伤员进行现场临时固定是损伤控制的主要手段，是预防与控制休克的重要措施。固定原则如下：

1. 固定损伤肢体之前，应首先完成基础生命支持措施。

2. 对外露的骨折端不应送回伤口，对畸形的伤肢也不必复位。

3. 固定范围应超过骨折上下相邻的两个关节。

4. 固定时应动作轻巧、固定牢靠、松紧度适宜，皮肤与夹板之间尤其是骨突出处和空隙部位要垫适量的棉垫或衣服、毛巾等，以免局部受压引起坏死。

5. 外露指（趾）端，以便观察血液循环。

6. 外固定部位应便于随时拆开，以便迅速解除血液循环障碍。

7. 凡疑有脊柱、脊髓损伤者，必须固定后才能搬运。另外，固定器材最好为特制的夹板、支具，否则应就地取材，如硬纸板、树枝、木棍、书本等均可使用。如现场无物可取，可将伤员受伤的上肢固定于胸壁，下肢固定于对侧健肢。

六、转送伤员

经现场初步处理后，应根据伤势轻重有序而迅速地运送伤员至附近有条件的医疗机构。视情况可给予止痛或预防感染的药物。必须注意的是，对于颅脑伤和未确诊的胸、腹部损伤患者均慎用止痛药。当伤员脱离危险后，要立即进行转送，根据伤员情况，先转送病情严重的伤员，如休克、呼吸困难、昏迷等症状者，然后再转送轻伤员。在转送时要密切关注伤员的病情变化，并开放气道，并给予氧气吸入，对伤员进行合理的肢体固定与放置，避免出现引流管移位、阻塞、受压等情况。对严重创伤伤员做好保温工作，尤其是合并休克及脑外伤者，这一类伤员会导致正常热调节反应被抑制，而低血流状态与低血容量会使得周围血管的收缩反应丧失，进而导致体温变低，因而要提前做好保温处理。及时向值班人员进行伤情汇报，使院内的急救人员提前做好急救准备，并详细记录转送途中患者的伤情变化，确保用药的及时性与准确性。

（一）体位与交通工具

上肢损伤者应鼓励其自己行动，下肢损伤者应固定后再搬运。重伤员均应使用担架仰卧位运送，放在救护车或直升机上，四肢不应靠在担架边缘，以免中途撞击。抬担架时应边走边观察伤员的生命体征，如有病情变化应立即停下抢救，先放脚，后放头。昏迷伤员为了保持呼吸道通畅，避免分泌物和舌根后壁堵住呼吸道，可采用半卧位或俯卧位。疑有腹部创伤需手术的患者，应用卧位运送。运送胸部伤伤员时均应使用担架或救护车并取半坐位；如空运时，飞行高度不宜过高。其余伤员一般可采取仰卧位，但为了减轻颠簸，如全身情况允许时可采用坐位或半坐位。用汽车运送重症伤员，特别是骨折伤员时，应将伤员置于底层，并将担架固定牢靠，以减少颠簸和担架前后摆动的影响，预防发生机械性外伤。用普通车运送时，车厢上可加些沙土，以增加重量，担架上再放些稻草、树枝、树叶或其他铺垫物，以缓冲颠簸的影响。

（二）固定与搬运方式

骨折伤员未做临时固定者禁止运送。运送时要力求平稳、舒适、迅速、不倾斜、少震动、搬动轻柔。

1. 颈椎损伤伤员的搬运　应由专人负责牵引头部以保持头颈部与躯干长轴的一致，搬运时同他人协同动作，整体搬运。伤员的头颈部两侧应用沙袋或卷叠的衣服等物垫好固定，颈下须垫一小软垫，使头部与身体成一水平位置防止在搬运中发生头颈部左右旋转或弯曲活动。

2. 胸、腰椎损伤伤员的搬运　在搬运时尽可能不变动原来的位置及减少不必要的活动，以免引发或加重脊髓损伤，并绝对禁止一人托肩一人抬腿搬动病人或一人背送病人的错误做法。正确的搬运应由 3 人（一人托下肢、一人托腰臀部、一人托肩颈部）将伤员平托放于预先准备好的硬板担架或木板上，如人员不够，取出伤员衣袋内硬物后，可由两人将伤员轻轻滚翻到木板上，如采用软担架则宜取俯卧位，以保持脊柱的平直，禁止弯腰。

3. 骨盆骨折伤员的搬运　除应用多头带或绷带包扎骨盆部外，臀部两侧亦应用软垫或衣服等物垫好，并用布带将身体捆在担架上，以避免震动和减少疼痛。

4. 开放性气胸伤员的搬运　首先用敷料严密堵塞伤口，搬运时应采取半卧位并斜向伤侧。

5. 颌面伤伤员的搬运　伤员应采取健侧卧位或俯卧位，便于口内血液及分泌物外流，保持气道通畅。

（三）止血与止血带

详见第十章第二节周围血管创伤的急诊处理。

总之，在现场急救及伤员运送的过程中，随行医生应掌握基本原则，根据伤员的具体情况，因地制宜地采取有效措施，以免出现不必要的错误。

第六节 闭合性损伤处理原则

闭合性损伤是指由钝性暴力碰撞或击打而导致部分组织细胞受损微血管破裂出血，继而引发炎症的一种病证。受伤部位的皮肤或黏膜完整、无创口。临床表现为局部疼痛、肿胀、压痛，或皮肤红肿，继而转为皮下青紫瘀斑。闭合性损伤可分为闭合性软组织损伤（挫伤、扭伤、挤压伤）、闭合性骨折、闭合性脱位、闭合性内脏损伤（冲击伤、爆炸伤等）等几类。

一、病理生理

1.局部炎症反应阶段 这个过程从伤后数小时至数天，主要是血管和细胞反应、免疫应答、血液凝固和纤维蛋白的溶解，目的在于清除损伤或坏死组织，为组织再生和修复奠定基础。

2.细胞增殖分化和肉芽组织生成阶段 急性炎症反应期开始不久，即有新生细胞出现。成纤维细胞、内皮细胞等增殖、分化、迁移，分别合成、分泌组织基质和形成新生毛细血管，并共同构成肉芽组织。

3.组织塑性阶段 经过细胞增殖和基质沉积，伤处组织可达到初步修复，但新生组织在数量和质量方面不一定能达到结构和功能的要求，故需进一步改构和重建。

二、处理原则

1.抢救休克 导致创伤性失血性休克的原因排除大量失血、失液外，还有疼痛的刺激、组织坏死毒素的吸收、严重感染及组织器官的功能障碍等。抢救原则是"先抢救、后诊断"，"边抢救、边诊断"，导致创伤性失血性休克死亡的因素，依次是呼吸障碍、快速大失血、循环衰竭等。针对以上三种致死因素，临床应以抢救生命为目标。创伤性失血性休克的急救程序包括控制活动性出血、补充血容量、维持电解质和酸碱平衡、维持血压、镇静止痛、吸氧、抗感染、脏器功能维护、其他治疗等。

2.闭合脏器损伤 仔细询问伤者及目击者受伤史、受伤经过和进行严格体格检查的同时，积极完善相关的辅助检查，尽量做到早诊断、早治疗。观察患者的生命体征及意识状态的变化情况，保证呼吸道畅通。如有休克的体征时，同时进行抗休克治疗，在未查明病因之前，慎用止痛药，以免掩盖病情。对于诊断困难者，可以进行诊断性腹腔穿刺，腹腔灌洗术，腹部B超、CT等辅助检查，对于病情危急诊断困难者还可行剖腹探查术，积极进行术前准备，对具有手术指征的患者及早进行手术处理。

3.闭合性骨折 凡有骨折可能的病人，均应按骨折处理。首先抢救生命。闭合性骨折有穿破皮肤，损伤血管、神经的危险时，应尽量消除显著的移位，然后用夹板固定。现场急救时及时正确地固定断肢，减少伤员的疼痛及周围组织的继续损伤，也便于伤员的搬运和转送。但急救时的固定是暂时的。因此，应力求简单而有效，不要求对骨折准确复位；开放性骨折有骨端外露者更不宜复位，而应原位固定。急救现场可就地取材，如木棍、板条、树枝、手杖或硬纸板等都可作为固定器材，其长短以固定住骨折处上下两个关节为准。如找不到固定的硬物，也可用布带直接将伤肢绑在身上，骨折的上肢可固定在胸壁上，使前臂悬于胸前；骨折的下肢可同健肢固定在一起。脊柱、腰部及下肢骨折则必须用担架运送，而且搬动伤员前需确认伤者情况，不能搬动或者挪动伤员肢体，以免造成二次伤害。

4.闭合性软组织损伤 对于闭合性损伤及软组织状态良好的患者，应当仔细评估损伤的情况及真实严重程度，对于清醒的患者应就疼痛、血液灌注、外周运动（如足趾屈伸能力）进行临床评估，通常可以明确有无骨筋膜室综合征。对于疑似患者筋膜室压力检测很有帮助，特别是重复测量或无意识的患者。同时与健侧相对比，观察皮肤颜色、搏动、血管充盈，判断肢体血管情况。见表 1-5。

表 1-5 皮肤灌注的表现

项目	擦伤	炎症 / 感染	动脉供血不足	静脉淤血
皮色	紫	红	苍白	暗红，紫
毛细血管再充盈	正常	加快	慢到消失	加快
肿胀	增加	增加	减少	增加
皮温	正常	升高	减低	正常到升高

第七节 开放性创伤的处理原则

凡是皮肤、黏膜的完整性受到破坏，深部组织与外界相沟通的损伤均称为开放性创伤，其特点是有疼痛、创口、外失血、污染或异物存留等，应妥善处理。

一、抢救休克

见第六节闭合性损伤处理原则。

二、止血与包扎

对于开放性创伤的止血方法有多种，如指压法、加压包扎法、填塞止血法、止血带法、钳夹止血法，等等。开放性创伤的止血原则：部位准确、快速有效、松紧适宜、内外兼顾。对于开放性创伤，若没有条件行清创术，均应在现场先行包扎伤口，可用无菌敷料或清洁的日常织物覆盖创面，外用绷带或三角巾包扎。包扎的目的在于止血、止痛、固定患肢、隔离密封创口，其操作原则与止血相同。

三、镇痛与固定

对于仅有四肢损伤而无内脏损伤的患者，可肌注哌替啶 50mg 或皮下注射吗啡 10mg。对于婴儿、孕产妇、哺乳妇、严重肝功能不全者，以及患有慢性阻塞性肺气肿、支气管哮喘、肺心病、颅内高压、颅脑损伤患者应禁止使用吗啡、哌替啶。另外，还应当妥善固定伤肢以减少疼痛和避免继发性损伤。

四、预防感染

创伤伤员的感染渠道既可来源于开放的创口，也可来自院内感染及自身肠道的细菌移位，预防感染的关键在于早期彻底的清创及无菌操作，其次才是依赖于抗生素的使用。抗生素的使用原则是早期、足量及联合使用。为保证有效药物浓度，对于手术时长较长者，术前、术中均应使用。

五、伤口处理原则

1. 清创时机 伤后 6～8 小时以内的伤口经彻底清创后均可一期缝合，头面的战伤及火器伤可以缝合，但其他部位的战伤及火器伤除外。伤后 6～12 小时的伤口多应予以延期缝合。伤后超过 17 小时，不应进行彻底清创，宜只将血块及异物除去，轻轻冲洗伤口并建立充分引流，气性坏疽及某些颅骨开放性骨折除外。

2. 清创方法 进行清创时一般不宜采用止血带，以免健康组织缺血，增加辨别上的困难。清创术中应切除一切失活的组织，对于重要的、有活力的组织结构，如骨骼、大血管、主要神经等必须妥善保存，并注意予以修复。值得注意的是，并不是所有的坏死组织都适合外科清创，有出血倾向、组织灌注不足、免疫功能低下、全身情况差的病人不能使用。

3. 常见开放伤的处理原则 对切割伤、擦伤、挫裂伤的早期，伤口宜彻底清创后一期缝合；对刺伤者应挑出断留的异物，挤血以带出污染物，然后消毒包扎；对于撕脱伤者应将撕脱组织及创面彻底清创，完全切除撕脱组织的真皮以下组织，然后原位缝合真皮，覆盖创面，注意清除坏死组织及异物，消灭无效腔，加压包扎、固定，以利皮瓣的存活。

4. 开放性骨折的处理 开放性骨折的清创应及时而彻底，视情况选择一期固定方式；对于污染严重、清创不彻底的伤口，均不允许一期缝合；有肌腱损伤者不应作广泛切除，若不能修复，应妥善覆盖。处理严重开放性骨折时先进行外固定再使用负压引流技术进行治疗，可以安全有效稳定骨折患处，可大幅缩短二期创面愈合时间，同时还能减少软组织受二次损伤和感染的风险。

第八节 创伤控制性理论概述

战场上的火器伤和冲击伤，以及生活中道路交通伤、坠落伤、机械伤频发，给人类生命财产造成巨大损失。轻微的创伤对人体影响较小，处理比较简单；严重的创伤使机体处于极端状态，生理内环境完全紊乱，病情危急变化多端，临床处理十分棘手。《素问·标本病传论》中指出"急则治其标，缓则治其本"，对于严重创伤患者，过去临床治疗是以给予充足补液对抗失血性休克、彻底手术修复为主，但死亡率一直居高不下。随着医学的不断进步，尤其是现代战争对医学发展的推动，使人们思想观念发生变化，治疗策略逐渐调整，逐渐形成了创伤性控制这一理论。

【概念】

创伤控制性理论是指针对严重创伤患者进行阶段性救治的策略，旨在避免由于严重创伤患者生理潜能的耗竭，避免"死亡三联征（低体温、凝血障碍、酸中毒）"的出现，使损伤的因素相互影响而出现不可逆的病理过程，其目的在于有效降低严重创伤的死亡率。此外，对于缺乏手术条件的场所如战场、灾害现场、偏远地区的伤员采用创伤控制性理论，先处理致命威胁，再后送设施齐全的医院治疗，可最大程度挽救患者生命。

【适应证】

创伤控制的适应证没有统一的标准，一般来说，严重的生理功能紊乱、严重的代谢性酸中毒（ pH ＜ 7.2）、术前或术中低体温（体温＜ 34℃）、凝血障碍、严重出血（红细胞＞ 10U）提示患者内环境严重紊乱，需要采用创伤控制性理论。

【病因病理】

低体温、凝血功能障碍和代谢性酸中毒被称为严重创伤的"致死三联征"，它们相互影响并容易形成恶性循环。

1. 代谢性酸中毒 代谢性酸中毒常被定义为血 $pH < 7.35$，严重创伤后导致的组织灌注不足，大量含氯的生理盐水输入都是代谢性酸中毒的原因。实验室检查中乳酸水平的高低可间接反映机体组织灌注的低氧情况和乳酸酸中毒程度。而动脉乳酸正常化是目前为止最好的确定复苏终点的指标之一。

2. 低体温 中心体温 $< 35℃$ 定义为低体温。当体温 $< 28℃$ 时，意识丧失，呼吸抑制，循环阻力加大，心肌收缩力减弱，出现室颤或心脏停搏，肾小球滤过率降低导致代谢性酸中毒、氮质血症及急性肾衰竭，低体温减弱凝血因子的活性和血小板的功能，抑制纤维蛋白原和三磷酸腺苷合成。

3. 凝血障碍 创伤早期由于内源性失衡导致的凝血功能障碍称为急性创伤性凝血功能障碍。组织损伤、低灌注、炎症反应、酸中毒、低体温、血液稀释、血小板功能异常均可导致其发生。因为急性创伤性凝血功能障碍可能最早出现，对患者的危害大和对后续的救治工作产生不利影响，故早期的诊断和预防更有意义。

【阶段组成】

第一阶段：院前评估与治疗，包括评估伤情、允许性低血压和限制性补液、止血复苏、快速有序的麻醉插管、保暖、适宜时机送往手术室等一系列措施。

第二阶段：初期手术，包括 3 个方面：①控制出血：可采用填塞、结扎、侧壁修补、血管腔外气囊压迫、血管栓塞、暂时性腔内转流等简单有效的方法。②控制污染：快速修补、残端封闭、简单结扎、置管引流等。③避免进一步损伤和快速关腹：用巾钳、单层皮肤缝合、人工材料、真空包裹技术，突出强调有效、快速和简单。

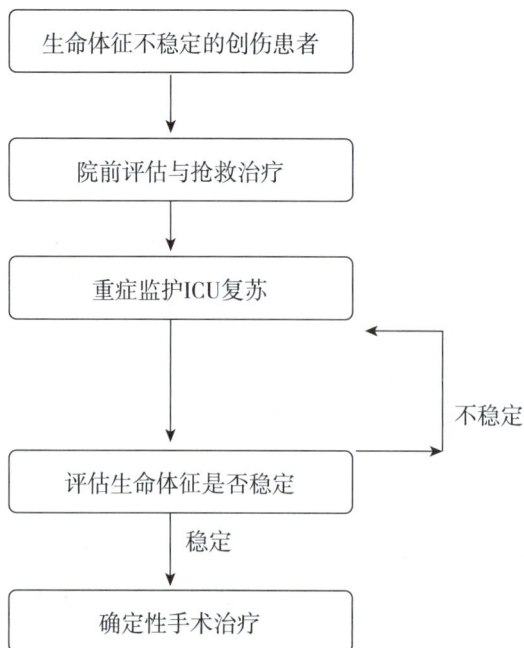

图 1-2 创伤控制流程图

第三阶段：重症监护室 ICU 复苏，包括复温（电热毯、暖水袋、空调、热湿空气吸入、温盐水腹腔灌洗、加热输液装置）、纠正凝血障碍（血小板、凝血因子、纤维蛋白原）、呼吸机通气支持、纠正酸中毒（扩容、吸氧、血管活性药物、碱性药物）及全面体检避免漏诊。

第四阶段：确定性再手术，患者病情稳定后，实施再次手术治疗包括取出填塞、全面探查、解剖重建、修补全部损伤。创伤控制流程见图 1-2。

随着对创伤病理生理机制的认识不断深入，临床经验的不断积累，创伤控制性理论不断推陈出新。它在各个学科中运用越来越广泛，对临床救治工作产生了深远的影响。提高院前急救质量与学科间的合作交流，能极大地发挥创伤控制性理论的优势。

第一节　水、电解质代谢和酸碱平衡失常

人体在遭受创伤后，由于组织损伤、脏器损伤、胃肠功能紊乱、肾功能损害及医源性因素，可造成各种类型的水、电解质及酸碱平衡紊乱，是创伤后较为常见的并发症，处理不当可危及伤员生命。

正常人体体液及其成分组成相对恒定。正常成年男性体液量约占体重的60%，成年女性约占50%，新生儿可达80%。体液量占体重的百分比随年龄增长而下降。体液分为细胞内液和细胞外液两部分，细胞内液量在男性约占体重的40%，细胞外液量约占体重的20%。细胞外液又可分为血浆和组织间液两部分，血浆约占体重的5%，组织间液量约占体重的15%。组织间液不含红细胞，其余成分与血浆基本相同。

正常人每日水的排出和摄入是平衡的。成人每日需水量为1500～2500mL。体液中的溶质分为电解质和非电解质两类。细胞外液的主要电解质有Na^+、Cl^-和HCO_3^-，细胞内液的主要电解质是K^+和HPO_4^{2-}。临床上常用mosm/L或mosm/（kg·H_2O）表示体液的渗透压。血浆渗透压可用冰点渗透压计测定，或用下列公式计算：血浆渗透压（mosm/L）$=2（Na^++K^+）+$葡萄糖$+$尿素氮（单位均为mmol/L）。血浆渗透压正常范围为280～310mosm/L。

体液平衡和渗透压的调节有着复杂的机制。人体一般先通过下丘脑 – 腺垂体 – 抗利尿激素系统来恢复和维持体液的正常渗透压，通过肾素 – 醛固酮系统来恢复和维持血容量。但是当血容量锐减时，机体将优先保持和恢复血容量，维持重要生命器官的血液灌注，维护生命安全。

一、水、钠代谢失常

水、钠代谢失常是相伴发生的，单纯性水（或钠）增多或减少极为少见。水、钠代谢失常临床上可分为缺水、水中毒、低钠血症和高钠血症等。

缺水是指因体液丢失所造成的体液容量不足。根据水和电解质（主要是Na^+）丢失的比例和性质不同，临床上常将缺水分为高渗性缺水、等渗性缺水和低渗性缺水三种。

（一）高渗性缺水（hypertonic dehydration）

高渗性缺水又称原发性缺水。是指水和钠同时缺失，但缺水多于缺钠，导致血清钠含量高于正常范围（＞150mmol/L），细胞外液呈高渗状态。

1.病因　水摄入不足和水丢失过多，如创面大量渗液、创伤后机体高热、大量消化液丢失、

烧伤暴露疗法、创伤后过度使用渗透性利尿剂等。

2.临床表现 早期多表现为口渴、尿少,后期可出现幻视、狂躁、谵妄等表现。按临床症状轻重可分为三度。

(1)轻度缺水 缺水量相当于体重的2%~4%,机体渴感中枢兴奋,人体感到口渴,抗利尿激素释放增加,水重吸收增加,尿量减少,尿比重增高。

(2)中度缺水 缺水量达体重的4%~6%,机体醛固酮分泌增加、血浆渗透压升高,表现为严重口渴、吞咽困难、声音嘶哑。人体有效循环容量下降,心率加快,同时皮肤干燥、弹性下降;当细胞内缺水时,出现乏力、头晕、烦躁。

(3)重度缺水 缺水量大于6%,脑细胞严重缺水,人体出现精神神经系统异常症状,如狂躁、谵妄、定向力失常、幻觉、晕厥等,甚至会出现高渗性昏迷、尿闭及急性肾衰竭等情况。

3.诊断 根据病史和临床表现,多可作出高渗性缺水的诊断。实验室检查结果:尿量减少(尿比重高),平均血细胞比容轻度升高,血钠(>150mmol/L)和血浆渗透透压(>310mosm/L)均升高。严重者可出现酮症酸中毒、代谢性酸中毒和氮质血症。依据体重的变化和其他临床表现,可判断患者的缺水程度。

4.治疗 及时去除病因,减少失液量。早期应补充水分纠正高渗状态,然后再酌情补充电解质。尽量选择口服或鼻饲方式,不足部分或中、重度缺水者可应用静脉输液。治疗过程中,补液速度不宜过快,以免因渗透压降低过快,引起等张性脑水肿、惊厥及神经损害。

(二)等渗性缺水(isotonic dehydration)

等渗性缺水又称急性缺水或混合性缺水,是指水和钠成比例丧失,血清钠含量和血浆渗透压均在正常范围。

1.病因 消化液的急性丢失,如弥漫性腹膜炎、大量呕吐胃液、大面积创伤或烧伤等。

2.临床表现 等渗性缺水时,人体有效循环血容量和肾血流量减少,患者出现少尿、乏力、恶心、厌食等症状,同时伴有眼窝凹陷、皮肤干燥等。严重者可出现血压下降,但血浆渗透压基本正常。当短期内体液的丧失达到体重的5%,可出现脉搏细数、肢端发冷、血压下降等血容量不足的表现。当体液继续丧失达体重的6%~7%时,休克的表现更加严重,常伴发代谢性酸中毒。如患者丧失的体液主要是胃液,则可伴发代谢性碱中毒。

3.诊断 主要依靠病史和临床表现。机体失液量越大,症状就越明显。实验室检查可表现为红细胞计数、血红蛋白、血细胞比容均明显增高,血钠、血浆渗透压正常,尿量少,尿钠少或正常。

4.治疗 首先应积极治疗原发病,清除引起等渗性缺水的原因,减少水和钠的丢失。应用平衡盐溶液或等渗盐水尽快补充血容量、纠正细胞外液量的减少。当患者出现脉搏细数或血压下降等表现时,表明细胞外液的丢失已达体重5%以上,应从静脉快速滴注平衡盐溶液或等渗盐水3000mL恢复血容量,同时监测心功能,预防心衰。

(三)低渗性缺水(hypotonic dehydration)

低渗性缺水又称继发性缺水或慢性缺水。水和钠同时丢失,但缺水少于缺钠,故血清钠低于正常范围(<130mmol/L),细胞外液呈低渗状态。

1.病因 低渗性缺水常与治疗措施不当有关。消化液持续丢失、大面积创面慢性渗液、水和钠排出过多,如应用排钠利尿剂、急性肾衰竭多尿期、肾小管性酸中毒、糖尿病酮症酸中毒等。

在处理高渗性或等渗性缺水时，补充水分过多也可造成低渗性缺水的发生。

2.临床表现　低渗性缺水的早期即发生有效循环血容量不足和尿量减少，但无口渴。严重者因细胞内渗透压降低而导致细胞水肿，常见症状有头晕、视力模糊、软弱无力、脉搏细数、站起时容易晕倒等。当循环血量明显下降时，肾的滤过量明显减少，体内代谢产物滞留，人体可出现神志不清、肌肉痉挛性疼痛、肌腱反射消失、昏迷等情况。临床上，依据缺钠的程度不同，可大致分为轻、中、重三度。当血浆钠浓度在135mmol/L以下、血压在100mmHg以上时，为轻度缺水，表现为疲乏、无力、尿少、口渴、头晕等，尿钠极低或测不出；当血浆钠浓度在130mmol/L以下、血压降至100mmHg以下时，为中度缺水；当血浆钠浓度在120mmol/L以下、血压降至80mmHg以下时，为重度缺水，出现四肢发凉、体温降低、脉细弱而快等休克表现，并伴木僵等神经症状，严重者可昏迷。

3.诊断　根据患者病史和临床表现，可作出低渗性缺水的初步诊断。下列检查有助于确诊：①尿比重低，尿钠降低；②血钠（<130mmol/L）和血浆渗透压（<280mosm/L）降低；③血中非蛋白氮、尿素氮增高；④红细胞计数、血红蛋白和血细胞比容均增高。

4.治疗　除治疗原发疾病外，主要治疗措施是提高血钠浓度，但应注意补液速度，过快纠正低钠血症可能导致中心性桥脑髓鞘破坏，出现截瘫、四肢瘫痪、失语等严重并发症。

（四）水中毒（water intoxication）

水中毒是水在体内过多潴留的一种病理状态。过多水进入细胞内，导致细胞内水过多则称为水中毒。水中毒是稀释性低钠血症的病理表现。

1.病因　多因水调节机制障碍同时又未限制饮水或不恰当补液引起。

（1）水摄入过多　创伤、休克等原因刺激口渴中枢兴奋导致过量饮水。

（2）抗利尿激素分泌增多　由创伤、大手术、感染、休克、疼痛等刺激引起。

（3）肾功能不全　排尿能力下降。

2.临床表现　可分为急性水中毒和慢性水中毒两类。

（1）急性水中毒　起病急，精神神经症状表现突出，如头痛、精神失常、定向力障碍、共济失调、癫痫样发作、嗜睡与躁动交替出现，甚至昏迷。

（2）慢性水中毒　轻度水中毒仅表现为体重增加，伴随出现疲倦、表情淡漠、恶心、食欲减退和皮下组织肿胀等表现，常常被原发病的症状所掩盖；重症者出现头痛、嗜睡、神志错乱、谵妄等精神神经症状，甚至抽搐或昏迷。

3.诊断　依据患者病史，结合临床表现和实验室检查结果多可诊断。实验室检查可有血浆渗透压与血钠明显降低，尿钠正常或下降；血清钾、氯及血浆蛋白、红细胞计数、血红蛋白、血细胞比容等均降低；红细胞平均体积增大。

4.治疗　积极治疗原发病，记录24小时水出入量，控制水的摄入量和避免补液过多。适当使用依他尼酸（利尿酸）或呋塞米等髓袢利尿剂。对于严重低渗血症者（特别是已出现精神神经症状者），应迅速纠正细胞内低渗状态，除限制水摄入、利尿外，可酌情使用3%～5%氯化钠液静脉输注，一般剂量为5～10mL/kg。

二、钾代谢失常

钾的主要生理作用是维持细胞的正常代谢与酸碱平衡、细胞膜的应激性和心肌的正常功能。体内98%的钾分布在细胞内，血钾仅占总量的0.3%。正常血钾浓度为3.5～5.5mmol/L；细胞间液钾浓度为 3.0 ～ 5.0mmol/L。

（一）低钾血症（hypokalemia）

低钾血症是指血清钾浓度低于 3.5mmol/L 的一种病理状态。造成低钾血症的主要原因是体内总钾量丢失，亦称为钾缺乏症。临床上，体内总钾量不缺乏，也可因稀释或转移到细胞内而导致血清钾降低；反之，虽然钾缺乏，但如血液浓缩，或钾从细胞内转移至细胞外，血钾浓度又可正常甚至增高。

1. 病因　①钾摄入不足，长期禁食、少食；②钾排出过多，主要经胃肠或肾途径丢失过多；③大面积烧伤、放腹水、腹腔引流、腹膜透析、不适当的血液透析等；④剧烈运动时大量出汗；⑤钾分布异常，如酸中毒、葡萄糖胰岛素治疗、周期性瘫痪等。

2. 临床表现　取决于低钾血症发生的速度、程度和细胞内外钾浓度异常的轻重程度。慢性轻型低钾血症的症状轻或无症状，而迅速发生的重型低钾血症往往症状很重，甚至危及生命。

（1）骨骼肌表现　肌肉软弱、乏力；全身性肌无力，肢体软瘫，腱反射减弱或消失，甚而呼吸肌麻痹，吞咽困难，严重者可窒息。

（2）消化系统表现　包括恶心、呕吐、厌食、腹胀、便秘、肠蠕动减弱或消失、肠麻痹等。

（3）中枢神经系统表现　精神萎靡不振、反应迟钝、定向力障碍、嗜睡或昏迷。

（4）循环系统表现　早期心肌应激性增强，表现为心动过速，可有房性、室性期前收缩；重者呈低钾性心肌病、心肌坏死、纤维化。典型的心电图改变为 T 波宽而低，Q-T 间期延长，出现 U 波；严重者可因心室颤动、心脏骤停或休克而猝死。

（5）泌尿系统表现　长期或严重失钾可导致肾小管上皮细胞变性坏死，尿浓缩功能下降，出现口渴多饮和夜尿增多，进而出现蛋白尿和管型尿等。

（6）酸碱平衡紊乱　钾缺乏时细胞内缺钾，细胞外 Na^+ 和 H^+ 进入细胞内，肾远端小管 K^+ 与 Na^+ 交换减少而 H^+ 与 Na^+ 交换增多，故导致碱中毒、细胞内酸中毒、反常性酸性尿。

3. 诊断　一般根据病史、临床表现，结合血清钾测定及心电图表现可作诊断。

4. 治疗　积极治疗原发病，纠正酸中毒、休克等。补钾治疗：轻症者以口服补钾为方便、安全，以 10% 氯化钾为首选，如胃肠道刺激症状明显者可改用枸橼酸钾。严重者需静脉滴注补钾，静脉补钾的速度以每小时 20 ～ 40mmol 为宜，不能超过 50 ～ 60mmol/h，静注液体以氯化钾 1.5 ～ 3.0g/L 为宜。

5. 注意事项

（1）补钾时必须监测肾功能和尿量。要求每日尿量＞ 700mL，每小时尿量＞ 30mL，则视为补钾安全。

（2）低钾血症时初期将氯化钾加入 0.9% 生理盐水中静脉滴注。如血钾已基本正常，将氯化钾加入 5% 葡萄糖液中补充，有助于预防高钾血症和纠正钾缺乏症，如停止静脉补钾 24 小时后的血钾正常，可改为口服补钾。

（3）如需输注较高浓度钾溶液，则应进行持续心脏监护和每小时测定血钾含量。

（4）细胞内外的钾平衡时间约需 15 小时或更久，在补钾过程中应特别注意输注中和输注后的严密观察，防止发生高钾血症。

（5）难治性低钾血症需注意纠正碱中毒和低镁血症。

（6）补钾后应及时补给钙剂，防止因补钾加重原有的低钙血症而出现手足搐搦。

（二）高钾血症（hyperkalemia）

高钾血症是指血清钾浓度＞5.5mmol/L的一种病理生理状态，此时的体内钾总量可增多（钾过多）、正常或缺乏。

1. 病因 ①肾排钾减少；②摄入钾过多，如静脉补钾过多过快或输入较大量库存血等；③组织破坏、酸中毒、高钾性周期性瘫痪等病因导致细胞内钾释放或转移到细胞外。

2. 临床表现 主要表现为：①心肌收缩功能降低，心音低钝，心脏可停搏于舒张期；出现心率减慢、室性期前收缩、房室传导阻滞、心室颤动及心脏停搏等症状。②血压早期升高，晚期降低，出现如皮肤苍白、湿冷、麻木、酸痛等血管收缩所致症状。③因影响神经肌肉复极过程，患者出现疲乏无力，四肢松弛性瘫痪，腱反射消失。④中枢神经症状如动作迟钝、嗜睡等。

3. 诊断 有导致血钾增高和（或）肾排钾减少的基础疾病，血清钾浓度＞5.5mmol/L即可确诊。

4. 治疗 早期识别和积极治疗原发病，控制钾摄入；避免应用库存血；控制感染。高钾血症对机体的主要威胁是心脏抑制，治疗原则是迅速降低血钾水平，保护心脏。

（1）促使K^+向细胞内转移 常用药物：①葡萄糖和胰岛素，一般用25%～50%葡萄糖液，按每4g葡萄糖给予1IU普通胰岛素持续静脉滴注。②碳酸氢钠液，改善体内碱含量，促使钾进入细胞内；同时钠可拮抗钾的心脏抑制作用。③选择性β_2受体激动剂，如沙丁胺醇等。

（2）对抗钾的心肌毒性 常用10%葡萄糖酸钙10～20mL加等量25%葡萄糖液，缓慢静脉注射，一般数分钟起作用，但需多次应用。

（3）促进排钾 ①应用呋塞米、依他尼酸、氢氯噻嗪等排钾性利尿药；②阳离子交换树脂与钾交换，可清除体内钾；③透析疗法，适用于肾衰竭伴急重症高钾血症者，以血液透析为最佳。

三、酸碱平衡失常

人体主要通过体液缓冲系统调节、肺调节、肾调节和离子交换调节等四种机制来维持及调节酸碱平衡。其中体液缓冲系统最敏感，它包括碳酸氢盐系统、磷酸盐系统、血红蛋白及血浆蛋白系统。肺调节一般在10～30分钟发挥作用，离子交换一般在2～4小时之后发挥作用。肾调节最慢，多在数小时之后发生，但其作用强而持久，而且是非挥发性酸和碱性物质排出的唯一途径（每日可排出非挥发性酸约60mmol）。体液缓冲系统和离子交换是暂时的，过多的酸或碱性物质最终需依赖肺和肾的清除。

（一）酸碱平衡指标

临床上主要测定pH值、呼吸性和代谢性因素三方面的指标。

1. pH值 为H^+浓度的负对数值。正常动脉血pH值为7.35～7.45，平均7.40，比静脉血pH值约高0.03，受呼吸和代谢双重因素的影响。pH值＞7.45表示碱中毒；pH值＜7.35表示酸中毒；人体的pH值可耐受范围为6.80～7.80。

2. 二氧化碳分压（$PaCO_2$） 为溶解的CO_2所产生的张力。正常动脉血$PaCO_2$为35～45mmHg，$PaCO_2$增高表示通气不足，为呼吸性酸中毒；$PaCO_2$降低表示换气过度，为呼吸性碱中毒。代谢性因素也可使$PaCO_2$呈代偿性升高或降低，代谢性酸中毒时$PaCO_2$降低，代谢性碱中毒时升高。

3. 标准碳酸氢盐（SB） 指在标准条件下所测得的HCO_3^-含量。标准条件是指在37℃条件下，全血标本与 $PaCO_2$ 为 40mmHg 的气体平衡后，使血红蛋白完全氧合所测得的 HCO_3^- 含量，正常值为 22～26mmol/L（平均值为 24mmol/L）。SB 不受呼吸因素的影响，是代谢性酸碱平衡的重要指标。

4. 实际碳酸氢盐（AB）　指在实际条件下所测得的 HCO_3^- 含量。AB 反映机体实际的 HCO_3^- 含量，故受呼吸因素的影响。

5. 缓冲碱（BB）　是指碳酸氢盐、血红蛋白、血浆蛋白、磷酸盐等起到缓冲作用的全部碱量的总和。BB 只受血红蛋白浓度的影响，是反映代谢性酸碱平衡的又一重要指标，BB 减少表示酸中毒，增加表示碱中毒。

6. 碱剩余（BE）或碱缺乏（BD）　指在标准条件下，将血液标本用酸或碱滴定至 pH 值 7.4 所消耗的酸量（BE）或碱量（BD），正常值为（0±2.3），BE 说明 BB 增加，用正值表示；BD 说明 BB 减少，用负值表示。BE 表示代谢性碱中毒，BD 表示代谢性酸中毒；BE 和 BD 不受呼吸因素的影响。

7. 阴离子隙（AG）　临床上常用可测定的阳离子减去可测定的阴离子之差表示，阴离子隙（mmol/L）=（ Na^++K^+ ）−（ $HCO_3^-+Cl^-$ ），或 =Na±（ $HCO_3^-+Cl^-$ ），AG 正常值为 8～16mmol/L（平均值为 12mmol/L），AG > 16mmol/L 常表示有机酸增多的代谢性酸中毒，AG < 8mmol/L 可能是低蛋白血症所致。

（二）酸碱平衡失常

体内产生或摄入的酸性或碱性物质超越了其缓冲、中和与排出的速度和能力，在体内蓄积，即发生酸碱平衡失常。

1. 代谢性酸中毒（metabolic acidosis）　是指动脉血浆 H^+ 浓度增高（pH 值 < 7.35）和血浆 HCO_3^- 浓度降低（< 22mmol/L），即失代偿性代谢性酸中毒。如仅有动脉血浆 HCO_3^- 浓度轻度降低，而血浆 pH 值仍保持在正常范围（7.35～7.45），则称为"代偿性"代谢性酸中毒。代谢性酸中毒主要包括 3 种类型：①正常阴离子间隙的代谢性酸中毒，一般均伴有高氯血症。②阴离子间隙增高的代谢性酸中毒，一般也伴有高氯血症，主要有尿毒症性酸中毒及乳酸性酸中毒、酮症酸中毒或甲醇中毒引起的代谢性酸中毒等。③混合性代谢性酸中毒，即正常阴离子间隙的代谢性酸中毒和阴离子间隙增高的代谢性酸中毒混合存在。

（1）病因　①体内酸性物质产生过多，机体严重损伤、缺氧、胰岛素严重缺乏及某些毒物中毒等，产生大量酸性物质。胰岛素严重缺乏引起酮体堆积可致酮症酸中毒，严重缺氧、肝功能损害等原因可致乳酸性酸中毒。②体内 HCO_3^- 丢失过多，如腹泻、肠瘘或胰瘘造成肠道 HCO_3^- 的丢失；肾脏 HCO_3^- 的丢失，如近端 RTA。③体内酸性物质排出障碍，远端小管和集合管 H^+ 分泌受损，伴 NH_4^+ 分泌减少，如远端 RTA（伴低钾血症或高钾血症）。发生肾衰时，肾小球滤过率（GFR）< 25mL/min，因肾脏排泄障碍，体内代谢产物如磷酸、硫酸等酸性物质潴留，可发生尿毒症性酸中毒。

（2）临床表现　轻者常被原发病所掩盖，重症者表现为乏力、纳差、恶心和呕吐等症状。心血管受损主要表现为心律失常，血压降低，甚至休克；神经系统受损则表现为嗜睡，甚至昏迷。最突出的症状是呼吸深而快，严重者可出现呼吸节律异常或呼吸衰竭，酮症酸中毒时呼气中带有酮味，代谢性酸中毒时心肌收缩力和周围血管对儿茶酚胺的敏感性降低，患者容易出现心律不齐、急性肾功能不全和休克等表现。代谢性酸中毒还可以引起蛋白分解增多和合成下降、负钙平衡、骨质病变、肌肉病变、高钾血症、贫血、蛋白营养不良、发育障碍等其他代谢紊乱和多个系统病变。

（3）诊断　主要根据病史、临床表现和血气分析的结果进行诊断。如果动脉血碳酸氢根（HCO_3^-）水平降低（< 22mmol/L），而二氧化碳分压（$PaCO_2$）基本正常或有所下降，则可诊断为代谢性酸中毒。如 pH 值在正常范围（7.35 ~ 7.45），则可诊断为代偿性代谢性酸中毒；如 pH 值降低（< 7.35），则诊断为失代偿性代谢性酸中毒。

（4）治疗　包括病因治疗和对症治疗。病因治疗主要是积极纠正休克，并对感染、损伤、中毒（药物或毒物）、肾脏病变等基础疾病的治疗。

对症治疗主要是纠正酸中毒和电解质紊乱。首先要补充碳酸氢钠（$NaHCO_3$），其原则是动态复查动脉血气分析，指导治疗。一般口服即可，轻者 1.5 ~ 3.0g/d，重度患者 10.0 ~ 15.0g/d，严重者需静脉输入。对有明显心衰的患者，要密切关注 $NaHCO_3$ 输入总量，防止过多、过快。对低钾血症应及时补充钾制剂。对伴有严重低钾血症者，应首先纠正低钾血症，再逐步纠正酸中毒，以免纠正酸中毒过程中低钾血症加重。

同时，应当重视代谢性酸中毒的各种紊乱和多个系统损伤或病变的治疗，从总体上改善患者的生活质量和预后。

2. 代谢性碱中毒（metabolic alkalosis）　各种原因引起的体液 H^+ 丢失或肾小管 HCO_3^- 增多所致的综合征。

（1）病因　①呕吐、幽门梗阻、胃引流等致大量 HCl 丢失，肠液中的 HCO_3^- 因未被胃酸中和而吸收过多。②低钾血症时，H^+ 转入细胞内，肾小管排出 H^+ 增加，Na^+、HCO_3^- 重吸收增多，产生缺钾性代谢性碱中毒。③长期应用利尿剂，使 K^+、Cl^- 排出过多。④慢性呼吸性酸中毒（如通气不足纠正过快，$PaCO_2$ 急剧下降）因肾重吸收 HCO_3^- 增加而致碱中毒。⑤碱性物质输入过多。⑥血容量不足，肾重吸收 Na^+ 和 HCO_3^- 增加，出现反常性酸性尿，HCO_3^- 和 pH 值升高，导致血容量不足性碱中毒。

（2）临床表现　轻者被原发病掩盖。严重者呼吸浅慢，有时出现精神症状如烦躁不安、谵妄、精神错乱等，严重者可因脑及其他器官代谢障碍而出现昏迷，由于蛋白结合钙增加、游离钙减少，碱中毒致乙酰胆碱释放增多、神经肌肉兴奋性增高，常有面部及四肢肌肉抽动、手足搐搦、口周及手足麻木。伴低钾血症时，可表现为软瘫。

（3）诊断　根据病史和症状可以作初步诊断，积极寻找和区别导致 H^+ 丢失或碱潴留的原发病因，确诊依赖于实验室检查。如 HCO_3^-、AB、SB、BB、BE 增加，二氧化碳结合力（CO_2CP）升高有助于诊断。失代偿期 pH 值 > 7.45，H^+ 浓度 < 35mmol/L；缺钾性碱中毒者的血清钾降低，尿呈酸性；低氯性碱中毒者的血清氯降低，尿 Cl^- > 10mmol/L。

（4）治疗　积极处理原发病，补充血容量。避免碱摄入过多，应用排钾性利尿药或罹患盐皮质激素增多性疾病时注意补钾。

轻、中度者以治疗原发病为主，如循环血容量不足时用生理盐水扩容，低钾血症者补钾，低氯血症者给予生理盐水等，一般不需要特殊处理。严重者应尽快排出过多的 HCO_3^-，可用盐酸稀释液或盐酸精氨酸溶液静脉给药。纠正碱中毒不宜过快，也不要求完全纠正，在治疗过程中应密切监测血气分析及电解质。

3. 呼吸性酸中毒（respiratory acidosis）　是指肺泡通气减少，不能充分排出体内生成的 CO_2，以致血 $PaCO_2$ 增高（> 45mmHg），pH 值下降（< 7.35），而引起高碳酸血症。

（1）病因　①呼吸中枢抑制，如颅脑损伤、脑血管意外；②呼吸肌病变，如重症肌无力、胸廓畸形等；③胸廓、气道及肺部疾病，如慢性阻塞性肺病（COPD）急性加重、呼吸道阻塞、呼吸道吸入性损伤等；④机械通气参数设置不当；⑤全麻过深；⑥严重的创伤与休克等。

（2）临床表现 早期主要是呼吸困难，全身乏力；可伴有发绀、头痛，早期出现血压增高，中枢神经系统受累，如躁动、嗜睡、精神错乱、扑翼样震颤等。严重者出现心律失常、血压下降、昏迷。由于脑缺氧可引起脑水肿、脑疝，甚至呼吸骤停。由于 pH 值取决于 HCO_3^- 与 H_2CO_3 的比值，前者靠肾脏调节（需 1～3 天），而 H_2CO_3 靠呼吸调节（仅需数小时），因此急性呼吸衰竭时 CO_2 潴留可使 pH 值迅速下降，慢性呼吸衰竭时因 CO_2 潴留发展缓慢，肾减少 HCO_3^- 排出以维持 pH 值的恒定。CO_2 长期增高，HCO_3^- 也持续维持在较高水平，导致代偿性呼吸性酸中毒。

（3）诊断 有呼吸障碍史，伴有呼吸性酸中毒的症状，可初步诊断。确诊依赖于血气分析检查：急性呼吸性酸中毒，血 $PaCO_2$ 增高，pH 值明显下降，血 HCO_3^- 可正常。慢性呼吸性酸中毒，血 pH 值下降不明显，血 $PaCO_2$ 增高，血 HCO_3^- 增高。

（4）治疗 ①应尽快治疗病因，通畅呼吸道，纠正缺氧，排出过多的二氧化碳，必要时进行呼吸支持；②对呼吸抑制的患者，可给予呼吸中枢兴奋剂，必要时建立人工气道；③碱剂的应用，严重呼吸性酸中毒经治疗无效，血 pH 值 < 7.2 或伴有代谢性酸中毒、高钾血症时，可酌情补碱，但不宜过多或长期应用。

4. 呼吸性碱中毒（respiratory alkalosis） 呼吸性碱中毒系指肺泡通气过度所引起 CO_2 的排出速度超过生成速度，导致 CO_2 减少、$PaCO_2$ 下降而出现低碳酸血症。

（1）病因 ①休克、高热、严重感染、脑部损伤或炎症、创伤后刺激呼吸中枢等；②心力衰竭、严重贫血等因缺氧刺激呼吸中枢而导致过度换气；③内源性毒性代谢产物：如肝性脑病、酸中毒等；④呼吸机管理不当。

（2）临床表现 主要表现为换气过度和呼吸加快。碱中毒可刺激神经肌肉兴奋性增高，急性轻症患者可有口唇、四肢发麻、刺痛，肌肉颤动；严重者有眩晕、昏厥、视力模糊、抽搐；可伴胸闷、胸痛、口干、腹胀等；在碱性环境中，氧合血红蛋白解离降低，组织缺氧，表现为脑电图和肝功能异常。

（3）诊断 依据病史和临床表现可初步诊断，确诊依赖于实验室检查：① $PaCO_2$ 降低，代谢因素影响的 CO_2 结合力降低，AB < SB；②失代偿期 pH 值升高。

（4）治疗 重点在于积极治疗原发疾病，如纠正休克及酸中毒、降温、止痛、合理给氧，以及加强呼吸机的管理等。无低氧血症者可用纸袋罩于口鼻外，对患者吸回呼出的 CO_2 有一定作用；或采取短暂强迫闭气法及含 5%CO_2 的氧气吸入法。

第二节 输血与输液

一、输血

输血作为一种替代性治疗，可以补充血容量、改善循环、增加携氧能力、提高血浆蛋白、增进机体免疫力和凝血功能。正确掌握输血的适应证，合理选用各种血液制品，有效防治输血可能出现的并发症，对保证外科治疗的成功、病人的安全有着重要意义。

（一）适应证

1. 大量失血 主要是补充血容量，用于治疗因手术、严重创伤或者其他各种原因所致的低血容量休克。补充的血量、血制品种类应根据失血的多少、速度和病人的临床表现确定。凡一次失血量低于总血容量的 10%（即 500mL）者，可通过机体自身组织间液向血液循环的转移而得到代偿。当失血量达到总血存量的 10% ～ 20%（即 500 ～ 1000mL）时，应根据有无血容量不足的临床症状及其严重程度，同时参照血红蛋白和血细胞比容的变化选择治疗方案。病人可表现为活动时心率增快，出现直立性低血压，但血细胞比容常无改变。此时可输入适量晶体液、胶体液和少量血浆代用品。若失血量超过总血容量的 20%（即 1000mL）时，除有较明显的血容量不足、血压不稳定外，还可出现血细胞比容下降。此时，除输入晶体液、胶体液补充血容量外，还应适当输入浓缩红细胞以提高携氧能力。原则上，失血量在 30% 以下时，不输全血；超过 30% 时，可输全血与浓缩红细胞各半，再配合晶体和胶体液及血浆补充血容量。由于晶体液维持血容量作用短暂，需求量大，故应多增加胶体液或血浆蛋白量比例，以维持胶体渗透压。

2. 贫血或低蛋白血症　常因慢性失血、烧伤、红细胞破坏增加或白蛋白合成不足所致。手术前应结合检验结果输注浓缩红细胞以纠正贫血；补充血浆或白蛋白治疗低蛋白血症。

3. 重症感染　全身性严重感染或脓毒症、恶性肿瘤化疗后致严重骨髓抑制继发难治性感染者，当其中性粒细胞低下和抗生素治疗效果不佳时，可考虑输入浓缩粒细胞以帮助控制感染。但因输入粒细胞有引起巨细胞病毒感染、肺部并发症等副作用，故使用受到限制。

4. 凝血异常　输入新鲜冰冻血浆以预防和治疗因凝血异常所致的出血。根据引起凝血异常的原因补充相关的血液成分可获得良好的临床疗效，如甲型血友病者输入 VIII 因子或抗血友病因子；纤维蛋白原缺乏症补充纤维蛋白原或冷沉淀制剂；血小板减少症或血小板功能障碍者输入血小板等。

根据国家卫生健康委员会输血指南建议：血红蛋白 > 100g/L 不需要输血；血红蛋白 < 70g/L 可输入浓缩红细胞；血红蛋白为 70 ～ 100g/L 时，应根据病人的具体情况来决定是否输血。对于可输可不输的病人应尽量不输。

（二）输血途径

1. 静脉穿刺输血　是常用的输血途径，一般选择较大的表浅静脉如肘正中静脉、贵要静脉等。对婴儿和儿童，较常用的是手背静脉和大隐静脉，对 1 岁以下儿童可用头皮静脉。下肢静脉与上肢静脉比较，血管壁厚，容易发生痉挛，应尽量选择上肢静脉。为防止输入的血液在进入心脏前从手术部位的创面流失，故凡头颈部和上肢的手术，应选用下肢静脉输血；凡下肢、盆腔和腹部手术，应选择上肢或颈部静脉输血。对新生儿输血或换血可用脐静脉。

2. 静脉留针　需要反复输血、输血时间较长（1 天以上）或肥胖患者皮下脂肪层太厚，静脉穿刺困难时，可采用静脉留置套管针输血。

3. 静脉切开　病情紧急而静脉穿刺遇到困难时，可选择静脉切开输血以保证大手术的施行和抢救患者，最适宜的静脉是大隐静脉。

（三）输血的注意事项

输血前必须仔细核对病人和供血者姓名、血型和交叉配血单，并检查血袋是否渗漏，血液颜色有无异常及保存时间。除生理盐水外，不向血液内加入任何其他药物和溶液，以免发生溶血或凝血。输血时应严格观察病人，询问有无不适症状，检查体温、脉搏、血压及尿液颜色等，发现问题及时处理。输血完毕后仍需要观察病情，及早发现延迟性输血反应。输血后血袋应保留 1 天，以便必要时化验检查。

（四）输血的并发症及其治疗

输血可发生各种不良反应和并发症，严重者甚至危及生命。但是，只要严格掌握输血指征，遵守输血操作规程，大多数输血并发症是可以预防的。

1. 发热反应 是最常见的早期输血并发症之一，发生率为 2% ～ 10%。多发生于输血开始后 15 分钟到 2 小时。主要表现为畏寒、寒战和高热，体温可上升至 39 ～ 40℃，同时伴有头痛、出汗、恶心、呕吐及皮肤潮红。症状持续 30 分钟到 2 小时后逐渐缓解。血压多无变化，少数反应严重者还可出现抽搐、呼吸困难、血压下降，甚至昏迷。全身麻醉时很少出现发热反应。

发热反应出现后，应首先分析可能的病因。对于症状较轻的发热反应可先减慢输血速度，病情严重者则应停止输血。畏寒与寒战时应注意保暖，出现发热时应对症治疗，如服用阿司匹林。伴寒战者可肌内注射异丙嗪 25mg 或哌替啶 50mg。

2. 过敏反应 多发生在输血数分钟后，也可在输血中或输血后发生，发生率约为 3%。表现为皮肤局限性或全身性瘙痒或荨麻疹。严重者可出现支气管痉挛、血管神经性水肿、会厌水肿等，表现为咳嗽、喘鸣、呼吸困难及腹痛、腹泻，甚至过敏性休克乃至昏迷、死亡。

当病人仅表现为局限性皮肤瘙痒或荨麻疹时，不必停止输血，可口服抗组胺药物如苯海拉明 25mg，并严密观察病情发展。反应严重者应立即停止输血，皮下注射肾上腺素（1 : 1000，0.5 ～ 1mL）和（或）静脉滴注糖皮质激素（氢化可的松 100mg 加入 500mL 葡萄糖盐水）。合并呼吸困难者应做气管插管或切开，以防窒息。

3. 溶血反应 是最严重的输血并发症。发生率低，但后果严重，死亡率高。发生溶血反应病人的临床表现有较大差异，与所输血的血型、输血速度、输入量及发生溶血时的严重程度相关。典型的症状为病人输入十几毫升血型不合的血后，立即出现沿输血静脉的红肿疼痛、寒战、高热、呼吸困难、腰背酸痛、头痛、胸闷、心率加快乃至血压下降、休克，随之出现血红蛋白尿和溶血性黄疸。严重者可因免疫复合物在肾小球沉积，或因发生弥散性血管内凝血及低血压引起肾血流减少，而继发少尿、无尿及急性肾衰竭。

术中的病人由于无法主诉症状，最早征象是不明原因的血压下降和手术野渗血。延迟性溶血反应多发生在输血后 7 ～ 14 天，表现为原因不明的发热、贫血、黄疸或血红蛋白尿，一般症状并不严重。近年，延迟性溶血反应被重视主要是由于它可引起全身炎症反应综合征，表现为体温升高或下降，心律失常，白细胞溶解及减少，血压升高或外周血管阻力下降，甚至发生休克、急性呼吸窘迫综合征，甚至多器官功能衰竭。

当怀疑有溶血反应时应立即停止输血，核对受血者与供血者姓名和血型，并抽取静脉血离心后观察血浆色泽，若为粉红色即证明有溶血。尿潜血阳性及血红蛋白尿也有诊断意义。收集供血者血袋内血和受血者输血前后血样本，重新做血型鉴定、交叉配合实验及做细菌涂片和培养，以查明溶血原因。

治疗：①抗休克：应用晶体液、胶体液及血浆以扩容，纠正低血容量性休克，输入新鲜同型血液或输入浓缩血小板或凝血因子和糖皮质激素，以控制溶血性贫血。②保护肾功能：可给予 5% 碳酸氢钠 250mL，静脉滴注，使尿液碱化，促使血红蛋白结晶溶解，防止肾小管阻塞。当血容量已基本补足，尿量基本正常时，应使用甘露醇等药物利尿以加速游离血红蛋白排出。若有尿少、无尿，或氮质血症、高钾血症时，则应考虑行血液透析治疗。③若弥散性血管内凝血明显，还应考虑肝素治疗。④血浆交换治疗：以彻底清除病人体内的异形红细胞及有害的抗原抗体复合物。

4. 细菌污染反应　发生率低，但后果严重。病人的反应程度因细菌污染的种类、毒力大小和输入的数量而异。若污染的细菌毒力小、数量少，可仅有发热反应。反之，则输入后可立即出现内毒素性休克（如大肠埃希菌或铜绿假单胞菌）和弥散性血管内凝血。临床表现有烦躁、寒战、高热、呼吸困难、恶心、呕吐、发绀、腹痛或休克。也可以出现血红蛋白尿、急性肾衰竭、肺水肿，导致病人短期内死亡。

治疗：①立即终止输血并将血袋内的血液离心，取血浆底层及细胞层分别行涂片染色细菌检查及细菌培养检查。②采用有效的抗感染和抗休克治疗，治疗方案同感染性休克。

（五）输血相关传染病

输血相关传染病，又称输血传播的疾病，是指受血者因输入含有病原体的血液或血液制品而引起的传染病。通过输血传播的疾病与感染已知有十几种，如乙型肝炎、丙型肝炎、丁型肝炎、庚型肝炎、巨细胞病毒感染、传染性单核细胞增多症、再生障碍性贫血、成人 T 细胞淋巴瘤、婴幼儿急疹、艾滋病、梅毒、疟疾等。

（六）自体输血

自体输血或称自身输血，是收集病人自身血液后在需要时进行回输。主要优点是既可节约库存血，又可减少输血反应和疾病传播，且不需检测血型和交叉配血实验。目前外科自体输血常用的有三种方法。

1. 回收式自体输血　回收式自体输血是将收集到的创伤后体腔内积血或手术过程中的失血，经抗凝、过滤后再回输给病人。它主要适用于外伤性脾破裂、异位妊娠破裂等造成的腹腔内出血；大血管、心内直视手术及门静脉高压症等手术时失血回输和术后 6 小时内所引流血液的回输等。目前多采用血液回收机收集失血，经自动处理后去除血浆和有害物质，可得到血细胞比容达 50%～65% 的浓缩红细胞，然后再回输。回收式自体输血除了可以避免异体输血的大量并发症，回收的洗涤红细胞的变形能力和携氧能力也要远强于库存血，回输后可以立刻起到氧传递的生理作用。

2. 预存式自体输血　预存式自体输血适用于择期手术病人预估术中出血较大需要输血者。对无感染且血细胞比容≥30% 的病人，可根据所需的预存血量，从择期手术前的 1 个月开始采血，每 3～4 天 1 次，每次 300～400mL，直到术前 3 天为止，存储采得的血液以备手术之需。术前自体血预存者必须每日补充铁剂、维生素 C、叶酸和给予营养支持。

3. 稀释式自体输血　稀释式自体输血指麻醉前从病人一侧静脉采血，同时从另一侧静脉输入为采血量 3～4 倍的电解质溶液，或适量血浆代用品等以补充血容量。采血量取决于病人状况和术中可能的失血量，每次可采 800～1000mL，一般以血细胞比容不低于 25%、白蛋白为 30g/L 以上、血红蛋白为 100g/L 左右为限，采血速度约为每 5 分钟 200mL，采得的血液以备术中回输用。手术中失血量超过 300mL 时可开始回输自体血，应先输最后采的血液。由于最先采取的血液中含红细胞和凝血因子的成分最多，宜在最后输入。

自体输血的禁忌证包括：①血液已受胃肠道内容物、消化液或尿液等污染；②血液可能受肿瘤细胞污染；③肝、肾功能不全的病人；④已有严重贫血的病人，不宜在术前采血或血液稀释法进行自体输血；⑤有脓毒症或菌血症者；⑥胸、腹腔开放性损伤超过 4 小时或血液在体腔中存留过久者。

二、输液

静脉输液是一种经静脉输入无菌溶液或药物的治疗方法，是利用液体静压的物理原理，将液体输入体内。输液途径有周围静脉穿刺和插管术、中心静脉穿刺插管术和静脉切开术。

（一）输液的目的

1. 补充血容量，改善微循环，维持血压。常用于治疗烧伤、出血、休克等。
2. 补充水和电解质，以调节或维持酸碱平衡。常用于各种原因的脱水、禁食、大手术后。
3. 输入药物，达到解毒、控制感染、利尿和治疗疾病的目的。常用于中毒、各种感染等。
4. 补充营养，维持热量，促进组织修复，获得正氮平衡。常用于慢性消耗性疾病、禁食等。
5. 输入脱水剂，提高血液的渗透压，以达到预防或减轻脑水肿，降低颅内压，改善中枢神经系统功能的目的，同时借高渗作用，达到利尿消肿的作用。

（二）常用液体的种类

1. 5%～10% 葡萄糖溶液　用于补充水分和热量。临床上常用的葡萄糖溶液包括 5%、10%、25%、50% 葡萄糖溶液 4 种。5% 为等渗溶液，10% 以上属于高渗葡萄糖。5%～10% 葡萄糖溶液，主要用于补充水分和热量；25% 葡萄糖溶液主要用于补充能量、液体和纠正组织脱水；50% 葡萄糖溶液用于利尿脱水。

2. 0.9% 氯化钠溶液（生理盐水）　为等渗溶液，主要用于供给钠、氯的生理需要，维持渗透压，补充血容量和配制各种溶液。3%、5%、10% 氯化钠溶液系高渗电解质溶液，主要用于治疗严重的低钠血症患者，不能用于一般输液。

3. 10%～15% 氯化钾溶液　用于补充钾离子。用 5% 葡萄糖或 0.9% 氯化钠溶液稀释，以 0.2%～0.3% 的浓度静点。成人每天需要 3g 氯化钾，当患者不能进食或患有严重低钾血症且口服不易吸收时，可静脉滴注氯化钾，浓度不宜超过 0.3%，要见尿补钾。禁忌直接静脉推注。

4. 10% 葡萄糖酸钙　主要用于纠正高钾血症、镁盐中毒、过敏性疾病。

5. 复方氯化钠溶液（林格氏液）　为等渗溶液，每升中含有氯化钠 154mmol，氯化钾 4mmol，氯化钙 2.5mmol，用于补充水与电解质，维持体液容量及渗透压。

6. 5% 碳酸氢钠溶液、11.2% 乳酸钠溶液　用于纠正代谢性酸中毒。

7. 0.9%～2% 氯化铵溶液　用于纠正代谢性碱中毒。

8. 20% 甘露醇、50% 葡萄糖溶液　用于利尿脱水。

9. 平衡盐溶液　平衡盐溶液的电解质含量和血浆内电解质含量相仿，用来治疗等渗性缺水比较理想。目前常用的平衡盐溶液有乳酸钠和复方氯化钠溶液（1.86% 乳酸钠溶液和复方氯化钠溶液之比为 1∶2），与碳酸氢钠和等渗盐水溶液（1.25% 碳酸氢钠溶液和等渗盐水之比为 1∶2）两种。

10. 氨基酸制剂　主要是提供蛋白质的营养成分，维持营养不良患者的正氮平衡。氨基酸种类很多，临床上应根据病人的实际情况选择不同种类的氨基酸。

11. 脂肪乳　由大豆油加入一定量卵磷脂乳化而成，输入后为机体提供热量和必需脂肪酸。临床常用制剂为 10%、20%、30% 脂肪乳。

12. 右旋糖酐　中分子量（平均 75000）右旋糖酐的渗透压较高，能在体内维持 6～12 小时，常用于低血容量性休克或输血准备阶段以代替血浆。低分子（平均 40000）右旋糖酐输入后在血中存留时间短，增加血容量的作用仅能维持 1.5 小时，且具有渗透性利尿作用。由于右旋糖酐有引起出血倾向的副作用，本身又不含凝血因子，故 24 小时用量不应超过 1500mL。

13. 明胶类代血浆　是由各种明胶与电解质组合的血浆代用品。含 4% 琥珀酰明胶的血浆代用品，其胶体渗透压可达 46.5mmHg，能有效地增加血浆容量，防止组织水肿，因此有利于静脉回流，并改善心搏输出量和外周组织灌注。又因其相对黏稠度与血浆相似，故有稀释血液、改善微循环并加快血液流速的效果。

（三）输液反应及预防

1. 发热反应　发热是常见的输液反应，常因输入致热物质（致热原、死菌、游离的菌体蛋白或药物成分不纯）、输液瓶清洁消毒不完善或再次污染；输入液体消毒不完全、保管不善变质；输液管表层附着硫化物等所致。主要表现为发冷、寒战、发热（轻者发热常在 38℃ 左右，严重者高热达 40～41℃），并伴有恶心、呕吐、头痛、脉搏增快、周身不适等症状。反应轻者可减慢输液速度，注意保暖（适当增加盖被或给热水袋）。重者须立即停止输液；高热者给予物理降温，必要时按医嘱给予抗过敏药物或激素治疗。

2. 心力衰竭、肺水肿　通常由于滴速过快，在短期内输入过多液体，使循环血容量急剧增加，心脏负担过重所致。病人突然感到胸闷、气短、咳泡沫样血性痰；严重时稀痰液可由口鼻涌出，肺部出现湿啰音，心率快。输液时滴速不宜过快，输入液体量不可过多。对心脏病患者、老年人和儿童尤须注意。当出现肺水肿症状时，应立即停止输液，让病人取端坐位，两腿下垂，以减少静脉回流，减轻心脏负担，给予患者高流量氧气吸入，给予平喘、强心和利尿剂等药物治疗。

3. 静脉炎　由于长期输注浓度较高、刺激性较强的药物，或静脉内放置刺激性强的塑料管时间过长，而引起局部静脉壁的化学炎症反应；也可因输液过程中无菌操作不严格引起局部静脉感染。静脉炎患者可沿静脉走向出现条索状红线，局部组织红、肿、灼热、疼痛，有时伴有畏寒、发热等全身症状。输液时应严格执行无菌操作，对血管有刺激性的药物，如红霉素、氢化可的松等，应充分稀释后应用，并防止药物溢出血管外。同时要经常更换注射部位，以保护静脉。出现静脉炎症状后应抬高患肢并制动，局部热湿敷护理。

4. 空气栓塞　由于输液管内空气未排尽，导管连接不紧，有漏缝；加压输液、输血无人在旁看守，均有发生气栓的危险。进入静脉的空气，首先被带到右心房，再进入右心室。如空气量少，则被右心室压入肺动脉，并分散到肺小动脉内，最后到毛细血管，因而损害较少。如空气量大，则空气在右心室内将阻塞动脉入口，使血液不能进入肺内进行气体交换，引起严重缺氧，而导致病人死亡。空气栓塞时病人感觉胸部异常不适、濒死感，随即出现呼吸困难、严重发绀，心电图可表现为心肌缺血和急性肺心病的改变。输液时必须排尽空气，如需加压输液时，护士应严密观察，不得离开病人，以防液体走空。症状发生后迅速将患者置于头低脚高卧位，使气栓浮向右心室尖部，避免阻塞肺动脉口，立即吸入高浓度氧，并监测生命体征和神志情况，直至平稳。

第三节　危重创伤病人的监护

通过使用先进、精密的医疗监护设备和监护器械对危重创伤病人进行连续、动态的监护有助于深入了解伤员的病理变化，使临床医生能够及时进行有针对性的治疗。只有在合理地应用监护的同时，才能及时准确地治疗创伤急症，以达到治疗疾病、挽救生命的目的。对伤员监测，应对全身多个重要脏器进行监测，对疾病的发展变化和诊断、治疗有着极大的帮助。临床上常用的监测手段较多，本节主要介绍临床上比较重要的血流动力学监测、呼吸功能监测、肾功能监测等。这些都是重症医学科医护人员必须熟练掌握的基本技能。

一、血流动力学监测

（一）心率（非损伤性）

正常成人安静时心率为 60 ~ 100 次 / 分，小儿心率较快，老年人心率较慢，心率的监测可通过心电图和脉搏搏动而得到，也可在监测仪屏幕上显示数字，在重症医学科，心率的获得主要是依据心电监测仪，设置心率报警的上、下限后，心率如果超过了设置的上、下限数值监测仪就能够及时自动报警。

心率和心排血量有着相当重要的关系，一般情况下，心率加快，心排血量也增加，但当心率达到 160 次 / 分以上时，由于心室舒张期缩短，心室充盈不足，使每搏输出量减少，而使心排血量减少。心率缓慢时（心率 < 50 次 / 分），虽充盈时间增加，每搏输出量增加，但由于心率过慢，同样会造成心输出量减少。

（二）血压（非损伤性）

血压是生命体征的最重要指标之一，它反映了有效循环血量及心功能情况，为早期诊断休克及早期抢救治疗提供了重要的依据。血压的变化程度直接反映休克的程度，一般收缩压在 80 ~ 90mmHg 时为轻度休克；在 60 ~ 70mmHg 时为中度休克；在 60mmHg 以下时为重度休克。

（三）中心静脉压（损伤性）

1. 中心静脉压监测的临床意义　中心静脉压是指胸腔内上、下腔静脉的压力。中心静脉压主要反映右心室前负荷和有效循环血容量。中心静脉压正常值为 8 ~ 12cmH$_2$O。中心静脉压小于 5cmH$_2$O 时则表示右心房充盈不佳或有效血容量不足；中心静脉压大于 15cmH$_2$O 时则提示心功能不全、肺循环阻力过高或静脉收缩过度；超过 20cmH$_2$O 表示充血性心力衰竭。临床上持续监测比单次监测更具有指导意义。

2. 中心静脉压监测的适应证

（1）各类大型手术，尤其是颅脑、心血管、胸部手术。

（2）各种休克患者，严重缺水、失血和血容量不足患者。

（3）心力衰竭患者。

（4）大量静脉输血、输液患者或需要静脉高能量营养治疗的患者。

3. 中心静脉压监测的注意事项　①严格执行无菌操作；②要确保监测导管准确插入上、下腔静脉和右心房无误；③确保导管无扭曲、导管内无凝血和空气；④使用玻璃管零点应置于第 4 肋间和右心房水平；⑤注意观察穿刺时有无损伤血管造成严重出血或局部血肿；⑥注意预防中心静脉置管后感染。

（四）肺动脉压监测

1. 肺动脉压测定（损伤性）的操作　肺动脉压测定是选用漂浮导管，通常从右侧颈内静脉进入，最后将漂浮导管送入肺动脉，由此可间接监测左心功能。

2.肺动脉压测定的适应证

（1）危重病人出现成人呼吸窘迫综合征（ARDS）时可引发左心衰竭，最佳的诊断方法就是测定肺动脉压。

（2）低血容量休克患者应用扩容治疗时，监测肺动脉压可估计左心前负荷，指导正确合理的治疗。

（3）对各类大手术病人和高危病人，或有循环功能不稳定的患者施行肺动脉压监测，可有效预防和减少循环衰竭并指导治疗。

（4）可监测、诊断、治疗急性心肌梗死。

（5）可区分心源性和非心源性肺水肿。

3.肺动脉压测定的注意事项　肺动脉压测定操作应注意：①导管顶端应位于左心房同一水平的肺动脉第一节分支；②呼吸对肺动脉压有影响，应在呼气终末测定肺动脉压；③注意预防心律失常的发生；④注意防止血栓形成和各部位的栓塞；⑤注意导管的扭曲、气囊的破裂及感染的发生。

（五）心输出量

1.心输出量测定（损伤性）的意义　心输出量是反映心泵功能的主要指标，通过心输出量的测定及计算心血管各项参数，并绘制心功能曲线图来判断心脏功能与前、后负荷的关系，有助于心力衰竭和低排综合征的正确诊断、治疗和预后评估。

2.心输出量测定操作　通常采用温度稀释法测定：将2～10℃冷生理盐水作为指示剂从漂浮导管注入右心房，随血流进入肺动脉，由温度探头和导管端部热敏电阻分别测出指示剂在右心房和肺动脉的温差及传导时间，经心输出量计算机描记出时间、温度曲线面积，按公式自动计算出心输出量，并显示记录的数字及波形。

3.心输出量测定的研究进展　近年来由于多导程记录仪的发展，可同步描记阻抗波（或微分波）心尖部心音图、心电图标准Ⅱ导程以推算出心输出量。

（六）脉搏血氧饱和度监测

1.监测意义　能连续动态地观察机体氧合情况，及时评价血氧饱和度情况，了解机体氧合功能，及时发现低氧血症，为临床抢救提供重要依据，提高了安全性。

2.脉搏血氧饱和度监测的注意事项

（1）心脏骤停时无法监测。

（2）寒冷刺激、交感兴奋或应用血管收缩药物而引起强烈的血管收缩时，脉搏容积会显著降低，数值不准确或不显示。

（3）血氧饱和度仪是以动脉血流搏动的光吸收率为依据，而静脉血流的光吸收也有搏动成分，也可影响准确监测结果。

（4）贫血、血液中的色素成分、深色指甲油、低温等均可影响脉搏血氧饱和度监测的精确性。

（七）血微循环观察（无损伤性）

临床中可通过对指甲、舌、唇、皮肤、结膜的观察，了解休克的阶段与程度，尤其是对甲床毛细血管的充盈时间及血流速度判断，血流经过一个管袢所需的时间正常为≤1秒；2～5秒者为稍慢；6 秒以上者为慢，提示毛细血管区缺血或瘀血。

二、呼吸功能监测

（一）呼吸运动的观察

1. 呼吸频率的改变 成人静息状态下呼吸频率是 16～20 次 / 分，呼吸与脉搏的比值为 1：4，儿童呼吸较成人更快，随着年龄增长，呼吸的频率逐渐减慢。

（1）呼吸过快 呼吸频率超过 20 次 / 分称为呼吸过快。常见于发热、疼痛、甲亢、贫血和心力衰竭等，当体温上调时，呼吸频率就会有不同程度的增加，一般体温每升高 1℃，呼吸频率大约增加 4 次 / 分。

（2）呼吸过缓 呼吸频率低于 12 次 / 分称为呼吸过缓，常见于麻醉剂或镇静剂过量和颅内压升高等。

2. 呼吸深度的改变

（1）呼吸浅快 见于呼吸肌麻痹、胸膜炎、肺炎、胸腔积液、气胸、严重腹水等。

（2）呼吸深快 见于剧烈运动、情绪激动、精神紧张等，并可出现过度通气现象，由于动脉血二氧化碳分压降低，引起呼吸性碱中毒。

（3）呼吸深慢 见于糖尿病酮症酸中毒、严重的代谢性酸中毒和尿毒症等，此种呼吸又称为库什摩呼吸（kussmaul's breath）。

3. 呼吸节律改变 呼吸节律改变多发生于中枢神经系统疾病和某些中毒，如颅内压增高、脑炎、脑膜炎、糖尿病酮症酸中毒、巴比妥中毒等。

（1）潮式呼吸 是由呼吸浅慢逐渐变为深快，再由深快逐渐变为浅慢，随后出现一段呼吸暂停以后，又开始初始一样变化的周期性呼吸。其呼吸周期可长达 2 分钟，暂停期可以持续 5～30 秒。

（2）间停呼吸 为一种有规律的呼吸几次后突然停止一段时间，又重新开始呼吸，即出现周而复始的间停呼吸。

以上两种病理性呼吸变化的机制是严重缺氧，二氧化碳潴留到一定程度时，刺激呼吸中枢，促进呼吸的恢复和加强；当潴留的二氧化碳呼出后，呼吸中枢失去刺激，兴奋性再次减弱，呼吸也随之减弱而至暂停。间停呼吸比潮式呼吸更加严重，预后不良，常发生在临终前。

（3）抑制性呼吸 为胸部剧烈疼痛引起的吸气相的突然中断，呼吸运动整体受到抑制的一种反应，表现为痛苦貌，呼吸浅而快，常见于胸部严重创伤及骨折、胸膜恶性肿瘤、急性胸膜炎等。

（4）叹气样呼吸 其表现为在一段时间内的正常呼吸节律中出现一次深大呼吸，并伴有叹息声，此多为功能性改变，见于精神过于紧张、神经衰弱或抑郁症等。

（二）呼吸功能测量

1. 肺容量的监测

（1）潮气量（TV） 先测定每分通气量，再用其除以呼气频率即得潮气量，潮气量须动态观察，然后依据血气分析结果确定潮气量是否合适，尤其是使用呼吸机时，测定量和呼吸频率更具有指导意义。临床上潮气量增大主要见于中枢神经性疾病或酸中毒所致的过度通气；潮气量减少主要见于间质性肺炎、肺淤血、肺纤维化等。

（2）肺活量（VC） 肺活量测定可分为一次和分次两种。一次肺活量即深吸气和补呼气一次性完成。而分次肺活量即深吸气和补呼气分次进行测定，然后将两者相加后取平均值即为分次肺活量。正常人两者应相等。肺活量可用呼吸监护仪、呼气流量表或肺活量计在床边测定，肺活量正常为（30～70mL/kg）±20%，肺活量小于15mL/kg者为有创机械通气或无创机械通气指征；肺活量大于15mL/kg者为撤离呼吸机的指征之一。临床意义：任何引起肺性损害和肺扩张受限制的疾病均可造成肺活量降低。临床上目前已使用肺功能仪直接测定肺活量，无须通过计算。

（3）肺通气量 肺通气量中进入肺泡并进行气体交换的部分称肺泡通气量或有效通气量。肺泡通气量减少越显著，呼吸越浅快，极有临床价值。

（4）功能残气量（FRC） 是指平静呼气后肺内所残留的气体量。肺活量降低是术后发生肺功能障碍的最常见原因，术后肺容量的改变主要是降低了功能残气量，在功能残气量严重降低情况下呼吸可导致低氧血症，如不能及时纠正，会发生肺萎陷和肺不张。

2. 肺通气功能测定 本测定主要是肺通气量的测定，即测定单位时间内进出肺内的气体量，能反映肺通气功能的动态变化情况。对临床治疗及正确使用呼吸机具有重要的指导意义。肺通气功能测定包括：①每分通气量（VE）：指在静息状态下，每分钟呼出或吸入的气量；②每分钟肺泡通气量（VA）：指在静止状态下，每分钟吸入的气量中能到达肺泡中并进行气体交换的有效通气量；③最大通气量（MVV）：指病人单位时间内尽力所能吸入或呼出的最大量；④用力肺活量（FVC）：指深吸气至肺总量后以最大力量、最快速度能呼出的全部气体量；⑤生理无效腔（VD）：即指解剖无效腔与肺泡无效腔之和。解剖无效腔指口、鼻、气管与细支气管这一段呼吸道，肺泡无效腔指一部分在肺泡中未能与血液发生气体交换的空间。

（三）动脉血气分析和酸碱监测

动脉血气分析能反映肺的通气与换气功能，有助于全面而精确地分析判断呼吸状态，评价使用呼吸机后的治疗效果。临床上测量动脉血中的动脉氧分压、动脉二氧化碳分压及pH值是观察肺通气功能最有意义的方法。动脉血气分析已成为危重创伤病人抢救过程中的常规监测手段。

1. 血液的酸碱度（pH值）

（1）正常参考值 正常值为7.35～7.45，平均pH值为7.40。

（2）临床意义 ①pH值小于7.35可诊断为失代偿性酸中毒（或失代偿性呼吸性酸中毒）或酸血症；②pH值大于7.45可诊断为失代偿性碱中毒（或失代偿性呼吸性碱中毒）或碱血症；③酸碱失衡时，如果pH值变化显著，则对机体代谢和内脏的功能均有明显影响。酸血症时pH值从7.4降至7.2时，病人会出现神志恍惚、嗜睡，心排血量可降低30%；当pH值降至7.0时，病人会出现昏迷，心排血量下降50%～60%，人体能耐受的最低pH值为6.9，最高pH值为7.7，pH值的抢救限度为6.8～7.8。

2. 动脉氧分压（PaO_2） 动脉氧分压是溶解于动脉血中氧产生的张力。

（1）正常参考值 80～100mmHg（10.7～13.3kPa），低于正常值为不同程度的低氧血症。

（2）临床意义 PaO_2在80～60mmHg（10.7～8.0kPa）时为轻度缺氧；PaO_2在60～40mmHg（8.0～5.3kPa）时为中度缺氧；PaO_2低于40mmHg（5.3kPa）时为重度缺氧，为诊断呼吸功能衰竭的重要指标之一。

3. 动脉二氧化碳分压（$PaCO_2$） 是指溶解于动脉血中二氧化碳所产生的张力。

（1）正常参考值 35～45mmHg（4.7～6.0kPa），平均值为40mmHg（5.33kPa）。

（2）临床意义 是反映肺的通气功能和呼吸性的酸碱平衡的重要指标。如果$PaCO_2$大于 45mmHg（6.0kPa）时为高碳酸血症，提示有通气不足和呼吸性酸中毒；如果 $PaCO_2$ 小于 35mmHg（4.7kPa）时为低碳酸血症，提示为呼吸性碱中毒；如果 $PaCO_2$ 大于 55mmHg（7.3kPa）则可诊断呼吸功能衰竭。

三、肾脏功能监测

肾脏在维持机体内环境稳定方面发挥着极为重要的作用，同时也是因病变而最容易造成损害而发生急性功能衰竭的器官，一旦并发肾衰竭，患者的死亡率明显增加，因此肾脏功能监测在临床工作中显得非常重要。

（一）尿量

尿量的变化是肾功能改变的最直接指标。临床上通常记录每小时及 24 小时尿量。

1. 多尿　尿量大于 2500mL/24h 者为多尿，若大于 4000mL/24h 者则为尿崩症。多尿可分为生理性多尿和病理性多尿，生理性多尿可由大量饮水及精神因素等引起；病理性多尿的病因常有尿崩症、慢性肾炎、糖尿病、急性肾功能衰竭多尿期、服用利尿剂等。

2. 少尿　当尿量少于 30mL/h 者，可反映肾血流灌注不足，间接提示血容量不足；尿量少于 400mL/24h 为少尿，提示肾功能有一定程度的损害；尿量少于 100mL/24h 者为无尿，是肾衰竭的基础诊断依据。

（二）血尿素氮（BUN）

尿素氮是体内蛋白质代谢的产物。在正常情况下，血中尿素氮主要是经肾脏滤过，随尿排出，当肾脏实质受到损害时，由于肾小球滤过功能降低，使血中尿素氮浓度升高，因此，测定血中尿素氮含量就可以判断肾小球的滤过功能。

1. 正常值　成人 3.2～7.1mmol/L，新生儿偏低，60 岁以上老人偏高，男性略高于女性。

2. 临床意义　肾功能轻度受损时尿素氮可无变化，当尿素氮高于正常值时，肾功能往往已有 60% 以上的损害。所以，尿素氮测定不是一种敏感的方法，但对尿毒症诊断具有特殊意义，其增高程度与病情的严重程度成正比。引起血尿素氮改变的因素有：

（1）肾脏本身疾病，如慢性肾小球肾炎等。

（2）肾前性或肾后性因素，如循环衰竭、脱水、尿路结石、前列腺疾病、肿瘤等。

（3）上消化道出血、大面积烧伤、某些急性传染疾病等。

（三）血肌酐（Cr）

1. 正常值　50～110μmol/L。

2. 临床意义　血肌酐是肌肉的代谢产物，由肾小球滤过排出体外，血中肌酐浓度的升高反映了肾小球滤过功能减退。各种类型的肾功能不全，血肌酐都会明显增高；而妊娠妇女蛋白质合成增加，肌肉萎缩性病变者肌肉代谢减少，均可引起血肌酐减少。

（四）肾浓缩稀释功能

1. 正常值　昼夜尿量之比为（3～4）:1；夜间的 12 小时尿量应小于 750mL，最高尿比重与最低尿比重之差应大于 0.009。

2. 临床意义　夜尿量超过 750mL 者称夜尿增多，常提示肾功能不全，夜尿比重或日间最高尿比重小于 1.020 者，最高尿比重与最低尿比重之差小于 0.009 者，均提示肾浓缩功能不全；尿比重可固定在 1.010 左右者（等张尿），提示肾功能损害严重，多见于肾动脉硬化、慢性肾炎、高血压病晚期等。

（五）内生肌酐清除率（CCr）

肾脏在单位时间内把若干容积血浆中内生肌酐全部清除出去，称为内生肌酐清除率。

1. 正常值　80 ～ 120mL/min。

2. 临床意义　肾脏的内生肌酐清除率是判断肾小球滤过功能的最简便而有效的方法之一，其能够较早地反映肾小球功能，是反映肾小球损害的敏感指标。临床上常用内生肌酐清除率来代替肾小球滤过率，进而判断肾脏的损伤程度，用来指导临床用药和治疗。

扫一扫，查阅本章数字资源，含PPT、音视频、图片等

第一节　心脏按压术

心脏按压术，是指有节律而有效地按压心脏，用人工的方法来代替心脏的自主收缩，从而达到维持血液循环的目的。胸外心脏按压术是一种比较简单的心脏复苏方法，近年来受到国内外学者的广泛注意。这种急救方法能给停止跳动的心脏施压，借外力使其收缩，排出血液。压力解除后，心脏舒张，使血液又重新充盈心脏，从而暂时建立有效的循环，为心脏自主节律的恢复创造条件。

一、胸外心脏按压术

（一）适应证

胸外心脏按压术适应于各种原因所造成的循环骤停，包括心搏骤停、心室纤维性颤动及心搏极弱。

（二）操作方法

1. 患者仰卧在硬板床上，若为弹性软床应加垫木板。

2. 术者站于患者一侧，以手掌根部放在患者胸骨中下 1/3 交界处，另一手重叠压在该手的手背部，两臂伸直，依靠术者身体的重量向脊柱方向有节律的按压。

3. 按压时用力要适度，并略带冲击性。每次下压使胸骨下陷5cm后再放松胸骨（儿童胸骨下陷2～3cm，婴儿1～2cm），便于心脏舒张，但手掌仍与患者胸壁保持接触。待胸骨恢复到原来位置后再次下压，如此反复进行（图 3-1）。

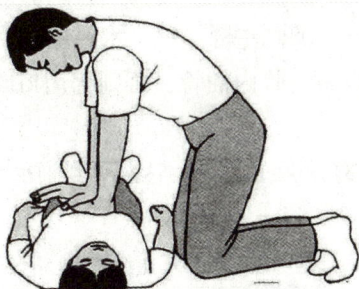

图 3-1　胸外心脏按压术

4. 按压频率为每分钟 100 次，同时应与人工呼吸配合进行。对于成人，无论单人或双人按压与通气的比例均为 30∶2；对于儿童及婴儿，单人按压与通气的比例为 30∶2，双人按压与通气的比例为 15∶2。

（三）注意事项

1. 挤压力量要合适，切勿过猛，以免造成肋骨骨折、肝破裂，用力过小则达不到抢救目的。
2. 挤压与放松时间应大致相等。
3. 在自动心搏未恢复前，如必须暂停心脏按压，时间越短越好，切勿超过 10 ～ 15 秒。

（四）心脏按压有效的指征

1. 颈动脉或股动脉能摸到搏动。
2. 颜面、口唇及皮肤色泽转红润。
3. 瞳孔缩小，角膜湿润。
4. 自主呼吸恢复。

二、胸内（开胸）心脏按压术

胸内心脏按压术，也称为开胸心脏按压术或直接心脏按压，是一种特殊的复苏方法，可为脑和心脏提供接近正常的血流灌注。

（一）适应证

1. 胸外心脏按压无效且复苏时间已经超过 10 分钟。
2. 引起心脏骤停的疾病本身需要手术，如心包填塞、心脏外伤、心房黏液瘤导致心内梗阻、心室壁瘤、大块肺动脉栓塞，以及需要迅速心脏复温（如冻伤）等。
3. 严重脊柱胸廓畸形，如严重脊柱弯曲、鸡胸、全肺切除术后的心脏移位等，不能行胸外心脏按压。
4. 肥胖体质，胸外除颤无效。
5. 胸部外伤性心搏骤停患者，包括多处肋骨骨折、气胸、血气胸等致心搏骤停是开胸心脏按压的唯一绝对适应证。
6. 胸主动脉破裂需要立即进行体外循环患者。
7. 心搏骤停发生于已行开胸手术者。
8. 造成病情恶化与心脏停搏的穿透性腹部创伤。

（二）操作方法

1. 患者仰卧位，头部放低 5°～ 10°，左臂外展，术者站在伤员左侧。在消毒操作（紧急时也可不消毒）及胸部切开的同时，应做气管内插管，否则仍用口吹气法维持人工呼吸，以保证氧气的供给。
2. 沿左侧第四肋间隙，前起胸骨旁 1cm，后达腋中线作一弧形切口，分层切开肋间肌和胸膜，经肋间隙进入胸腔。
3. 操作时用右手伸入胸腔，推开肺脏，显露心包后将心脏握于手中，以每分钟 60 ～ 80 次的速度做有节律的挤压与放松活动，亦可将右手放于左心室后方，将心脏向胸骨挤压。按压时不要使心脏扭转，不要按压心房，避免损伤冠状动脉。

4.心跳恢复后，要完善止血，并使肺脏膨胀，然后关闭胸腔，做胸腔闭式引流。48小时后，如肺膨胀良好，即可拔除胸腔引流管。

上述操作方法为单手压向胸骨法。除此之外，还有单手按压法和双手按压法。三种方法中单手压向胸骨法是常用术式，而且循环效应最佳，因为此法左右心室着力面积较大，受力均匀，两心室等量排空血液，几乎不发生心脏转位，静脉血回流通畅，可减少医源性心肌损伤。

（三）注意事项

1.按压频率视心脏的充盈程度而定，一般为60～80次/分，按压时间与放松时间的比例为1∶1。为促进心脏复跳，增强心肌张力，提高按压效果，可向左心室内注射0.1%肾上腺素0.3mg，必要时可重复注射。

2.在心脏按压过程中，如果发生心室纤颤，应继续按压，争取时间和条件进行除颤。

3.经按压心跳恢复跳动后，如收缩有力，即可停止按压，若收缩无力，可在心脏收缩期予以辅助性按压。

4.心脏复跳后，不要立即关胸，但需注意止血。至少观察半个小时，以便心脏再次发生停跳时及时进行心脏按压。

5.当心跳恢复并能维持满意的循环功能后，应完善止血，用生理盐水冲洗胸腔，并于左腋中线第8肋间隙处放置闭式引流管，然后方可关闭胸腔。

6.开胸心脏按压时，心肌血流量可达正常血流量的50%以上，脑血流量可达正常血流量的60%以上。

第二节　人工呼吸

人工呼吸是利用人工或机械的方法进行的一种被动呼吸，用于急救任何原因引起的突然呼吸停止的病人，使之供给足够的氧气，充分排出二氧化碳，直至自主呼吸恢复。人的心脏和大脑需要不断地供给氧气。如果中断供氧3～4分钟就会造成不可逆性损害。所以在某些意外事故中，如触电、溺水、脑血管和心血管意外，一旦发现心跳呼吸停止，首要的抢救措施就是迅速进行人工呼吸和胸外心脏按压，以保持有效通气和血液循环，保证重要脏器的氧气供应。人工呼吸有效指征是看到病人胸部起伏，呼气时听到或感到病人有气体逸出。人工呼吸的方法有多种，急救病人时应按当时所处的实际情况，因地制宜地选择一种最有效而简便、易行、持久的方法，但无论施行哪一种方法都必须注意保持呼吸道的顺畅，并远离危险的地方。

一、口对口人工呼吸法

患者仰卧位，在清除口腔内分泌物后，术者一手托起患者下颌，并使其头部后仰，另一手捏住患者鼻孔，术者先深吸气后，将嘴唇紧贴患者嘴唇形成一个密不透风的贴合，然后用力吹入，并确定患者的胸廓有起伏，之后术者头稍侧转，并立即放开捏鼻孔的手，让其借助胸廓及肺脏本身的弹性完成呼气，如此反复施行。成人每分钟10～12次，婴儿每分钟10～20次（图3-2）。术者吹气力量的大小，依患者的具体情况而定。一般以吹进气后，病人的胸廓稍微隆起为最合适。

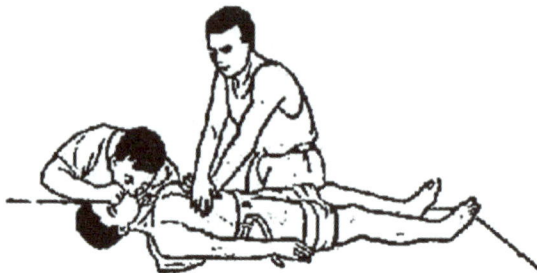

图 3-2 口对口人工呼吸法

二、口对鼻人工呼吸法

患者口腔有严重外伤或牙关紧闭时，可对其鼻孔吹气，即为口对鼻人工呼吸法。患者仰卧位，术者一手按于前额，使病人头部后仰，另一手提起下颌，并使口部闭住，术者深吸一口气，然后用口包住病人的鼻部，用力向病人鼻孔吹气。

三、加压人工呼吸法

1.口罩气囊法 由口罩、呼吸气囊、呼吸活瓣、衔接管等部分组成。使用时将口罩扣于患者口鼻之上，患者头后仰，术者托起患者的下颌，保持气道通畅，然后间歇而有规律地挤压呼吸气囊，即形成被动吸气和呼气。每分钟挤压呼吸气囊 12～16 次。

2.气管内插管法 使用时需先行气管内插管，然后连接上人工呼吸器进行人工呼吸，吸气和呼气的时间比例一般为 1：2，每分钟 12～16 次。气管导管留置时间不宜超过 48 小时，如需长期进行人工呼吸者，则以气管切开为宜。

四、俯卧位压背人工呼吸法

让病人取俯卧位，即胸腹贴地，腹部可微微垫高，头偏向一侧，两臂伸过头，一臂枕于头下，另一臂向外伸开，以使胸廓扩张。术者面向其头，两腿屈膝跪地于患者大腿两旁，把两手平放在其背部肩胛骨下角（大约相当于第七对肋骨处）位置，大拇指靠近肩胛骨下角，其余四指稍开微弯。术者俯身向前，慢慢用力向下压缩，用力的方向是向下、稍向前推压。当术者的肩膀与患者肩膀将成一直线时，不再用力。在这个向下、向前推压的过程中，即将肺内的空气压出，形成呼气。然后慢慢放松回身，使外界空气进入肺内，形成吸气。按上述动作，反复有节律地进行，每分钟 14～16 次。此法应用较普遍，但在人工呼吸中是一种较古老的方法。由于患者取俯卧位，舌头能略向外坠出，不会堵塞呼吸道，救护人员不必专门来处理舌头，节省了时间，能及早进行人工呼吸。气体交换量小于口对口吹气法，但抢救成功率高于仰卧压胸人工呼吸法。目前，在抢救触电、溺水患者时，现场还多用此法。但对于孕妇、胸背部有骨折者不宜采用此法。

五、仰卧压胸人工呼吸法

患者取仰卧位，背部可稍加垫，使胸部凸起。术者屈膝跪地于病人大腿两旁，把双手分别放于乳房下面（相当于第六、七对肋骨处），大拇指向内，靠近胸骨下端，其余四指向外。放于胸廓肋骨之上。向下稍向前压，其方向、力量、操作要领与俯卧位压背人工呼吸法相同。此法便于观察病人的表情，而且气体交换量也接近于正常的呼吸量。但最大的缺点是，伤员的舌头由于仰卧而后坠，阻碍空气的出入。所以做本法时要牵拉舌头。这种姿势，对于淹溺及胸部创伤、肋骨骨折伤员不宜使用。

六、仰卧举臂压胸人工呼吸法

患者仰卧位，腰背部垫一低枕，头偏一侧。术者跨跪于患者头之两侧，以两手握病人前臂上部尺侧，将臂上举至180°，待2秒后，再屈其两臂，并以其肘部于前侧方压迫两肋弓约2秒，按前述反复施行，每分钟14～16次。

以上人工呼吸法仅适用于短时间急救之用。时间长者，须行气管插管或气管切开及人工呼吸机维持呼吸。患者应置于空气流通的平地上或硬板上，衣服应松开，并注意保证呼吸道通畅。吹气应有足够的气量（800～1000mL），以使胸廓抬起，一般不超过1200mL。吹气过猛过大可造成咽部压超过食道开放压，从而使气体吹入胃内引起胃胀气。如遇牙关紧闭者，行口对鼻人工呼吸时为克服鼻腔阻力，吹气时用劲要大，时间要长。患者尚有微弱呼吸时，人工呼吸应注意与患者的自主呼吸同步进行。进行仰卧举臂压胸人工呼吸法、仰卧压胸人工呼吸法、俯卧位压背人工呼吸法操作时，术者姿势要正确，力量适中，频率14～16次/分为宜，节律均匀，且操作不可中断。

七、呼吸器常用的机械通气方法

人工呼吸器是抢救危重病人不可缺少的设备，它是用机械的方法维持和辅助病人呼吸的一种装置。目前，临床使用人工呼吸器比较普遍，常用于各种病因所致的呼吸停止或呼吸衰竭的抢救及麻醉期间呼吸管理。具体的机械通气方法如下：

1. 间歇正压呼吸 是最基本的通气方式。吸气时产生正压，将气体压入肺内，靠身体自身压力呼出气体。

2. 呼气平台 也叫吸气末正压呼吸，吸气末，呼气前，呼气阀继续关闭一段时间，再开放呼气，这段时间一般不超过呼吸周期的5%，能减少无效腔量/潮气量。

3. 呼气末正压通气 在间歇正压通气的前提下，使呼气末气道内保持一定压力，在治疗呼吸窘迫综合征、非心源性肺水肿、肺出血时起重要作用。

4. 间歇指令通气、同步间歇指令通气 属于辅助通气方式，呼吸机管道中有持续气流，若干次自主呼吸后给一次正压通气，保证每分钟通气量，间歇指令通气的呼吸频率成人一般小于10次/分，儿童为正常频率的1/2～1/10。

5. 呼气延迟 也叫滞后呼气。主要用于气道早期萎陷和慢性阻塞性肺疾患，如哮喘等，应用时间不宜太久。

6. 压力支持 自主呼吸基础上，提供一定的压力支持，使每次呼吸时压力均能达到预定峰压值。

7. 气道持续正压通气 除了调节气道持续正压通气旋钮外，一定要保证足够的流量，应使流量加大3～4倍。气道持续正压通气正常值一般为4～12cmH$_2$O，特殊情况下可达15cmH$_2$O（呼气压4cmH$_2$O）。

第三节 脑复苏

随着心肺复苏术的普及和提高，心跳、呼吸骤停的复苏率明显提高。但仍有相当数量的存活者并发神经系统损害，不能恢复正常生活，幸存者中约有 20% 遗留永久性脑损害，约 40% 意识不能恢复甚至死亡。在心脏骤停 4～6 分钟之后，可出现不可逆的脑部缺氧或缺血损伤。防治心跳停止后缺氧性脑损伤的工作被称为脑复苏。许多心脏骤停者经过抢救以后，可以恢复心搏呼吸，然而大脑的缺血或者缺氧的损伤是导致其死亡和致残的主要因素。在心肺复苏后存活的患者中，80% 的患者都经历了不同时间的昏迷，其中 40% 的患者进入了持续植物状态。

因此，脑复苏是创伤急救成败的关键。1961 年国际复苏研究委员会将心肺复苏（CPR）的概念扩展到心肺脑复苏（CPCR），从而将脑复苏提到与心肺复苏同等的地位。

一、脑循环生理与代谢特点

正常人脑的重量约为 1500g，占体重的 2%～3%，每分钟有 750～1000mL 富含氧与葡萄糖的血液流经脑循环，约占每分钟心搏量的 20%，这表明脑血液供应十分丰富，代谢极为旺盛。

脑组织耗氧量占全身耗氧量的 20%～30%，能源主要依赖于糖的有氧代谢，几乎无能源储备。维持正常人的脑功能需要持续地供应氧和葡萄糖，脑灰质组织血流量较白质高，以每分钟每克脑组织血流量计算，脑灰质约为 0.8mL，脑白质为 0.20～0.23mL。心搏骤停 10 秒内可发生意识消失，若阻断脑血流 6 秒神经元代谢受影响，阻断 2 分钟脑电活动消失，5 分钟后脑组织产生不可逆损伤。因此，足够的脑部血液供应对于保持正常的脑部功能极为重要。

二、脑复苏的方法

脑复苏的原则在于防止或缓解脑组织水肿。脱水、降温和肾上腺皮质激素是现在较为行之有效的防治急性脑水肿的措施。

（一）体位

脑复苏时应采取头部抬高 15°～30°的体位，以利于静脉回流，增加脑血供，减轻脑水肿。

（二）机械通气

脑复苏患者都应实施机械通气，其目的不仅在于保持病人氧合良好，还在于借轻度的过度通气（$PaCO_2$ 25～35mmHg）造成呼吸性碱中毒使脑血管收缩以减轻脑水肿的发展。

（三）脱水

脱水治疗应以减少血管外液和细胞内液为主。而血管内液不仅不应减少和浓缩，还应保持正常或高于正常值，并适当稀释。脱水应以增加排出量来完成，不应使入量低于代谢需要，否则得不偿失。脱水时应维持血浆胶体渗透浓度在 280～330mmol/L。

1. 渗透性利尿剂 其作用相对缓和且持久，可作为脱水治疗主药。临床常用的有 20% 甘露醇，每次 0.5～1.0g/kg，每日 4～6 次。

2. 袢利尿剂 这类药物利尿作用迅速，但其利尿作用主要是排钠，长期大量应用不利于电解质平衡，低钠时利尿效果不佳，常用于脱水治疗早期，或在其他利尿剂效果不显著时联合用药，如心搏停止超过 4 分钟以上的患者，在呼吸和循环恢复并稳定后可用呋塞米。渗透性利尿剂治疗效果欠佳，可联合应用呋塞米，并与渗透性利尿剂间隔给药。

3. 蛋白血浆制剂 其利尿作用缓和、持久，且有利于血浆胶体渗透压和血容量保持稳定，可缓解因脱水而使血容量紧缩的不利影响。常用的制剂有白蛋白、血浆等。

（四）低温治疗

国内大多数的试验使用的是表面降温，如冰毯、冰帽等，其缺点是中心温度下降比较缓慢。低温治疗的并发症包括免疫抑制导致的感染、低循环血容量、电解质紊乱、胰岛素抵抗、心律失常、凝血功能障碍等，多次的血检查、血培养、痰培养对防治低温疗法的并发症十分重要。

（五）高压氧的应用

高压氧能极大地提高血氧分压，从而有效改善脑组织的缺氧状态，增加组织氧储备、提高氧的弥散率和扩大弥散范围，促进脑血管的恢复和神经组织的修复。因此，心脏骤停的患者，由于循环呼吸停止时间过长等原因造成脑复苏困难，只要患者生命体征稳定，应该尽早应用高压氧治疗。此外，还有激素的使用、改善血液流变学等方法可以促进脑复苏。

三、脑复苏的转归

心脏骤停后的全脑缺血经上述治疗后，脑功能的恢复基本符合自尾端向上发展的规律，其恢复的顺序大致分为心跳 – 呼吸 – 对光反射 – 吞咽反射 – 角膜反射 – 咳嗽反射 – 痛觉反应 – 头部转动 – 四肢活动 – 听觉反应 – 意识恢复 – 视觉恢复。凡心跳恢复后，自主呼吸迟迟不出现，瞳孔持续扩大，肌肉无张力，对光反射、咳嗽反射均消失，循环依靠高浓度升压药维持，多提示预后不良。

根据脑受损的程度和心肺脑复苏的效果，脑复苏的最终结果根据 Glasgow–Pittsburgh 总体情况分级可分为 5 个等级：

Ⅰ级：脑及总体情况良好。清醒，健康，思维清晰，能从事日常工作和正常生活，可有轻度精神及神经障碍。

Ⅱ级：轻度脑和总体残疾。清醒，可自理生活，能在有保护的情况下参加工作，或伴有其他系统的中度功能残疾，不能参加竞争工作。

Ⅲ级：中度脑和总体残疾。清醒，但有脑功能障碍，依赖他人料理生活，轻者可行走，重者痴呆或瘫痪。

Ⅳ级：植物状态或大脑死亡。昏迷，自己不能移动，不能进食，大小便失禁，对指令不能思考，可自主睁眼但视物不能识别，发言无语言意义。具有上述表现，经各种治疗无效，病程超过 3 个月以上者，称为植物状态。

Ⅴ级：脑死亡指全脑功能的不可逆转的丧失。全脑包括所有的中枢神经系统和第一颈髓。全脑功能停止的表现：意识丧失；脑干反射消失；脑电活动停止；呼吸停止。

第四节　紧急气管插管术

气管插管，是指将特制的气管导管，通过口腔或鼻腔插入病人气管内。气管插管是抢救心跳呼吸骤停病人的一项重要措施。它便于清除呼吸道分泌物，维持气管通畅，减少气道阻力，有利于减少呼吸道解剖无效腔，保证有效通气量，为给氧加压人工呼吸及气管内给药提供了条件。气管插管的目的在于迅速恢复呼吸道的顺畅，消除其阻塞与窒息的威胁，抽吸下呼吸道分泌物和进行辅助呼吸。因此，各种原因引起的呼吸停止或呼吸衰竭，需要进行人工辅助呼吸的病人，均宜行气管插管术。气管插管术的方法主要有两种。

一、经口腔插管法

患者仰卧位，先用右手推病人前额，头部尽量后仰，并使口张开，此时经口、经咽和经喉的轴线重叠，并使声带充分暴露。术者右手拇指打开患者下唇及下颌齿，左手持喉镜伸入患者口腔，将舌体向左侧推开以显露悬雍垂。然后将弯形喉镜片顺舌背弯度插入以显露会厌，用喉镜片前端轻轻向上挑起会厌，显露声门（若为直喉镜片，其前端应挑起会厌软骨）。这时以右手将置有管芯的气管导管轻轻地插入声门，随后取出管芯，导管插入气管内的长度，成人一般以见不到套囊后再往前推进 1～2cm 即可（长约 5cm）；小儿插入长度以 2～3cm 为准。观察导管是否有气体进出，若无呼吸，接简易呼吸器做人工呼吸，观察胸廓有无起伏运动，听诊双肺有无呼吸音，以确定气管导管的位置是否恰当。退出喉镜放上牙垫，再以胶布将导管、牙垫一并固定于患者口旁。然后向气管导管的气囊内注入 5～10mL 空气，以保证气管无漏气现象。

二、经鼻腔插管法

患者仰卧位，头部后仰。术者先将 1% 的麻黄素溶液滴入患者鼻孔，促使黏膜血管收缩。因气管导管斜口均面向左侧，因而选左侧鼻前孔插管比较容易接近声门，插管时先将鼻翼外翻，再将气管导管由一侧鼻孔插入，与鼻纵线垂直，沿鼻底经总鼻道出鼻后孔，当导管到达鼻咽部时，借助喉镜及插管钳，依照经口腔插管的操作程序显露声门，再将导管在直视下插入气管内，也可用插管钳夹持导管尖端送入声门，再将导管推进 3～5cm 即可。然后用胶布将导管固定于患者面部。如有鼻腔阻塞、鼻甲肥大、鼻骨折及有鼻衄倾向者，不宜使用此法。

三、并发症及处理

（一）组织损伤

1. 放置通气道、气管插管操作和固定导管的过程中都有可能造成牙齿及呼吸黏膜的损伤，这种损伤多为操作力度较重所致。

2. 拔管后若发生咽喉疼痛或伴声音嘶哑，主要因咽喉部黏膜上皮细胞受损、声带充血水肿引起，一般无需特殊治疗，可以自愈。

3. 置入喉镜过深可致杓状软骨脱臼，由于声带运动障碍导致患者不能发声，应尽早予以关节复位。

4. 气管黏膜缺血、损伤多因充气套囊压力过高，导管留置时间过长及经常移动导管等引起，严重溃疡者日后可形成环形瘢痕，造成气管狭窄。现多采用高容量低压套囊导管，并注意对长时间留置导管者定时释放套囊压力，可予以有效预防。

（二）应激反应

插管操作可引起机体应激反应，诸如高血压、心动过缓、呛咳、心动过速和颅内压增高等。插管前充分给氧、完善表面麻醉、使用足量麻醉性镇痛药对减弱和消除应激反应有很好的预防作用。静脉注射钙通道阻滞药、扩血管药或 β - 受体阻断药可明显缓解插管引起的心血管反应。

（三）急性呼吸道梗阻

麻醉时呼吸道梗阻多见于以下几种情况：

1. 麻醉前未预知插管困难　诱导后发生插管困难，且无法维持气道通畅，则可导致急性上呼吸道梗阻。避免方法为麻醉前准确预测插管困难程度，并做好充分准备。

2. 喉痉挛　喉痉挛也可造成不同程度上呼吸道梗阻。治疗措施主要包括通气供氧、纠正病因、加深麻醉、采用轻度呼气末正压，必要时使用小剂量琥珀胆碱解痉。

3. 支气管痉挛　支气管痉挛可导致下呼吸道梗阻，原因主要有：患者原有气道高敏反应；应用某些麻醉药物如吗啡类、硫喷妥钠、泮库溴铵、阿曲库铵、β-受体阻滞剂；浅麻醉下插管；反流误吸等。对有慢性呼吸道炎症史或有哮喘史者，抗感染治疗和雾化吸入、适当应用支气管扩张剂和激素治疗以改善肺功能，可起到预防作用。治疗措施包括消除诱因，保证氧供、使用支气管解痉剂，如经气管喷雾、静脉注射氨茶碱，给予皮质激素等。

第五节　环甲膜穿刺术

环甲膜穿刺术是临床上对有呼吸道梗阻、严重呼吸困难的患者采用的急救方法之一。环甲膜穿刺术具有快捷、有效、操作简单等优势，为气管切开术赢得了宝贵的时间，是现场急救的重要组成部分。

环甲膜位于甲状软骨和环状软骨之间，前无坚硬遮挡组织（仅有柔软的甲状腺通过），后通气管，它仅为一层薄膜，周围无要害部位，因此利于穿刺。寻找环甲膜时，患者应取低头位，然后沿喉结最突出处向下轻轻摸，在 2 ~ 3cm 处有一如黄豆大小的凹陷，此处即为环甲膜位置所在。

一、适应证

1. 急性上呼吸道梗阻。

2. 喉源性呼吸困难（如白喉、喉头水肿）等。

3. 头面部严重外伤。

4. 气管插管有禁忌或因病情而需快速开放气道。

二、环甲膜穿刺术操作方法

1. 如果病情允许，患者应尽量取仰卧位，肩背部垫枕，头后仰。不能耐受上述体位者，可取半卧位。

2. 颈中线甲状软骨下缘与环状软骨弓上缘之间凹陷处即为环甲膜穿刺点。

3. 颈部皮肤消毒后，术者戴无菌手套，铺无菌巾，穿刺部位局部麻醉。紧急状况下可不消毒和麻醉。

4. 以左手固定穿刺部位皮肤，右手持 16 号穿刺针垂直刺入，注意勿用力过猛，穿刺针通过皮肤、皮下组织和环甲膜，出现落空感即表示穿刺成功。固定穿刺针，接注射器，回抽应有空气；或用棉花纤维在穿刺针尾测试，可见纤维随呼吸摆动。确定穿刺成功后，固定穿刺针。

5. 按照穿刺目的进行其他操作：①可经穿刺针接氧气管给患者输氧；②患者情况稳定后，尽早行普通气管切开。

6. 穿刺点用消毒干棉球压迫片刻，见图 3-3。

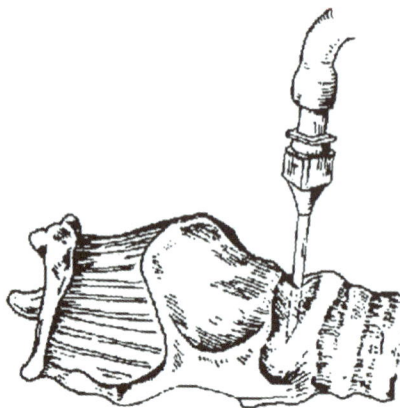

图 3-3 环甲膜穿刺术

三、注意事项

1. 穿刺深度：气管直径：男性是 12～15mm，女性是 10～13mm；皮肤至环甲膜内面黏膜的厚度为（4.0±0.5）mm。环甲膜穿刺时穿刺针透过皮肤 5mm 基本可达气管内。穿刺时进针不要过深，避免损伤喉后壁黏膜。

2. 针头拔出以前应防止喉部上下运动，否则容易损伤喉部的黏膜。

3. 避免损伤环状软骨，以免术后引起喉狭窄。

4. 作为一种应急措施，穿刺针不宜长时间留置（一般不超过 24 小时）。

5. 如遇血凝块或分泌物阻塞穿刺针头，可用注射器注入空气，或用少许生理盐水冲洗，以保证其通畅。

6. 该手术是一种急救措施，应争分夺秒，在尽可能短的时间内实施完成。

第六节 气管切开术

气管切开指的是开放气管前壁以便建立气道的手术方式。大多数接受气管切开的是经气管内插管控制气道、病情稳定的患者。当患者能够通过无阻塞的上部气道进行呼吸时这种手术方式通常是暂时性且可逆的治疗方法。由于医疗和机械通气的发展，气管切开术已经成为最为广泛开展的手术之一。

一、气管切开术适应证

1. 适用于各种原因造成的上呼吸道梗阻导致的呼吸困难，包括炎症、肿瘤、外伤、异物等引起的严重喉阻塞，呼吸困难较明显，而病因又不能很快解除，可考虑实施气管切开术。

2. 心肺复苏后期，长期昏迷不醒的植物人，严重肺部并发症，分泌物多而不易咳出或有发生窒息危险的患者。

3. 各种原因所致的下呼吸道阻塞导致呼吸困难如中枢性疾病、中毒昏迷、神经系统疾病（如重症肌无力）导致呼吸肌麻痹；严重衰竭或严重创伤、胸腹术后患者，由于咳嗽反射消失或因疼痛而不愿咳嗽，分泌物潴留于下呼吸道，妨碍肺泡气体交换，使血氧含量降低，二氧化碳浓度增高。气管切开后，可吸净分泌物，改善肺泡的气体交换。同时，这也有利于肺功能的恢复。不同类型的气管切开导管也为人工辅助通气提供了方便。

4.颈部外伤伴有咽喉或气管、颈段食管损伤者，损伤后立即出现呼吸困难者，应及时施行气管切开术；无明显呼吸困难者，应严密观察，仔细检查，做好气管切开的准备，一旦需要即行气管切开术。

5.其他手术的前置手术，如施行下颌、口腔、咽喉部大手术时，为防止血液、分泌物或呕吐物下咽，或术后局部组织肿胀阻碍呼吸，可先行气管切开术。

6.某些下呼吸道异物，在内镜下钳取未成功，估计再取有窒息危险，或无施行气管镜检查的设备，可考虑施行气管切开术加以去除。

7.其他治疗用途：麻醉给药、辅助呼吸、清除下呼吸道分泌物，提高雾化吸入的疗效。

二、手术步骤

1.用 1%～2% 的盐酸利多卡因局部浸润麻醉。在情况极端紧急时，可以不用麻醉。

2.患者仰卧位，头取过伸位，肩部稍垫高，保持颈部正中位，以利于暴露颈部气管。

3.常规颈部皮肤消毒、铺无菌巾。局麻后，术者站在患者右侧，并以左手拇指、中指夹持喉部甲状软骨，示指抵住甲状软骨切迹，自环状软骨下缘至胸骨上缘沿颈前做横切口（也可做纵切口），长 4～5cm。

4.沿颈前正中线分离皮下组织，暴露颈浅筋膜，纵向切开颈深筋膜后分离，并用拉钩将胸骨舌骨肌及胸骨甲状腺肌向两侧拉开，分离时严格中线内操作，随时触摸气管位置。若是甲状腺峡部不大，可将之向上牵引，露出气管环，如甲状腺峡部过宽，可用血管钳夹住峡部两侧，沿正中切开并结扎止血，这时气管就可以清楚地显露出来了。

5.分离第 3～4 气管环前筋膜，但不要分离过宽，以免引起纵隔气肿，先用注射器刺入气管环间隙，注入 1% 利多卡因数滴于气管内，以免气管切开后发生剧烈咳嗽。然后用镰状刀由下向上挑开软骨环，用弯血管钳将气管切口撑开，吸出血液及分泌物后，放入大小适当的气管套管，将管芯立即拔出。听诊两肺呼吸音，观察有无气流从气管套管中排出，确定套管在气管内。如全麻气管插管患者，气管切开置管成功后，拔出经口、鼻插管，放入大小适当的气管套管，将管芯立即拔出。向气管套管套囊充气，密封气道（图 3-4）。

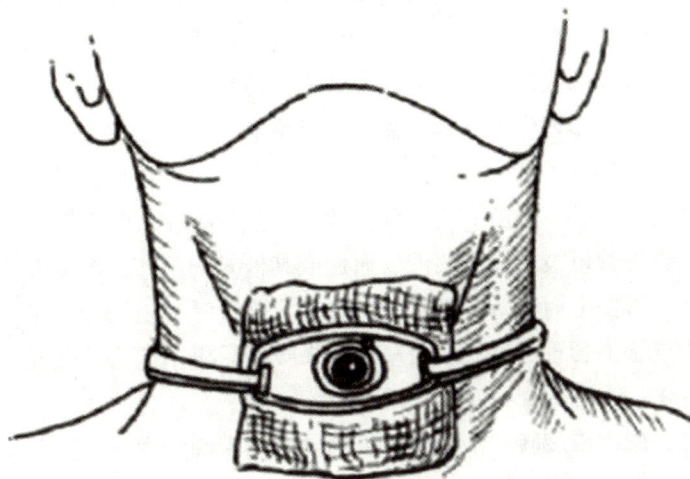

图 3-4　气管切开术

6. 伤口止血，缝合皮肤切口。如皮肤切口较长，可将切口上方缝合 1～2 针，套管下方切口不予缝合，以免发生皮下气肿，并便于伤口引流。放置开口纱布块，垫于套管周围，覆盖伤口。将气管套管系带缚于颈部固定。气管套管口以 1～2 层无菌湿纱布覆盖，或接呼吸机。

三、气管切开的优缺点

1. 优点　便于清除气道内的分泌物；减少呼吸道无效腔及阻力；解除上呼吸道梗阻；便于供氧、气道内给药和雾化吸入等局部治疗；便于长时间通气治疗。

2. 缺点　手术创伤和外观上的损害，与气管插管一样，失去了上呼吸道对空气的过滤、湿化和温化作用，易导致和加重下呼吸道和肺部的感染。由于患者不能用语言表达思想，易产生焦虑等心理障碍。

四、气管切开的并发症

1. 出血　术中大出血很少见，除非罕见的高位无名动脉受到损伤。前颈静脉或甲状腺峡部引起的少量出血可简单缝扎或用电凝止血。

2. 心跳呼吸停止　心跳呼吸停止是致命性并发症，原因可能是迷走神经反射，也可因不能迅速建立有效通畅的气道、张力性气胸、气管插管误插到软组织内等引起。

3. 气胸和纵隔气肿　成人气管切开术致气胸和纵隔气肿的发生率 ≤ 4%。儿童更常见，因为儿童胸膜顶常高于锁骨。引起气胸和纵隔气肿的原因可由于胸膜的直接损伤，空气经软组织界面进入胸腔和纵隔，或肺大疱破裂造成。术后应常规行胸部 X 线片检查。

五、术后并发症

1. 出血　局部少量出血可通过气管插管气囊充气和敷料包扎加以控制。而大出血一般为继发性的，其原因可能是：①伤口感染：使气管切开口周围组织甚至血管发生糜烂；②切口过低：造成右无名动脉暴露，容易损伤动脉；③套管选用不合适或旋转使气管壁受到损伤，影响大血管；④不正确的吸痰方法等。气道黏膜血管破裂出血，可用去甲肾上腺素加生理盐水滴入气道以利止血；无名动脉破裂出血必须立即手术分离并结扎出血的血管。

2. 伤口感染　气管切开是一个相对污染的清洁切口。因环境因素细菌会在伤口生长。由于伤口是开放性的，有利于引流，所以一般不需要预防性使用抗生素，通常只需局部治疗。只有当伤口周围出现蜂窝织炎或合并呼吸道感染时才需要抗生素治疗。

3. 皮下气肿　气肿部位多发生于颈部，偶可延及胸和头部。切口紧密缝合或者包扎者，正压通气或咳嗽可引起术后早期皮下气肿。因此，术后不要把伤口围绕插管紧密缝合，包扎伤口不要过紧，避免皮下气肿的发生。一般皮下气肿可在数天内自行吸收，但应拍胸部 X 线片排除气胸。

4. 管道阻塞　气管套管可被黏稠的痰液、血痂或其他异物阻塞，也可因套管移位至周围软组织中或由于开口顶在气管壁上而阻塞。阻塞时，患者可出现呼吸困难和发绀，气道阻力增高，吸痰管下入受阻，检查气管内套管可见痰痂阻塞。如果吸痰后仍不能有效通气，应立即更换气管套管。同时加强气道湿化，定时翻身、叩背，正确吸痰。

5. 气管插管移位、脱出或旋转　气管套管可因导管系带固定太松，患者躁动不合作，剧烈咳嗽或术后皮下气肿逐渐加重等原因致移位、脱出或旋转。应避免过早更换气管套管，因为多层浅筋膜、肌肉束及气管前筋膜彼此重叠，很容易使新形成的通道消失。术后 5～7 天窦道基本形成，此时更换气管插管是安全的。如果不能立即重新找到插管的通道，应马上经口腔行气管插管。

6.吞咽障碍　与气管切开有关的主要吞咽问题是误吸。机械因素和神经生理学因素都可以造成不正常吞咽。机械因素包括气管插管套囊压迫并阻塞食管，使食管的内容物溢入气道等。神经生理学因素包括喉的敏感性下降导致保护性反射消失；慢性上呼吸道气体分流引起喉关闭失调。减少误吸最主要的是加强术后护理。

7.气管狭窄　可发生在气管切开处、气囊处或气管插管的尖端附近。长期气管切开插管后，主要是高压套囊压迫气管壁引起气管黏膜缺血，导致黏膜溃疡糜烂，细菌于糜烂处生长繁殖，破坏气管软骨环，形成环形纤维瘢痕。高容低压气囊顺应性更好，大大减少了该气管并发症。使用时一般气囊内压力不应超过 25cmH$_2$O。定时监测套囊内压可明显降低气管狭窄的发生率。

8.肉芽肿形成　该并发症较常见。处理方法是把这些病灶切除或钳夹去除，然后电灼其基底部。

9.气管－食管瘘　气管切开术后气管食管瘘发生率小于1%。它可因手术不慎损伤气管后壁而引起，或因气管插管的局部刺激而造成。当发现气道分泌物突然增多，或在机械通气时胃肠充满空气应警惕这种并发症发生。

10.气管－皮肤瘘　永久性气管皮肤瘘多发生于长期留置气管插管的患者。其上皮组织向内生长，形成与气管黏膜相连的通道。切除上皮通道，创面肉芽组织生长，绝大多数瘘都能愈合。也可以作局部转移皮瓣，皮瓣的一层作为内衬，而另一层盖于外面。

11.气管－无名动脉瘘　气管－无名动脉瘘是一种罕见但却致命的并发症，其发病率小于1%。多数是由于插管直接压迫无名动脉所致。此并发症主要是由于气管切开部位低于第5气管软骨环，气管开口下移；或者由于无名动脉的位置过高。一旦形成，预后极差。

第七节　止血带的应用

止血带止血是用于四肢大出血急救时简单、有效的止血方法，它通过压迫血管阻断血行来达到止血目的。使用恰当可挽救病人的生命，但如果使用不当或使用时间过长，则可带来严重的并发症，以致肢体坏死、肾衰竭等并发症，甚至死亡。

一、适应证

四肢开放性损伤并伴大血管出血，局部加压包扎止血无效时，应立即使用止血带，暂时阻断血液循环，以便抢救和转运。

二、止血带的选择

充气止血带压力均匀，压力大小可以调节，是理想的止血带，但因不便携带，多在医院使用。在现场急救中主要使用橡皮止血带和布性止血带。橡皮止血带是一种特制的橡皮管，在现场可使用橡皮条、自行车内胎等替代。布性止血带是用绷带或布条制成的止血带。现场急救时可用毛巾、衣物撕成布条代替绷带。将布带缠绕肢体 1～2 圈后打结，圈内插入一小木棍（或随身携带的较结实的笔杆）绞紧，边绞边看出血情况，动脉出血刚刚止住即为松紧适度。然后将小木棍用布条固定。严禁使用电线、铁丝、细绳等过细而且无弹性物品充作止血带，这些物品不仅止血效果不理想，而且还会损伤皮肤，为日后的治疗和康复带来麻烦。

三、止血带放置部位

放置止血带的标准位置上肢为上臂上 1/3 处，下肢为大腿中部。上臂中、下 1/3 处禁止使用止血带，因为该处有桡神经从肱骨表面通过，止血带的压迫可造成桡神经损伤。

止血带不能直接绑在肢体上，准备上止血带的部位要有衬垫，如三角巾、毛巾、衣服等均可，用以保护皮肤。放置止血带前，应先将伤肢抬高，促使其中静脉血回流，从而减少血液丢失。

四、止血带的松紧

止血带的松紧应该以出血停止、远端不能摸到动脉脉搏为度。如果过松只能阻断静脉血回流而不能阻断动脉血，反而增加出血。

止血带压力的选择没有统一标准，一般根据病人的年龄、收缩压、止血带的宽度、肢体的大小而决定。成人上肢压力为收缩压加 50 ～ 75mmHg，下肢压力为收缩压加 100 ～ 150mmHg。儿童上肢压力在 30.4mmHg 以内，下肢压力在 45.6mmHg 以内。

五、放置止血带的时间

放置止血带的时间应尽可能短，一般不超过 1 小时。使用止血带的伤员应佩戴显著标记，尽快采取进一步的止血措施，及早撤去止血带，以免发生危险。

六、止血带的阶段性松放

松放止血带应该在有准备的条件下进行，超过上述时间而必须松放止血带者，先用无菌干纱布填塞压迫伤口，然后松放止血带，观察是否继续出血。如松放止血带改用加压包扎后伤口继续出血，可重新上止血带，但是止血带使用的总时间不能超过 3 小时。

若长时间留置止血带，肢体已坏死则不再定时松放止血带。因坏死的细胞会释放出钾离子、肌红蛋白和肽类等有毒物质。此时松放止血带，这些有毒物质将随静脉流入全身，产生中毒，导致心搏骤停而突然死亡。

第八节　清创术

清创术是用外科手术的方法，清除开放伤口内的异物，切除坏死、失活或严重污染的组织，缝合伤口，使之尽量减少污染甚至变成清洁伤口，达到一期愈合，以利于受伤部位的功能和形态的恢复。

一、清创术的作用和重要性

清创术的作用就是将一个充满异物、污物、挫灭失活组织的开放性损伤的创面，通过外科手术彻底清除开放性创口内存在的异物、污物、失活组织，使其变成接近于无菌的外科伤口，并能达到及时闭合伤口、争取获得一期愈合的目的。彻底清创是防止开放性损伤感染的根本手段。清创术是一种外科基本手术操作。伤口初期的处理，对伤口愈合、受伤部位组织功能和形态的恢复起决定性作用，应予以重视。能否做到彻底清创，与患者损伤时的环境、损伤程度、污染程度，以及损伤后距清创术的时间、清创术前的准备、手术者的清创方法等，都密切相关。

二、清创术的时限

开放性损伤宜争取在 6 ～ 8 小时内清创，但在污染不严重、伤后经过适当的药物及增强机体抵抗力的措施处理后，无明显感染的伤口可以延至 12 小时内清创。若 15 ～ 18 小时后再行清创术，感染率显著升高。若时间延误或损伤严重，有感染可能的创口，虽可行清创术但不应闭合创面，可以采用湿敷或凡士林纱布暂时包扎的办法，也可在简单清创基础上使用持续负压引流装置（VSD）处理创面。等待感染控制，肉芽初步形成后再进行二期的创面覆盖处理。

三、清创术的术前准备

（一）认真检查，明确诊断

做全身检查，无禁忌证再细微检查四肢的自主活动、皮肤感觉、末端血循环、动脉搏动情况；了解神经有否损伤、较大血管有否损伤；创口的部位、大小、深度，组织损伤的性质、程度及污染程度；做 X 线片检查，明确骨组织的损伤性质及类型。

（二）预防破伤风

术前应用破伤风抗毒素。

（三）备血

预估术前及术中的失血量以备血、输血。

（四）器械准备

根据伤情，准备相应的手术器械。如骨折者，备内固定器材；较大的血管断裂者，备血管吻合器械等。

（五）麻醉的选择

清创术应在手术室内按无菌手术要求进行。上肢清创，常用臂丛神经阻滞麻醉（简称臂丛麻醉）；下肢清创，用硬脊膜外腔阻滞麻醉（简称硬膜外麻）或腰段蛛网膜下腔阻滞麻醉（简称腰麻）。小儿或伤情复杂的多用全身麻醉（简称全麻）。

（六）体位

根据创口部位采用不同体位。以患者的创口向上或向侧方的体位为宜。

（七）止血带的应用

一般情况下，清创避免采用止血带，因为上止血带后，往往不易识别有活力与坏死的组织（特别是肌肉），影响清创的彻底性。但对创伤较重，出血较多的患者，在清创过程中为减少失血，可使用止血带，待止血后去掉止血带，再进行清创。

四、清创术的手术步骤与操作程序

（一）皮肤和创口的清洗与消毒

手术人员按常规洗手并戴手套，暂不穿手术衣给患者皮肤刷洗与消毒。

1. 伤口的处理 先用无菌纱布盖住创口，创伤处的沙土、油垢等物用乙醚或汽油擦拭后用清水或生理盐水冲洗干净，按备皮要求剃创口周围的毛发。

2. 伤口的冲洗 另换一块无菌纱布盖住创口，用软毛刷和肥皂液刷洗创口周围的皮肤，用无菌生理盐水冲洗干净，依次再刷洗两遍（共 3 次）。每次刷洗都要更换手套。刷洗的时间视创口污染轻重而定，但第一次刷洗不少于 10 分钟。刷洗范围以备皮范围为准。然后去掉覆盖创口的纱布。用大量无菌生理盐水冲洗创口时，要用无菌纱布轻轻地擦洗创口内的组织，清除凝血块、游离的肌肉、脂肪、碎屑异物等，直至骨折端。根据污染的情况，用 1/5000 高锰酸钾溶液或用 3% 过氧化氢冲洗创口深处，再用无菌盐水冲洗，擦干皮肤。

3. 伤口消毒 更换床单，手术人员脱去手套，手部消毒后穿消毒手术衣，戴无菌手套。创口周围皮肤的常规消毒，铺无菌巾及手术单，显露出手术野。

（二）扩大创口

为了更好地消除创口内的所有异物和坏死组织，必要时有次序地由浅及深地把创口扩大。在非关节部位，可以从创口的两端延长，最好沿肢体的纵轴方向延长。关节部位的创口延长应顺关节皮肤横纹延长后再继续向纵轴方向延长，避免将来疤痕挛缩影响关节活动。

（三）对损伤组织的处理

1. 皮肤的处理 创缘皮肤整齐（属刀伤或玻璃伤）没有明显挫灭则不必切除。创缘不整齐呈锯齿形，可用手术刀沿创口周围切除约 2 mm。但对手部的皮肤应当尽量少切除或不切除，以免因皮肤缺损过多而造成功能障碍。皮肤已成暗紫色，割之不出血，确实证明皮肤已经坏死，应该将皮肤切除至出血为止。皮肤大片撕脱，不可切除。如果整个皮肤血循环已严重损害，则将撕脱皮肤切下，修整为适厚皮片回植以覆盖在创面。

2. 筋膜的处理 筋膜已经挫灭坏死，可以切除。在延长创口的同时，也要延长筋膜切口。能显露深部组织，同时减压。

3. 肌肉的处理 坏死的肌肉组织应全部切除。凡肌肉颜色呈暗紫色，刺激不收缩（用镊子钳夹）或用刀切割不出血，都是坏死的肌肉，应予切除，切至出血的肌肉为止。坏死肌肉如不切除干净，将为破伤风梭菌、产气荚膜梭菌等繁殖提供条件。

4. 骨骼的处理 尚未清除的骨折面、骨表面或骨髓腔的污染物，可用咬骨钳咬除或用刮匙刮净，清除后再用大量生理盐水冲洗。穿出皮外的骨折端未经彻底处理不得还纳。除与软组织完全分离的小碎骨片应清除外，较大骨片虽与周围组织脱离但仍须保留，以免造成骨缺损。将骨折端复位，并根据骨折选用相应的内固定材料给予固定。

5. 肌腱的处理 如为锐器（刀伤或玻璃伤）所造成，创口污染轻，可将割断的肌腱按肌腱缝合法予以缝合。若污染严重，挤压破损和坏死的肌腱应完全切除，而健康的肌腱断裂暂不缝合，将其两端用丝线固定在周围软组织上，防止回缩，利于下次做二期缝合手术时寻找。手部损伤应按手外科要求处理。

6. 关节囊的处理　断裂的关节囊应该加强缝合。关节囊尽量保留，但损坏较为严重，行修补术确实困难，可考虑切除。如关节腔内污染较为严重或已有感染，关节囊不可缝合，最好放置持续灌注管进行术后持续灌注。

7. 血管神经的处理　中小血管损伤出血一般均结扎，但若结扎后影响远端组织血运，则应设法修补。对于断裂的神经，用锐利刀将挫灭断端切除少许后行对端吻合，若缺损较大或伤口污染严重不能吻合者，可将两断端以黑丝线适当固定，留作后期处理。

（四）创口的闭合

创口经过严格的去除异物及各种失去活力的组织，并分别作妥善的处理，如骨折已作内固定，肌腱已修补缝连，血管神经已吻合，便可根据伤口污染情况拟定缝合的时机及方式。

1. 筋膜的缝合　创口污染挫灭较严重者，深筋膜不予缝合，即使延长切口时所切开的深筋膜也不予缝合，而应该完全敞开。这样，软组织在术后有肿胀余地而起到减压目的，以免影响伤肢的血液循环。如果创口污染不严重，挫灭较轻，清创又彻底，筋膜可疏松缝合。

2. 皮肤的缝合　创口皮肤的缝合，从时间上可分为三类处理。

初期缝合：创口污染轻或较轻，软组织挫灭不甚重，在6～8小时内进行清创，创口张力也不大者，在清创和组织处理妥善后，即缝合皮肤，关闭创口，称初期缝合。如果创口条件适合初期缝合，但创口张力比较大，可以在创口的一侧作减张切口，创口张力减少，便可把创缘皮肤缝合。若创口张力仍大，可在创口的两侧都作减张切口，一般都可以缝合创口。减张切口不可离原创口太近，以免影响原创口与减张切口之间皮肤的血循环。创口缝合之后，减张切口可以进行植皮。

延期缝合：创口污染较重，软组织损伤面积较大，虽在6～8小时之内进行清创，仍应将创口敞开，创口内用消毒油纱布松松填塞，以达到引流的目的。创口两端延长的部分可缝合2～3针，但以不影响引流为原则。经过4～7日之后，创伤性炎症消退，创口无明显感染者，予以缝合，这称为延期缝合。缝合时，创口张力大，也可作减张切口。如果经过4～7日的观察，创口内仍有炎症存在，创口应该继续敞开进行换药处理，至2周以上创口炎症好转，再进行缝合。

二期缝合：创口污染严重，周围软组织挫灭面广，清创又超过10个小时，创口则应该完全敞开，用消毒油纱布填塞，待炎症消退、肉芽组织长满时才予以缝合，称为二期缝合。

（五）放置引流

引流是用引流条的一端插置于伤口内，以引导伤口内分泌物流出体外的一种局部性治疗方法。是预防和治疗创口感染和化脓病变的主要措施之一。引流是清创术中的一个重要环节。引流条一般常用如下几种：

胶片引流条：是一薄的橡皮片，可用废胶手套裁剪而成。

胶管引流条：卷烟粗细的胶管，把它插置创口内的一段剪若干个侧孔，亦可把胶管纵向剪开两半用。

烟卷状引流条：用薄橡胶膜松松卷着纱布条，形似卷烟条。亦有以半边胶管为中心做成的烟卷引流条。

油纱引流条：一般用药物油纱或凡士林油纱条作引流条。

负压引流管：一般是直径0.3～0.5cm的胶管，插置于创口内的一段剪若干侧孔，另一端在体外接连负压吸引器。

胶片引流条一般放在浅层，以皮下、筋膜层为主，适用于分泌物较少的创口。其余引流条多放在深层组织间，可用于分泌物较多的创面。负压引流属闭式引流，其体外有容器盛载分泌物，伤口能保持干洁，故日渐多用。创口经上述处理，在缝合前应根据创口的部位、大小和污染程度，选用适当的引流条插置创口内，然后缝合关闭创口。为避免引流物自行移动、脱落，可把引流条与出口处的皮肤做适当固定。

（六）术后处理

1. 固定　清创术后必须进行有效的外固定，以防止骨折断端移位，保证受伤组织得到休息，以利于血液循环，促进愈合。外固定常用石膏托或骨牵引。用管形石膏固定，为了方便观察创口和减少对受伤组织的压力，伤处的石膏必须开窗。如果用骨牵引，应考虑到肌肉损伤的程度，将牵引重量相应减少。术后一般不用小夹板固定，因其对周围组织的压迫，不利于血液循环和淋巴回流，影响患肢的修复。

2. 抬高患肢　术后将患肢抬高，有利于血液循环，减少肿胀。

3. 全身治疗　术后根据患者全身情况，进行必要的输血，补液并给予中西药物治疗，以促进炎症消退、预防感染。

4. 拔除引流条　引流条放置在患者体内，一般24～48小时拔除，负压引流管放置时间相对长些。如果创口感染严重，可推迟拔除引流的时间。

5. 观察创口及更换敷料　清创术后，创口分泌物渗出，凡外层敷料湿染，即予以更换。分泌物不多，术后第一天，更换敷料1次，以去除创口及敷料上的血迹。术后4～5天，更换敷料，观察创口情况，有否出现红、肿、热、痛的炎症表现，如炎症明显，应拆除部分缝线，并放置引流条，按感染创口处理。

第九节　静脉切开术与深静脉置管术

一、静脉切开术

病人有严重外伤、大面积烧伤、大出血、严重感染或伴有休克、脱水等紧急情况，为了迅速建立各种液体和抢救药物的输注通道，而静脉穿刺不成功或不能保证输液速度者，应立即行静脉切开术。

（一）切开静脉的选择

人体浅表静脉均可选择，常用大隐静脉；其次为小隐静脉、头静脉、肘正中静脉；如上述静脉仍不能保证输液，则可选腹股沟下缘做高位大隐静脉切开。

（二）手术步骤

手术步骤以内踝前大隐静脉切开为例。

1. 麻醉　患者仰卧位，术侧下肢外旋，静脉切开部位皮肤常规消毒，铺无菌洞巾，用利多卡因做局部麻醉。

2. 切口　在内踝前上方3cm处，横形切开皮肤，切口长2～2.5cm。

3. 扎线　用小弯止血钳分离皮下组织，将静脉挑出并在静脉下穿过细丝线2根，用1根先结扎静脉远侧端，暂不剪断丝线，留作安置导管时作牵引用。

4. 置管 牵引远侧丝线将静脉提起，用小剪刀在静脉壁上剪一"V"型切口，以无齿镊夹起切口上唇静脉壁，静脉切开后，将导管快速插入静脉腔，深约 5cm，结扎近侧丝线，并将导管缚牢。将备好的输液器接头与导管连接，观察液体输入是否畅通及有无外渗。

5. 缝合固定 剪去多余丝线，缝合皮肤切口。用 1 根皮肤缝线环绕导管结扎固定，以防滑脱。外用无菌敷料覆盖，胶布固定。

不再使用时，消毒，剪断结扎线，拔出导管，局部加压，覆盖纱布包扎，胶布固定。术后 7 天拆除皮肤缝线。

二、深静脉置管术

深静脉置管经常应用于各种抢救、各种重大手术，长时间输血、输液，长时间用药等情况。深静脉置管对于保证危重患者的抢救、治疗、监测具有非常重要的意义。

（一）插管途径

插管途径可选择锁骨下静脉、颈内静脉、颈外静脉、股静脉等。

（二）穿刺针及导管

1. 针内管 导管经穿刺针内腔插入。使用此类穿刺针时，一般先用细针穿刺确定静脉的位置和方向，再改用 5～8cm 长的大口径薄壁穿刺针（或用配套的深静脉插管针）按细针定位方向进针。穿刺成功后，即由针腔内插入相应粗细的导管入静脉。

2. 管内针 又称外套管穿刺针，套管尖端与穿刺针严密封固，从而保证了静脉刺破口大小与外套管的外径一致，穿刺部位漏血的机会减少。

（三）操作方法

操作方法以股静脉穿刺为例。

患者仰卧，将大腿外展与身体长轴成 45°，消毒、铺巾、局部麻醉。取腹股沟韧带下 2～3cm，股动脉内侧，进针点皮肤用尖刀戳一小口达皮下。将连接注射器的外套管穿刺针（一般 16～17cm 长）经皮肤小切口刺入与皮肤成 30°～45°，注射器保持适当负压，徐徐进针，当针尖进入静脉常有突破感，回抽血流通畅。继续进针 2～3mm 确保外套管进入静脉腔，固定内针，推进外套管。拔除内针，将外套管针座连接输液器。缝线固定针座。

第十节 胸膜腔穿刺术

胸膜腔穿刺术常用于检查胸膜腔积液的性质、抽液或抽气减压及通过穿刺胸膜腔内给药等。

一、操作方法

（一）穿刺部位与体位

1. 气胸病人多取半坐位穿刺，穿刺部位应选择在患侧胸前壁锁骨中线第 2 肋间隙。

2. 抽液嘱患者取坐位（面对椅背），两前臂置于椅背上，前额伏于前臂上。不能坐起者可取半坐位，患侧前臂上举抱于枕部。穿刺点选在胸部叩诊实音最明显部位进行，胸腔积液较多时一般选择肩胛线或腋后线第 7～8 肋间；有时也选择腋中线第 6～7 肋间或腋前线第 5 肋间为穿刺点。包裹性积液可结合 X 线片或超声波检查确定穿刺方向与深度，穿刺点用蘸有甲紫（龙胆紫）的棉签在皮肤上标记。

（二）消毒与麻醉

常规消毒皮肤，术者戴无菌手套，覆盖消毒洞巾。以 0.5% 利多卡因在下一肋骨上缘的穿刺点，自皮肤至胸膜壁层进行局部浸润麻醉。

二、注意事项

1. 穿刺前应向患者说明穿刺目的，以消除其顾虑。对精神紧张者，可于穿刺前 30 分钟给予地西泮 10mg，或可待因 0.03g 以镇静止痛。

2. 穿刺中应密切观察患者的反应，如有头晕、面色苍白、出汗、心悸、胸部压迫感或剧痛、晕厥等胸膜过敏反应，或出现连续性咳嗽、气短等现象时，应立即停止操作，并皮下注射 0.1% 肾上腺素 0.3～0.5mL，或进行其他对症处理。

3. 一次抽液不应过多、过快。诊断性抽液，抽取 50～100mL 即可；减压抽液，首次不超过 600mL，以后每次不超过 1000mL，以防一次大量迅速抽液后出现复张后肺水肿；如为脓胸，每次尽量抽尽。疑为化脓性感染时，助手用无菌试管留取标本，制备涂片行革兰染色镜检、细菌培养及药敏试验。检查瘤细胞时至少需 100mL 液体（提高阳性检出率），并应立即送检，以免细胞自溶。

4. 严格无菌操作，避免胸膜腔感染。

5. 穿刺时要防止空气进入胸腔，始终保持胸腔负压。

6. 应避免在第 9 肋间以下穿刺，以免穿透膈肌而损伤腹腔脏器。

7. 对于恶性胸腔积液，可注射抗肿瘤药或硬化剂诱发化学性胸膜炎，促进脏层与壁层胸膜粘连，闭合胸腔，防止胸液重新积聚。具体操作：于抽液 500～1200mL 后，先用利多卡因 150mg 加生理盐水 50mg 注入胸腔，然后将药物（如米诺环素 500mg）加生理盐水 20～30mL 稀释后注入，嘱患者卧床，并不断变换体位，使药物在胸腔内均匀涂布，24 小时后穿刺抽液。如用粗套管针穿刺安置胸液导管，则在排出适量胸液后注入上述药物，24 小时后接持续吸引装置，在 11～30mmHg 负压下持续吸引 24 小时，直至每天引流量＜150mL 为止。

第十一节　腹腔穿刺术

腹腔穿刺引流术常用于检查腹水的性质、释放腹水减轻腹腔内压力、腹腔内给药以达治疗目的等。

一、操作方法

（一）患者准备

穿刺前嘱患者排空尿液，以防穿刺时损伤膀胱。测量腹围、脉搏、血压，检查腹部体征，以观察病情变化。

（二）体位

嘱患者坐在靠背椅上，衰弱者可取坐位、平卧位或侧卧位等适当体位。

（三）选择穿刺点

1. 脐与左髂前上棘连线中外 1/3 交点（此处不易损伤腹壁动脉）。
2. 脐与耻骨联合连线中点上方 1.0cm，偏左或偏右 1.5cm 处（此处无重要器官且易愈合）。
3. 侧卧位，在脐水平线与腋前线或腋中线延长线相交处（此处常用于诊断性穿刺）。
4. 少量积液，尤其有包裹性分隔时，应在 B 超引导下定位穿刺。

（四）消毒与麻醉

常规消毒，术者戴无菌手套，盖消毒洞巾，自皮肤至壁腹膜以 0.5% 利多卡因局部浸润麻醉。

（五）穿刺与放液

术者左手固定穿刺部位皮肤，右手持针经麻醉处垂直刺入腹壁，待针锋抵抗感突然消失时，提示针尖已穿过壁腹膜，即可抽取腹水，并留样送检。诊断性穿刺，可直接用 20mL 或 50mL 注射器及适当针头进行。大量放液时，可用 8 号或 9 号针头，并于针座处接一橡皮管，助手用消毒血管钳固定针头，并夹持胶管，以输液夹子调整速度，将腹水引入容器中记录液体量并送检。

（六）加压固定

放液后拔出穿刺针，覆盖消毒纱布，以手指压迫数分钟，再用胶布固定。大量放液后，需要束以多头腹带，以防腹压骤降、内脏血管扩张引起血压下降或休克。

二、注意事项

1. 穿刺中应密切观察患者一般情况，如有头晕、心悸、恶心、气短、脉搏增快及面色苍白等，应立即停止操作，并做适当处理。
2. 放液不宜过快、过多，肝硬化患者一次放液不超过 3000mL，过多放液可诱发肝性脑病和电解质紊乱。但在维持大量静脉输入血清蛋白（40 ～ 60g/L 腹水）的基础上，也可大量放液，可于 1 ～ 2 小时内排出 4000 ～ 6000mL 腹水，甚至放尽。如为血性腹水，仅留取标本送检，不宜放液。
3. 放腹水时若流出不畅，可将穿刺针稍做移动或稍变换体位。
4. 穿刺后嘱患者仰卧，并使穿刺针孔位于上方以免腹水漏出。对腹水量较多者，为防止液体漏出，在穿刺时应注意勿使自皮肤到壁腹膜的针眼位于一条直线上，方法是当针尖通过皮肤到达皮下后，稍向周围移动一下穿刺针头，然后再向腹腔刺入。如仍有液体漏出，可用蝶形胶布或火棉胶粘贴。
5. 放液前后均应测量腹围、脉搏、血压，检查腹部体征。做诊断性穿刺时，应立即进行腹水常规、生化、细菌培养和脱落细胞等检查。

第十二节 膀胱穿刺术

膀胱穿刺术是尿潴留急症处理的常用方法。当导尿困难时，此方法是最简洁有效的方法。通过此方法，可以在短时间内解除病人的痛苦，为下一步检查、治疗争取时间。

一、操作方法

（一）体位

患者平卧位，双下肢伸直。

（二）消毒与麻醉

术者戴无菌手套，下腹部常规消毒，铺洞巾，取下腹正中线耻骨联合上缘约 2cm 为穿刺点，以 0.5% 利多卡因局部浸润麻醉。

（三）操作方法

术者左手固定皮肤，右手持连接 9 ~ 12 号针头的 50mL 注射器，自局麻点刺入皮肤，针尖向下向后，与腹壁成 45°刺入 3 ~ 4cm，即进入膀胱，然后用注射器抽吸有尿液后，再将针头刺入 1 ~ 2cm，固定，接导管进行引流。引流完成后，拔出针头，穿刺点用纱布覆盖。

二、注意事项

1. 穿刺时，应注意穿刺位置不要过高，以免刺入腹腔，引起不必要的损伤。

2. 穿刺点要尽量准确，防止反复穿刺，同时嘱病人尽量屏住呼吸，以防膀胱壁移动，被穿刺针划伤，引发出血和尿漏。

3. 腹壁太厚或膀胱偏离者，应在 X 线或 B 超引导下进行穿刺。

4. 腹膜炎及大量腹水患者一般不做此项操作。

扫一扫，查阅本章数字资源，含PPT、音视频、图片等

第一节　创伤性休克

创伤性休克是因为机体遭受剧烈的暴力打击，重要脏器损伤、严重出血等使有效循环血容量锐减，微循环灌注不足，以及创伤后剧烈疼痛与神经内分泌功能紊乱、恐惧等多种因素综合形成的机体代偿失调的综合征。

【病因病理】

创伤性休克的常见病因分为四类：交通事故伤；机器损伤；坠落伤；其他伤。严重创伤后，凡是能引起有效循环血量不足及心排出量减少的各种因素都能引起创伤性休克，最常见的有以下几方面原因。

1. 失血　创伤导致出血引起血流灌注不足，从而导致休克。正常成人总血量为4500 ～ 5000mL。引起休克的失血量因年龄、性别、健康状况和失血的速度不同而有所不同。一般一次突然失血量不超过总血量的15% 时，机体通过神经体液的调节，可代偿性地维持血压于正常范围。此时如能迅速有效止血、输液或输血等，可防止休克的发生。如失血量达到总血量的25% 时，由于大量失血，有效循环血量减少，微循环灌注不足，全身组织和器官的氧代谢障碍，即发生轻度休克。当失血量达到总血量的35% 时，即为中度休克。当失血量达到总血量的45%时，为重度休克。

2. 神经内分泌功能紊乱　严重创伤后产生的疼痛、恐惧等将对中枢神经产生不良刺激，当这些刺激强烈而持续时，可扩散到皮质下中枢而影响神经内分泌功能，导致反射性血管舒缩功能紊乱和末梢循环障碍而发生休克。

3. 组织破坏　严重的挤压伤可导致局部组织缺血和组织细胞坏死。其中某些活性物质可破坏血管的通透性和舒缩功能，使血浆大量渗入组织间隙中，造成有效循环量进一步下降，导致休克的发生。

4. 细菌毒素作用　由于创伤继发严重感染，细菌产生大量的内、外毒素，这些毒素进入血液循环，造成小动脉和毛细血管循环障碍，有效循环血量减少，动脉压下降，导致中毒性休克产生。

【临床表现与诊断】

1. 临床表现

（1）一般临床表现　创伤早期失血，机体代偿功能尚好，病人神志清楚，偶有紧张、烦躁和焦虑，随着休克的加重，进入失代偿期，病人脑组织供血逐渐较少，缺氧加重，表现为表情淡漠，意识模糊，甚至昏迷。

（2）脉搏　休克初期，脉搏加快，随着病情的进展，脉搏迅速出现不齐，休克晚期脉搏细弱缓慢，甚至难以摸到。

（3）尿量减少　尿量是表明肾脏血流灌注流量的一个重要指标。如每小时尿量少于 30mL，说明肾脏灌注流量不足。开始时尿的颜色加深，呈咖啡色，严重时发生少尿（＜400mL/d 或 17mL/h），甚至无尿（＜100mL/d），最后出现肾功能衰竭。

（4）血压与脉压差　收缩压＜11.9Kpa（90mmHg），脉压差＜2.66Kpa（20mmHg），是休克存在的依据。

2. 检查

（1）一般检查　包括神志、表情、面色、肢端颜色、汗液、呼吸情况、心脏情况及损伤局部情况等。

（2）测定血压、脉率及计算脉压　因休克时收缩压的降低比舒张压明显，故脉压变小（脉压＝收缩压－舒张压）。

（3）估计失血量　创伤性休克，对失血量的了解非常重要，因为掌握了失血量，便可判断出休克的程度。

（4）实验室检查　①血红蛋白及血细胞比容测定，两项指标升高，常提示血液浓缩，血容量不足；②尿常规、尿比重和酸碱度测定可反映肾脏功能情况；③电解质测定可发现钾钠及其他电解质丢失情况，由于细胞损伤累及胞膜，可出现高钾低钠血症；④血小板计数、凝血酶原时间和纤维蛋白原含量测定，如三项全部异常则说明休克可能已进入 DIC 阶段；⑤血儿茶酚胺和乳酸浓度测定，休克时其浓度均可升高，指标越高，预后越不佳；⑥中心静脉压正常值为 6～12cmH$_2$O，休克时常偏低；⑦血气分析：呈代谢性酸中毒改变。

（5）心电图　休克时常因心肌缺氧而导致心律失常，严重缺氧时可出现局灶性心肌梗死，常表现为 QRS 波群异常、ST 段降低和 T 波倒置。

【治疗】

创伤性休克与损伤部位、损伤程度和出血量密切相关，急诊时必须根据伤情迅速得出判断。对严重创伤并发休克的急救复苏原则是：①尽早去除引起休克的原因；②尽快恢复有效循环血量和纠正微循环障碍，将前负荷调整至最佳水平；③止痛：剧烈疼痛可引起休克，必要时可应用止痛镇静药；④增进心脏功能：⑤纠正体液电解质和酸碱度的紊乱，恢复人体的正常代谢。

1. 积极抢救生命　对严重创伤的院前急救，其救护的步骤是止血、包扎、固定和正确的搬运。重点是保证呼吸道通畅，早期予以吸氧，必要时行气管插管和气管切开。外出血要立即止血，最大限度地限制患者活动，做好伤肢外固定，对外出血以压迫包扎为主；内出血在急救现场则很难确诊，需在大量输血输液的同时，明确诊断，积极准备手术探查止血。注意保温，及早建立有效静脉通路，积极补充与恢复血容量，防治低血容量性休克。

2. 消除病因　找出创伤性休克的原发病因，积极地进行有针对性的治疗，可确保抗休克治疗成功。导致创伤性休克最主要的原因是活动性大出血及其并发的神经、循环、内分泌和代谢等生理功能的紊乱，首要任务是进行有效的止血。

3. 恢复有效循环血量和纠正微循环障碍　创伤性休克，尤其有大出血者液体复苏是一个非常必要的手段，早期、快速、足量扩容是成功抢救休克的关键。原则上要求液体的电解质浓度与正常血浆相似；渗透压及渗透量与全血相似；且能以最少的液量达到最大的扩容和最佳的带氧为原则，早期液体复苏晶体液优于胶体液。

（1）静脉输液通道的建立　至少建立两条以上的静脉通道，以便快速大量输液。

（2）输液的晶胶比例　在血源困难条件下，晶：胶比例为 4：1，但应将血红蛋白维持在 50 ～ 60g/L（5 ～ 6g/dL），红细胞比容保持在 0.20 ～ 0.25。有条件时，晶胶之比为 2：1 或 1.5：1，严重大出血时可以为 1：1 的比例。休克恢复后血红蛋白可以保持在 110 ～ 130g/L（11 ～ 13g/dL），红细胞比容为 0.35 ～ 0.45，有利于多脏器功能障碍的恢复。

（3）复苏液体的选择　①晶体液：常用的有平衡盐液、生理盐水及高渗氯化钠溶液；②胶体溶液：常用的有全血、血浆、人体白蛋白、右旋糖酐及羟乙基淀粉等。

（4）补液的速度和液量的指标　指标要根据患者的实际情况结合测定中心静脉压进行观察比较准确。

4. 血管活性药物的应用　血管活性药物能直接改变血管状态而影响血管阻力，从而改变血压，进而改善与恢复组织器官的血液灌注。

（1）血管扩张剂　主要作用为解除小血管痉挛，改善组织灌注与缺氧状况，使休克好转。临床上常用的血管扩张剂有三类：①第一类为 α 受体阻滞药，如酚妥拉明、酚苄明等；②第二类为 β 受体兴奋剂，如异丙肾上腺素、多巴胺等；③第三类为抗胆碱能药物，如阿托品、山莨菪碱等。

（2）血管收缩剂　具有收缩周围血管、增加外周阻力而升高血压作用。常用的药物主要有去甲肾上腺素、甲氧明（美速克新命）、间羟胺（阿拉明）等。

（3）强心药　包括多巴胺和多巴酚丁胺等，其他还有强心苷，如毛花苷丙（西地兰），可增强心肌收缩力，减慢心率。

总之，血管收缩药可升高血压，保证心、脑血液供应，但又限制了组织灌流。血管舒张药可使血管扩张，血流进入组织较多，又可引起血压下降，影响心、脑血流供应，两者各有利弊，因此要正确处理血压与组织灌流的关系，针对休克的发展过程，灵活应用。

5. 防治体液酸碱失衡和电解质的紊乱　创伤后，由于组织损伤，脏器和胃肠功能、肾功能的损害以及医源性因素，可造成各种类型的体液酸碱失衡和电解质的紊乱，这是严重创伤患者较为常见的并发症，常可危及伤员生命。治疗上，应积极治疗原发病，补充血容量与调整机体生理功能，及时纠正体液酸碱失衡和电解质的紊乱。

6. 治疗 DIC，改善微循环　DIC 的主要治疗措施如下。

（1）治疗基础疾病及去除诱因。

（2）抗凝治疗：一般认为，DIC 的抗凝治疗应在处理基础疾病的前提下，与凝血因子补充同步进行。临床上常用的抗凝药物为肝素，主要包括普通肝素和低分子量肝素。

（3）替代治疗：可以运用新鲜冷冻血浆等血液制品、血小板悬液、FⅧ及凝血酶原复合物。

（4）其他治疗：支持对症治疗、纤溶抑制药物治疗、糖皮质激素治疗。

7. 皮质类固醇药物的应用　皮质类固醇药物可阻断 α 受体兴奋作用，使血管扩张，降低外周血管阻力，改善微循环；保护细胞内溶酶体，防止溶酶体破裂；增强心肌收缩力，增加心排出量；增进线粒体功能和防止白细胞凝集；促进糖异生，使乳酸转化为葡萄糖，减轻酸中毒。一般主张大剂量静脉滴注，一次滴完。

8. 使用抗生素 正确使用抗生素，避免继发感染。

9. 其他治疗

（1）给氧 足量的通气及充分的血氧饱和度是抢救低血容量休克伤员的关键辅助措施之一。伤员在缺血的基础上再加上低氧血症或高碳酸血症，势必增加休克复苏的难度。

（2）利尿 大量输液后，如 24 小时尿量在 1000mL 以下，少于输液量 1/10 者，休克一经纠正，应及时利尿。如果血压高达 140/90mmHg 以上，则应紧急利尿。因强力利尿可能使血压下降，故利尿时应注意监测血压。

（3）三磷酸腺苷（ATP）的应用 ATP 减少是休克时导致线粒体功能减低、免疫系统抑制的主要原因，通常外源给予 ATP 难以通过细胞膜，休克时细胞膜通透性亢进，给予 ATP 和 $MgCl_2$，可被摄入肝细胞内，使休克患者存活率升高。

（4）葡萄糖 休克晚期血糖值明显下降，严重休克伤员静注高渗葡萄糖，可明显改善心脏功能。将葡萄糖和胰岛素及氯化钾联合应用（GIK 液），可增强葡萄糖的氧化作用，起到保护细胞膜、促进细胞功能恢复的作用，亦可促进血压上升，有利于休克的纠正。

（5）调整体位 如有颅脑损伤或胸部伤，可用平卧位；如心肺功能不好，可采取"V"型姿势，即头部和躯干抬高 20°～ 30°，下肢抬高 15°～ 20°，利于下肢静脉回流和改善呼吸。

（6）抗休克裤的应用 抗休克裤（AST）是近十几年来抢救创伤失血性休克的一个新进展，挽救了不少的严重低血容量休克的伤员。

第二节 应激性溃疡

应激性溃疡是机体遭受严重创伤、危重疾病，以及严重心理障碍等应激状况时发生的急性胃和十二指肠黏膜糜烂、溃疡，甚至出血和穿孔等。重症合并出血的患者死亡率高达 80%，为全身性重症疾患引起的常见消化道急症。

【病因病理】

应激性溃疡的发生原因主要有：

1. 严重创伤 使机体处于应激状态的创伤有严重外伤、大面积烧伤、颅内疾病、脑外伤、大的外科及骨科手术后等。

2. 长时间低血压 如休克、慢性肾功能衰竭、多器官衰竭等。

3. 药物使用 如抗癌药物和类固醇激素治疗后，长时间服用阿司匹林、吲哚美辛等。

4. 其他因素 如中枢神经系统兴奋性增高、幽门螺杆菌感染、胆盐的作用、胃酸、缺血及胃黏膜屏障的破坏等。

应激性溃疡一般是由创伤因素引起胃肠道防御功能降低，导致胃肠道黏膜损伤，引起溃疡，其中绝大多数都是胃溃疡。其重要病理生理过程主要包括胃酸分泌过多和胃黏膜屏障功能破坏两方面。

【临床表现与诊断】

1. 临床表现 主要临床表现为出血和休克。本病不严重时无上腹痛和其他胃部症状，常被忽视，明显的症状是呕血和排柏油样便；大出血可导致休克；反复出血可导致贫血。胃十二指肠发生穿孔时即有腹部压痛、肌紧张等腹膜炎表现。应激性溃疡病情越重，发病率越高，一旦发病，死亡率较高。

2. 诊断

（1）应激史：有严重外伤、烧伤、大手术或严重疾病应考虑本病。

（2）原发病后。

（3）一周内发生消化道出血或出现急性绞痛和腹膜炎症状等。

（4）内镜检查有糜烂、溃疡等病变。

3. 辅助检查

（1）实验室检查　血常规检查：血红蛋白下降，血细胞比容下降，大便隐血试验阳性。

（2）其他辅助检查　①胃镜检查：有特殊重要性，早期在胃的近段黏膜上可见多数散在的苍白斑点，24～36 小时后即可见多发性浅表红色的糜烂点，以后即可出现溃疡，甚至呈黑色，有的表现为活动性出血。②选择性动脉造影：确定出血的部位及范围，且可经导管注入药物止血。

【治疗】

首先是处理原发病，其次是维持胃内 pH 在 4.0 以上。包括以下措施：

1. 纠正全身情况迅速补液、输血、恢复和维持足够的血容量。

2. 控制感染。

3. 避免服用对胃有刺激的药物：如阿司匹林、激素、维生素 C 等。

4. 静脉应用止血药：如立止血、氨甲苯酸（PAMBA）、维生素 K_1、垂体后叶素等。另外还可静脉给奥美拉唑、法莫替丁等抑制胃酸分泌药物。

5. 局部处理：放置胃管引流及冲洗或胃管内注入奥美拉唑、凝血酶等药物。可行冰生理盐水或苏打水洗胃，洗胃至胃液清亮后为止。

6. 内镜的应用：胃镜下止血，可采用电凝、激光凝固止血，以及胃镜下的局部用药等。

7. 介入治疗：可选择性用动脉血管造影、栓塞、注入血管收缩药，如加压素等。

8. 对于应激性溃疡发生大出血时，由于患者全身情况差，不能耐受手术，加以术后再出血发生率高所以一般先用内科治疗，无效时才考虑外科治疗。

9. 应激性溃疡的预防：应激性溃疡的预防相对于出现并发症之后的治疗更加重要，应做到：①处理原发疾病；②胃肠道的监护；③询问溃疡病史；④筛查重点高危人群；⑤药物应用及营养支持。

第三节　脂肪栓塞综合征

脂肪栓塞综合征是指以创伤、骨折为主的各种原因导致脂肪滴进入血液循环，因较大的脂肪滴阻塞小血管，而引起以肺部病变为主的一系列病理生理改变和临床表现。表现为呼吸困难、进行性低氧血症、意识障碍和皮下及内脏瘀血为主要特征的一组症候群。此综合征多发于长骨骨折，尤其是多段股骨干骨折和骨折行髓内针固定术后，也可发生于行人工关节置换术的患者，其发生率约占长管状骨骨折的 1%。

【病因病理】

创伤、骨折是脂肪栓塞综合征最常见的病因。且其最多见于长骨骨折，同时也好发于骨科手术及普通外科手术中，也偶见于一些内科疾病、高空飞行、胸外心脏按压等。脂肪栓塞综合征多见于成人，儿童的发生率很低，其原因可能与儿童的骨髓腔内造血组织相对占优势，而脂肪组织较少有关。脂肪栓塞综合征的发病机制至今未完全明确，目前主要有两个观点。

1. 机械阻塞理论　骨折后，骨髓内脂肪滴释出，由于骨折局部血肿形成，或骨科手术操作如髓内针固定造成髓腔内压力增加，使脂肪滴由破裂的骨髓血管窦状隙或静脉进入血液循环，脂肪滴进入血流和创伤后机体的应激反应，使血液流变学发生改变，如血小板、红细胞、白细胞和血脂质颗粒，均可聚集在脂肪滴表面。脂肪栓子从静脉进入右心腔，再达肺，直径大于 20μm 的脂滴栓子引起肺动脉分支、小动脉或毛细血管的栓塞；直径小于 20μm 的脂滴栓子经肺静脉至左心进入体循环。引起全身多器官的栓塞，最常栓塞脑血管，引起脑水肿和血管周围点状出血。脂肪栓塞的后果取决于栓塞部位及脂滴数量的多少。少量脂滴入血，可被吞噬细胞吞噬吸收，或由血中脂酶分解清除，无不良后果。若大量脂滴（9 ～ 20g）短期内进入肺循环，使 75% 的肺循环面积受阻时，可引起窒息和急性右心衰竭而死亡。

2. 生化理论　创伤骨折后，机体应激反应通过交感神经 – 体液效应，释放大量儿茶酚胺，儿茶酚胺有促使大量的外周脂肪入血和活化脂酶的双重作用，甘油三酯在脂酶作用下发生水解，产生甘油及游离脂肪酸，游离脂肪酸可以增加肺泡壁毛细血管的通透性，而致肺间质水肿、肺泡出血、肺炎。破坏肺泡表面活性物质的活性，使肺泡表面张力遭到损害，肺部的扩张受到影响，影响血气交换，使血氧分压明显下降，导致肺不张。

脂肪栓塞综合征的发生与创伤的严重程度有一定关系。创伤骨折越严重，脂肪栓塞发生率愈高，症状也愈严重。甚至可以栓塞全身各脏器，但肺、脑、肾栓塞在临床上较为常见。

【临床表现与诊断】

1. 临床表现

（1）暴发型　其特点是创伤后短时间内出现脑部症状，迅速发生昏迷，通常在数小时内死亡，多死于呼吸衰竭、急性右心衰竭。创伤后发生脂肪栓塞综合征的潜伏期很短，某些病例可能在入院时即已因脂肪栓塞而发生神志不清或昏迷。此类型的死亡率甚高，仅有少数病例生前得到确诊，多数在尸检时才能进行诊断。

（2）临床型　即有典型的脂肪栓塞综合征的表现。一般在伤后有 1 ～ 2 天的潜伏期，可无任何症状。此后便会出现一系列的症状，包括严重脑部症状，特别是谵妄、昏睡甚至昏迷，有时还伴随其他神经系统症状和体征。呼吸系统症状为低氧血症，有呼吸困难或呼吸次数增加，以及咳嗽、咳痰等症。体温迅速上升，心动过速及腋部、上胸部或黏膜下有出血斑点。

（3）亚临床型　即无明显的临床症状，仅有脂肪栓塞综合征的部分症状，多为发热、心动过速及皮肤出血点。症状一般较轻微，大多数可自愈，少数病情进展，此型临床最多见。此类患者因缺乏明显症状，容易被忽视。按其症状表现又有以下四种情况：①无呼吸系统症状者，脑部症状较轻微，主要有发热、心动过速及皮肤出血点。②有呼吸系统症状而无脑及神经系统症状者，临床主要表现为呼吸困难、低氧血症、发热、心动过速及皮肤出血点。③无明显脑及呼吸系统症状者，主要表现为皮下出血点、发热及心动过速。④无皮肤黏膜出血点者，主要表现为发热、心动过速，脑症状及呼吸困难或有或无。

2. 诊断　因患者可以有不同程度的临床表现，而实验室及影像学检查不具有特异性的指标及征象，因此至今尚无统一的诊断标准。现多采用 Gurd 诊断标准进行临床诊断。

（1）主要诊断标准　①呼吸系统症状和肺部 X 线片出现多变的进行性肺部阴影改变，典型的肺部 X 线片可见"暴风雪状"阴影（非胸部损伤引起），见图 4-1；②点状出血常见于头、颈及上胸等皮肤和黏膜部位；③神志不清或昏迷（非颅脑损伤引起）。

（2）次要诊断标准　①血氧分压下降，低于 8kPa 以下（60mmHg 以下）；②血红蛋白下降，低于 100g/L 以下。

（3）参考标准　①心动过速，脉率快（120 次 / 分以上）；②发热或高热（38 ～ 40℃）；③血小板减少；④尿、血中有脂肪滴；⑤血沉增快（大于 70mm/h）；⑥血清脂酶增加；⑦血中游离脂肪酸增加。

在上述标准中，有主要标准两项以上，或主要标准仅有 1 项，而次要标准、参考标准有 4 项以上时，可确定脂肪栓塞的临床诊断。无主要标准项目，只有次要标准 1 项及参考标准 4 项以上者，疑为隐性脂肪栓塞。

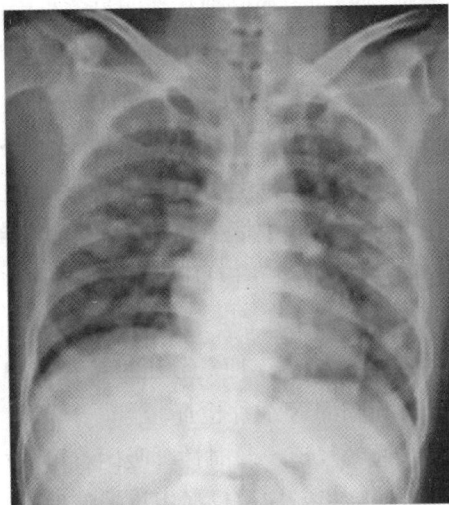

图 4-1　脂肪栓塞综合征肺部 X 线片

注：患者均有不同程度的两肺野广泛分布斑片状模糊影，呈"暴风雪样"改变，两肺门影增浓增大。

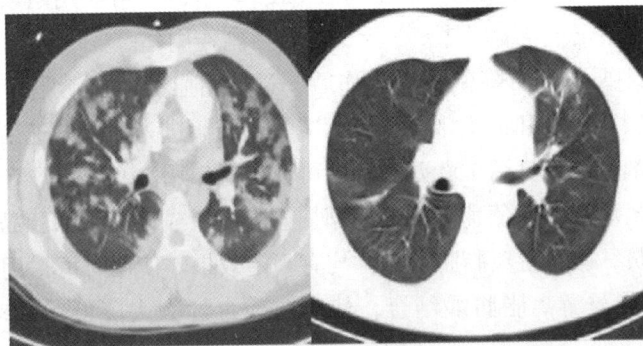

图 4-2　脂肪栓塞综合征治疗前后胸部 CT 对比

注：左：患者治疗前胸部 CT 图像：两肺弥漫性分布斑片状阴影。右：患者治疗 10 天后胸部 CT 图像：两肺弥漫性斑片状阴影明显吸收，仅残留少量小片状影。

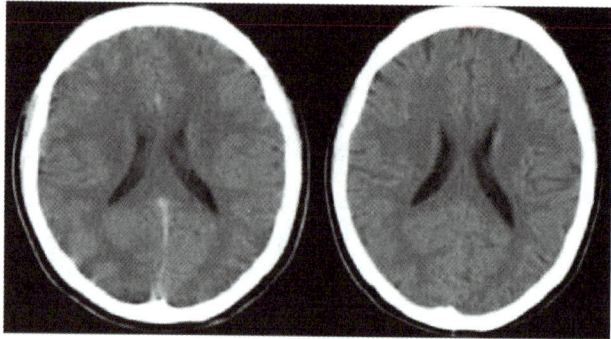

图 4-3 脂肪栓塞综合征治疗前后头颅 CT 对比

注：左：患者治疗前头颅 CT 图像：脑组织灰白质境界不清，脑沟变浅，脑回模糊，全脑呈肿胀表现；

右：患者治疗 10 天后头颅 CT 图像：提示大脑灰白质境界清楚，脑回脑沟形态正常。

【治疗】

脂肪栓塞综合征轻者有自然痊愈倾向，而肺部病变明显的患者经呼吸系统支持疗法绝大多数可以治愈。对暴发型，病情危笃，若不及时采取有力措施，则死亡率较高。到目前为止，尚无一种药物可以直接溶解脂肪，消除脂栓，因此均应以症状治疗为主。主要措施是对重要脏器（肺、脑）的保护，纠正缺氧和酸中毒，防止出现各种并发症。以往治疗由于把重点放在血中脂肪酶活动和红细胞积聚等问题上，对其病理生理基础上引起的一系列病理变化缺少针对措施，因而疗效不够理想。近年来主张把治疗重点放在肺和中枢神经方面，尤其把纠正低氧血症、支持呼吸功能作为重点，效果较以前好。治疗前后影像学检查对比见图 4-2、图 4-3。

1. 呼吸支持疗法

（1）部分症候群　可以鼻管或面罩给氧，使氧分压维持在 9.33 ～ 10.67kPa 以上即可，创伤后 3 ～ 5 天以内应定期行血气分析和胸部 X 线片检查。

（2）典型症候群　应迅速建立通畅气道，暂时性呼吸困难可先行气管内插管，病程长者应行气管切开。进行性呼吸困难、低氧血症患者应尽早择用机械辅助通气。

2. 药物疗法

（1）激素　主要作用在于降低毛细血管通透性，减轻肺间质水肿，稳定肺泡表面活性物质。因此在有效的呼吸支持下血氧分压仍不能维持在 8kPa 以上时，可应用激素。一般采用大剂量氢化可的松，每日 1.0 ～ 1.5g，连续用 2 ～ 3 天，停药后副作用小。

（2）抑肽酶　其主要作用可降低骨折创伤后一过性脂血症，防治脂栓对毛细血管的毒副作用。抑制骨折血肿内激肽释放和组织蛋白分解，减慢脂肪滴进入血流的速度，并可对抗血管内高凝和纤溶活动。治疗剂量，每日用 100 万 KIU，可获良好作用。

（3）高渗葡萄糖　单纯高渗葡萄糖或葡萄糖加氨基酸，或葡萄糖加胰岛素，对降低儿茶酚胺的分泌，减少体脂动员，缓解游离脂肪酸毒性均有一定效果。使用时可采用常规用量。

（4）白蛋白　它能与游离脂肪酸结合，使脂肪酸毒性大大降低，故对肺脂栓有良好治疗作用。

（5）其他药物　肝素、低分子右旋糖酐、氯贝丁酯等的应用尚无定论，应用时必须严密观察。

（6）抗生素　选用正确抗生素，按常规用量，预防感染。

3. 辅助治疗

（1）脑缺氧的预防 为保护脑功能，减少脑组织和全身耗氧量，降低颅内压，防止高温反应等，应给予头部降温或进行冬眠疗法。更重要的是纠正低氧血症。

（2）骨折的治疗 需根据骨折的类型和患者的一般情况而定，对严重患者可做临时外固定，对病情许可者可早期行内固定。

第四节 血栓栓塞性疾病

血栓栓塞性疾病是指各种内在或外在因素导致动、静脉血管内血栓形成，从而导致组织、器官功能受到损害的一类疾病。在创伤病人中，静脉血栓栓塞症（venous thromboembolism，VTE）是血栓栓塞性疾病中引起病人发病和死亡最主要的并发症，其包括深静脉血栓形成（deep venous thrombosis，DVT）和肺血栓栓塞症（pulmonary thromboembolism，PTE）。

【病因病理】

血栓的形成与脱落是 VTE 的主要病因。活体血管内血液成分形成固体凝块的过程称为血栓形成，其形成的固体凝块称为血栓（thrombus）。19 世纪 Virchow 提出了血栓形成的三联征，即血液的高凝状态、血管壁的损伤及静脉血流滞缓。创伤可引起血小板反应性改变，具有强烈抗凝作用的蛋白 C 减少，造成继发性高凝状态；创伤后导致损伤的内皮细胞产生促凝物质，启动内源性凝血途径；创伤病人因长期卧床，活动受限，下肢血流相对处于滞缓状态；这些因素协同作用更易导致血栓的形成。90%PTE 的血栓来源于下肢深静脉，低位的血栓，即血栓位于膝关节以下很少发生 PTE；高位的血栓，即累及股静脉、髂静脉及下腔静脉，50% 可发生 PTE。

【临床表现与诊断】

1. 临床表现

（1）DVT 的症状与体征 半数以上的下肢 DVT 患者无自觉症状和明显体征，当血栓阻塞静脉管腔造成静脉回流障碍及浅静脉压升高后，可发生局部组织的肿胀、周径增粗，以及浅表静脉的曲张；血栓导致的血管壁炎症可引起相应局部组织的疼痛或压痛，常发生在小腿肌肉、腘窝、腹股沟下方等。严重静脉栓塞者患肢皮肤可呈青紫，称"股青肿"，提示静脉广泛性血栓形成。可测量双侧下肢的周径来判断其差别，进行大腿、小腿周径测量时应分别选择髌骨上缘以上15cm，髌骨下缘以下 10cm 处，双侧相差＞1cm 才考虑有临床意义，见图 4-4。

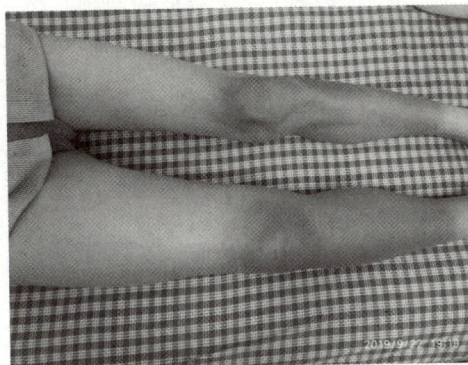

图 4-4 患肢周径增粗

（2）PTE 的症状与体征　PTE 的症状多种多样，但均缺乏特征性，症状的严重程度亦有很大差别。从栓塞的部位、范围，以及病人既往自身心肺功能的状态主要症状为：①不明原因的呼吸困难及气促，活动后加重；②胸痛，包括胸膜炎样疼痛及心绞痛样疼痛；③咳嗽、咯血，干咳、少量咯血多见；④惊恐、烦躁，甚至濒死感；⑤心悸、发热等。前三者常被作为 PTE "三联征"。少量和小支的肺栓塞可不引起肺循环功能改变，大块血栓栓塞肺动脉或其主要分支可引起急性右心室扩张、急性肺心病以致死亡。

2. 临床诊断

（1）DVT 的诊断

1）多普勒超声：最常用的检测手段，二维超声显像可直接显示大静脉内的血栓，该项检查对肢体近端 DVT 诊断的阳性率可达 95%；但对肢体远端诊断敏感性仅为 50% ～ 70%。

2）放射性核素检查：^{125}I 纤维蛋白原扫描对腓肠肌内的深静脉血栓形成的检测阳性率可高达 90%，而对近端的特异性较差，且注入放射性核素后需要滞后 48 ～ 72 小时方能显示结果。

3）深静脉造影：从足部浅静脉内注入造影剂，若出现静脉充盈缺损，即可做出定性及定位诊断。

4）阻抗容积描记法（IPG）和静脉血流描记法（PRG）：适用于诊断腘静脉近侧的深静脉主干的静脉血栓形成，对检测腓肠肌静脉丛血栓或已形成侧支的陈旧性血栓敏感性较差。

（2）PTE 的诊断　参考中华医学会呼吸分会肺栓塞学组制定的《肺血栓栓塞症的诊断与治疗指南（草案）》，将 PTE 患者的诊断分为三个步骤。

发现有 PTE 的临床表现，尤其高危病例出现不明原因的呼吸困难、胸痛、晕厥和休克，或伴有单侧或双侧不对称的下肢肿胀、疼痛等，应进行动脉血气分析、心电图、X 线平片、心脏超声和血浆 D- 二聚体等检查，以发现临床可疑 PTE 患者。

对疑诊病例进一步检查以明确诊断，检查包括核素通气灌注扫描、螺旋 CT 肺动脉造影（CTPA）、磁共振肺动脉造影（MRPA）和肺动脉造影等。

对某一病例只要疑诊 PTE，即应明确是否合并 DVT，反之若是确诊 DVT 的病例也应明确是否存在 PTE，并应积极寻找造成 PTE 的危险因素。

【治疗】

1. 一般处理与支持治疗　对于高度怀疑 PTE 的患者应进行严密监护，检测呼吸、心率、血压、心电图及血气分析的变化；卧床休息，避免用力以免深静脉血栓的脱落，并相应采取镇静、止痛镇咳等对症治疗。患者出现严重的低氧血症或呼吸衰竭情况时，应及时采用氧疗进行纠正，或应用呼吸机辅助呼吸支持；对于低血压或休克患者适当使用升压药物保持体循环。

2. 抗凝治疗　可以有效地防止血栓再形成和复发，是 PTE 和（或）DVT 的基本治疗方法，常用的抗凝药物包括普通肝素、低分子肝素和华法林，抗血小板药物的抗凝作用不能满足 PTE 或 DVT 的抗凝要求。

3. 溶栓治疗　主要适用于大面积 PTE 发生休克或低血压的患者，对于血压和右心室运动功能均正常的病例，是否进行溶栓治疗尚存争议。对于有活动性内出血和近期自发性颅内出血的病人是溶栓治疗的绝对禁忌证。溶栓的时间窗一般定位 14 天以内，若有明确溶栓指征的病例宜尽早开始溶栓治疗。常用的溶栓药物有尿激酶（UK）、链激酶（SK）和重组组织型纤溶酶原激活剂（rt-PA），以 2 小时为主的短程溶栓方案为主，较少使用长程溶栓治疗。

4. 手术治疗　对于 DVT 病期在 3 天内的中央型或混合型患者，现多用 Fogarty 带囊导管取栓，手术简便；对于血栓形成向近心端延伸并发肺栓塞者可考虑滤网成形术以预防血栓进一步脱落。急性 PTE 的患者经内科积极治疗后未有明显成效且情况紧急的患者，可考虑肺动脉血栓摘除术和导管肺动脉血栓吸出术。

5. 预防　预防血栓栓塞性疾病首先必须详细了解其在不同患者群或个体患者中的危险因素，在创伤病人中，这些危险因素常常是叠加的。已证实以下因素影响静脉血栓栓塞症的临床表现：如年龄、制动、VTE 病史、妊娠或临产前、口服避孕药、激素替代疗法、恶性肿瘤、VTE 家族史、遗传或获得性血栓形成倾向等。

对于存在危险因素，特别是同时存在多种危险因素的病人，更应当加强预防。预防的主要措施可分为：机械预防（如弹力袜、气压泵、腔静脉滤器等）和药物预防（常用药物有华法林、低分子肝素及阿司匹林等）。

第五节　挤压综合征

挤压综合征是指四肢或躯干肌肉丰厚部位，遭受重物长时间挤压，解除压迫后，出现的肢体肿胀、肌红蛋白血症、肌红蛋白尿、高血钾、急性肾功能衰竭和创伤性休克等症状的综合征。

【病因病理】

挤压综合征多发生于房屋倒塌、工程塌方、交通事故等意外伤害中，战时或发生强烈地震等严重自然灾害时患者可成批出现。

1. 肌肉缺血坏死　挤压综合征的肌肉病理变化与筋膜间隔区综合征相似。患部肌肉组织遭受较长时间的压迫，在解除外界压力后，局部可恢复血供。但由于肌肉受压缺血产生的类组胺物质可使毛细血管通透性增加，从而引起肌肉发生缺血性水肿，肌内压上升，肌肉血循环发生障碍，形成缺血 – 水肿恶性循环，最后使肌肉神经发生缺血性坏死。

2. 肾功能障碍　由于肌肉缺血坏死，大量血浆渗出，造成低血容量性休克，肾血流量减少。休克和严重损伤诱发应激反应释放亲血管活性物质，使肾脏微血管发生强而持久的痉挛收缩，致肾小管缺血，甚至坏死。肌肉坏死产生大量肌红蛋白、肌酸、肌酐和钾、磷、镁离子等有害的代谢物质，同时肌肉缺血缺氧和酸中毒可使钾离子从细胞内大量逸出，导致血钾浓度迅速升高。外部压力解除后，有害的代谢物质进入体内血液循环，加重了创伤后机体的全身反应。在酸中毒和酸性尿状态下，大量的有害代谢物质沉积于肾小管，加重对肾脏的损害，最终导致急性肾衰的发生。

【临床表现与诊断】

1. 临床表现

（1）局部症状　伤部压力解除后，伤处疼痛与肿胀，皮下瘀血，皮肤有压痕，皮肤张力增加，受压处及周围皮肤有水疱。伤肢远端血循环状态障碍，部分患者动脉搏动可以不减弱，毛细血管充盈时间正常，但肌肉组织等仍有缺血坏死的危险。伤肢肌肉与神经功能障碍，如主动与被动活动及牵拉时出现疼痛，应考虑为筋膜间隔区内肌群受累的表现。皮肤感觉异常，检查皮肤与黏膜有无破损、胸腹盆腔内器官有无损伤等并发症。

（2）全身症状　①休克。少数患者早期可能不出现休克，或者休克期短暂未被发现。大多数患者由于挤压伤剧痛的刺激，组织广泛的破坏，血浆大量的渗出，而迅速产生休克，且不断加重。②肌红蛋白血症与肌红蛋白尿。这是诊断挤压综合征的一个重要依据。患者伤肢解除压力后，24 小时内出现褐色尿或自述血尿，同时尿量减少，比重升高，应考虑是肌红蛋白尿。肌红蛋白在血与尿中的浓度，待伤肢减压后 4 ～ 12 小时达到高峰，以后逐渐下降，1 ～ 2 日后恢复正常。③高血钾症。肌肉坏死，细胞内的钾大量进入循环，加之肾衰排钾困难，在少尿期血钾可每日上升 2mmol/L，甚者 24 小时内升高至致命水平。高血钾同时伴有高血磷、高血镁及低血钙，可以加重血钾对心肌抑制和毒性作用，应连续监测。少尿期患者常死于高血钾症。高钾血症的临床表现主要有精神恍惚，烦躁不安，对事物反应迟钝，全身软弱，唇周围或肢体麻木，腱反射减弱或消失，心搏缓慢，可出现心律不齐，甚至心搏骤停而死亡。④酸中毒及氮质血症。肌肉缺血坏死后，大量磷酸根、硫酸根等酸性物质释出，使体液 pH 值降低，导致代谢性酸中毒。严重创伤后组织分解代谢旺盛，大量中间代谢产物集聚体内，非蛋白氮与尿素氮迅速升高，临床上可出现神志不清，呼吸深大，烦躁口渴，恶心等酸中毒与尿毒症等一系列表现。

2. 实验室检查

（1）血尿常规检查　提示有代谢性酸中毒、高钾血症、肌红蛋白血症、肌红蛋白尿与肾功能损害。休克纠正后首次排尿呈褐色或棕红色，为酸性，尿量少，比重高，内含红细胞、血与肌红蛋白、白蛋白、肌酸、肌酐和色素颗粒管型等。每日应记出入量，经常观测尿比重，尿比重低于 1.018 以下者，是诊断急性肾衰的主要指标之一。多尿期与恢复期尿比重仍低，尿常规可渐渐恢复正常。

（2）血色素、红细胞计数与血细胞比容　估计失血、血浆成分丢失、贫血或少尿期尿潴留的程度。

（3）血小板与出凝血时间　可提示机体出凝血、纤溶机制的异常。

（4）谷草转氨酶（GOT）、肌酸激酶（CPK）测定　肌肉缺血坏死所释放的酶，可了解肌肉坏死程度及其消长规律。GOT > 1 万 U/L，CPK > 1 万 U/L，即有诊断价值。

（5）血钾、血镁、血肌红蛋白测定　了解病情的严重程度。

3. 鉴别诊断　筋膜间隔区综合征（compartment syndrome，CS）又称为骨筋膜室综合征、筋膜间室综合征、筋膜间隙综合征等，指各种原因导致四肢组织压力增高而出现肌肉、神经发生缺血性坏死造成组织损伤而出现的一系列症候群。筋膜间隔区综合征与挤压综合征具有相同的病理基础——挤压。筋膜间隔区综合征救治不及时会发展为挤压综合征，筋膜间隔区综合征是挤压综合征的一个局部类型和过程。

【治疗】

挤压综合征是骨伤科的急、危、重症，应早期诊断，积极救治，早期切开减压与防治肾衰。凡重压超过 1 小时以上者，均应按挤压综合征处理，密切注意其变化，积极防治并发症。

1. 现场急救处理

（1）医护人员迅速进入现场，尽早地解除重物对患者的压迫，避免或降低本病的发生率。

（2）患肢制动，减少坏死组织分解产物的吸收与减轻疼痛，强调活动的危险性。

（3）患肢用凉水降温或裸露在凉爽的空气中，禁止按摩与热敷，防止组织缺氧进一步加重。

（4）不要抬高患肢，避免降低其局部血压，影响血液循环。

（5）患肢有开放性伤口和活动性出血者应止血包扎，但避免使用加压包扎法和止血带。

（6）凡受压患者一律饮用碱性饮料（每 8 ～ 10g 碳酸氢钠溶于 1000mL 水中，再加适量糖与食盐），碱化尿液，避免肌红蛋白与酸性尿液作用后在肾小管中沉积。如不能进食者，可用 5%

碳酸氢钠溶液 150mL 静脉点滴。

2. 患肢处理

（1）早期切开减压 其适应证为：①有明显挤压伤史；②患肢明显肿胀，局部张力高，质硬，有运动和感觉障碍者；③尿肌红蛋白试验阳性（包括无血尿时潜血阳性）或肉眼见有茶褐色尿。

切开可使筋膜间隔区内组织压下降，改善静脉回流，恢复动脉血供，防止挤压综合征的发生或加重。如肌肉已坏死，清除坏死组织，同时引流可防止坏死分解产物进入血液，减轻中毒症状，减少感染的发生或减轻感染程度。切开后伤口用敷料包扎时，不能加压。如伤口渗液量多，应保证全身营养供给，防止低蛋白血症出现。

（2）截肢 其适应证为：①患肢肌肉已坏死，并见尿肌红蛋白试验阳性或早期肾衰的迹象；②全身中毒症状严重，经切开减压等处理仍不见症状缓解，已危及患者生命；③患肢并发特异性感染，如气性坏疽等。

3. 全身治疗

（1）急性肾功能衰竭的治疗 对挤压综合征患者，一旦有肾功能衰竭的症状，应及早进行透析疗法。本疗法可以明显降低由于急性肾衰所致高钾血症等造成的死亡，是一个很重要的治疗方法。有条件的医院可以做血透（即人工肾）。腹膜透析操作简单，对大多数患者亦能收到良好效果。

（2）其他治疗 纠正电解质紊乱，随时监测血钾、钠、氯和钙的浓度，严格控制服用含钾量高的药物和食物，不用长期库存血；发生酸中毒立即给予纠正；增进营养，给予高脂高糖低蛋白质食物；正确应用抗生素防治感染等。

4. 预防 由于挤压综合征的病死率较高，对于肢体挤压、砸、轧伤后，预防急性肾功能衰竭和挤压综合征的发生，是迫切的重要问题。预防措施如下：

（1）伤后补液（乳酸钠林格液） 伤后尽快补液十分重要，如胶体液可使用血浆或右旋糖酐。输液量的计算可按下述公式：每 1% 受压面积输入胶体液 80 ～ 100mL，每受压 1 小时，每千克体重补液 3 ～ 4mL，加 24 小时需量 1500mL 计算，为伤后第 1 日补液量，以后根据情况调整。对已发生挤压综合征者，则不能按上述公式计算，并控制输液量。

（2）碱化尿液 由于挤压综合征常有酸中毒，故早期补充血容量时，应用碱性药物以碱化尿液，预防酸中毒，防止肌红蛋白与酸性尿液作用后在肾小管中沉积。可静脉输入 5% 碳酸氢钠溶液，每日维持摄入量在 25 ～ 30mg。

（3）利尿 在血压稳定之后，可进行利尿，使在肾实质受到损害之前，有较多的碱性尿液通过肾小管，增加肌红蛋白等有害物质的排泄。可选用 20% 甘露醇快速静脉输入，其高渗透压作用可使肾脏血流增加，使肾小球滤过率增加，肾小管保持充盈状态，减轻肾间质水肿，防止肾小管中凝集物沉淀，从而保护肾脏功能，因此宜在挤压砸伤后早期应用。

（4）解除肾血管痉挛 组织挤压伤后，血液中肾素、组胺等收缩血管物质浓度增加，使肾脏血管收缩痉挛。早期输入甘露醇的同时，可加入血管扩张药物以解除肾血管痉挛，增加肾血流。

第六节 多器官功能障碍综合征

多器官功能障碍综合征（multiple organ dysfunction syndrome，MODS）是指在创伤、休克、感染等原发因素存在下同时或先后发生两个或两个以上器官或系统功能障碍或衰竭。包括急性呼吸窘迫综合征（ARDS）、肠道屏障功能障碍、心功能障碍、急性肾衰竭（ARF）和急性肝衰竭（AHF）等。

20世纪70年代，Tilney和Baue都曾发现有很多手术后患者发生了除手术器官或解剖部位以外的其他器官或系统的功能衰竭，而这种衰竭的病理学改变并不是因原发疾病而具有特异性，并通常呈序贯发生。后来，Eiseman根据前人的发现提出多器官功能衰竭（multiple organ failure，MOF）一词，一直沿用至今。而MOF一般都属于疾病的终末期，为了达到早期发现、早期治疗以降低病死率的目的，1991年美国胸科医师学会和危重医学学会（ACCP/SCCM）提出MODS这一概念。MODS是一种全身性的病理反应，表示由轻到重，由代偿到失代偿的发展过程，区别于肺心病、肝肾综合征等一种器官病变后引起另一种器官的功能障碍，同时器官的机械性损伤及临终病人的器官功能衰竭则不属于MODS。

【病因病理】

非感染性和感染性损伤因素均可导致MODS的发生，其中非感染性损伤因素包括严重创伤、冻伤或大面积烧伤（无菌期）、大量失血、非感染性休克或心跳呼吸骤停经复苏后、严重出血坏死性胰腺炎、绞窄性肠梗阻、输液、输血及用药错误等；感染性损伤因素包括全身感染、严重感染、感染性休克等。其发病机制有以下学说：

1. 炎症反应过度学说 多脏器功能不全和衰竭的发病机制在近年有不少的研究，但至今尚未完全明了。当机体受到严重的损害，防御性发生剧烈反应，即发生全身炎症反应综合征（systemic inflammatory response syndrome，SIRS）。此时体液内出现大量细胞因子、炎症介质及其他病理性产物，并引起酶类失常和氧自由基过多。若SIRS失控，则自身就会不断强化这一过程，最终对细胞组织造成各种损害作用，并引起器官功能障碍，最终导致多脏器功能不全和衰竭。

初次损伤所带来的损伤不一定非常严重，可使各种免疫细胞、内皮细胞及单核-吞噬细胞系统处于应激状态，增强机体的防御能力。而后在各种因素的损害下带来的第二次损伤可能成倍地扩增这种炎症反应，导致大量炎症介质被释放。随之引起低血压、微循环障碍、心肌受到抑制、内皮细胞损伤、血液高凝且血管通透性增加。若再加上组织缺血-再灌注损伤，则曾受缺血损害的细胞发生凋亡，可使器官功能失常。

2. 抗炎反应与促炎反应失衡学说 SIRS的转归取决于促炎、抗炎两类生物活性物质的博弈，在机体产生SIRS的同时，由于抗炎介质释放过量，引起机体的免疫系统的功能受抑制，机体变得更容易受感染，发生代偿性抗炎症反应综合征（compensatory anti-inflammatory response syndrome，CARS）。SIRS与CARS的平衡能保持机体内环境的相对稳定。当SIRS > CARS时，细胞因子的作用由保护转为损伤，导致MODS的发生。而SIRS < CARS时，全身免疫功能低下，容易引起全身感染而进一步导致MODS。

3. 肠道动力学说 虽然近年来，非感染性损伤所导致的MODS越来越被重视，但长期以来严重感染及感染性休克仍是诱发MODS的重要原因之一。而肠道作为机体细菌和内毒素的储存处，是MODS菌血症的主要来源。尽管原始损伤因素不尽相同，但组织持续处于低灌注的状态，肠道黏膜因缺血而导致其机械屏障结构的损伤，肠黏膜通透性提高，可以促使细菌和内毒素进入体循环。同时肠黏膜内的免疫细胞释放大量炎症介质，加重MODS。

4. 应激基因学说 Toll样受体（Toll-like receptors，TLR）是人体固有免疫系统用于识别病原相关分子模式的主要受体，当病原微生物入侵机体，可通过免疫系统的各细胞的TLR识别，导致致病因子信号传导，产生炎症反应。个体的细胞因子多态性会影响机体出现过度或是低下的炎症反应，同时 MODS 的死亡危险性又与 TNF-α 和 TNF-β 的基因表达有关。此外缺血－再灌注损伤这一过程可刺激应激基因的表达，加速 MODS 的发病过程。

【临床表现与诊断】

1. 类型

（1）速发型 速发型是指在原发急症发病 24 小时之后同时有两个或更多的器官系统发生功能障碍，如急性呼吸窘迫综合征（ARDS）、急性肾功能衰竭（ARF）和弥散性血管内凝血（DIC）。其中又以 ARDS 发生率最高，主要是因为全身组织在回流中的许多代谢产物在肺内被吞噬、转化和灭活，创伤或感染产生的大量坏死组织及内毒素刺激肺巨噬细胞、补体系统等，直接对肺造成损害，同时也释放血管活性物质及炎症介质，削弱肺的防御功能，使细菌更容易从呼吸道入侵。患者常常由于呼吸衰竭继而发生其他器官系统的功能障碍和衰竭。但因原发急症特别严重，导致病人在 24 小时以内因器官衰竭而死亡的，一般归于复苏失效，不列为 MODS。

（2）迟发型 迟发型是先发生一个重要系统或器官的功能障碍，经一定的处理后略有缓解，处于一个近似稳定的时期，但随后发生更多的器官系统功能障碍。

2. 诊断 MODS 的诊断尚无统一的标准。需结合病因及临床表现综合分析。另外特别需要关注 SIRS 的表现。各系统器官的功能障碍在临床上表现不尽相同，有的在早期就有明显的表现，有的则要待病变进展到一定的严重程度才能出现。心血管、肺、脑和肾的功能障碍表现大多早于肝、胃肠和凝血系统等功能障碍。在机体受到损伤因素刺激后，结合临床表现并尽早使用实验室检查、影像和介入性监测方法、心电学检查，有助于早期并准确发现 MODS（表 4-1）。

SIRS 表现：SIRS 诊断需具有以下两种或以上表现：体温 > 38℃或 < 36℃；心率 > 90 次/分；呼吸 > 20 次/分或 $PaCO_2$ < 32mmHg；白细胞计数 > 12×10^9/L 或 < 4×10^9/L，或幼稚杆状核粒细胞 > 10%。

表 4-1 常用的 MODS 初步诊断指标

脏器	疾病	临床表现	检查
心脏	急性心力衰竭	心动过速，心律失常	心电图异常
外周循环	休克	无血容量不足的情况下血压降低，肢端发凉，尿少	平均动脉压降低，微循环异常
肺	急性呼吸窘迫综合征	进行性呼吸加快、窘迫，发绀，需吸氧和辅助呼吸	血气分析有氧分压降低等，监测呼吸功能异常
肾	急性肾衰竭	无血容量不足的情况下尿少	尿比重持续在 1.010 左右，尿钠、血肌酐增多
胃肠	应激性溃疡	进展时呕血、便血	胃镜检查见病变
	肠麻痹	腹胀，肠音弱	
肝	急性肝衰竭	进展时呈黄疸，神志失常	化验肝功能异常，血胆红素增多
脑	急性脑功能衰竭	意识障碍，对语言、疼痛刺激等反应减退	
凝血功能	弥散性血管内凝血	进展时有皮下出血、瘀斑、呕血、咯血等	血小板减少，凝血酶原时间和部分凝血活动酶时间延长，其他凝血功能也可异常

【治疗】

MODS 是一种临床急症，首先应保持气道、呼吸和循环的畅通，稳定病情，积极寻找并控制感染源。由于对其病理过程缺乏富有成效的遏制手段，所以目前主要以器官功能支持及综合治疗为主，且患者具有相当高的死亡率。预防 MODS 的发生显得比治疗更为重要。因此，有效预防其发生是提高危重病人救治成功率的重要措施。

1. 积极治疗原发病 积极控制原发疾病，是有效预防和发现 MODS 的必要条件。对于原发病的积极治疗，目的不仅在于抢救病人生命，更是为了阻断因原发病引起的各种炎症反应及细胞因子的释放，从而避免机体组织遭到损害。

2. 重点监测病人的生命体征 生命体征是较其他理化检查更容易在早期临床被发现，也最容易反映病人器官或系统变化的征象。往往生命体征的变化要先于实验室检查的结果。对可能发生 MODS 的高危病人，尤其应当注意心率、血压、体温、血氧饱和度的变化。必要时需要进一步扩大监测的范围，动态的观察这些生命体征变化，有助于早期发现 MODS，及早对 MODS 的发展趋势作出判断。

3. 感染控制 感染是引起 MODS 的重要病因，抗感染治疗在 MODS 防治中非常重要。早期应做详细的理化检查，对细菌进行培养，包括对患者各种置管的培养以获得相关药物的敏感信息。同时加强对导管的护理、无菌操作等。明确感染病灶之前，经验性治疗尤为必要，并在确定病原菌后需及时调整用药。对明确的感染病灶，应采取各种措施使其局限化，及时做充分的脓肿引流、清除坏死和感染组织、清除空腔脏器异物等，以减轻脓毒症。

4. 及早治疗首先发生功能障碍的器官 一旦发生 MODS，早期进行治疗干预是阻断疾病发展的关键，往往对单个器官功能障碍治疗的效果优于对多个器官功能障碍的治疗。

5. 多系统支持治疗 MODS 治疗除了针对原发损害治疗外，各系统支持治疗也是必需的。

（1）呼吸支持 患者在 ARDS/MODS 阶段，多因呼吸肌不能维持气体交换发生呼吸衰竭，而需要机械替代或辅助呼吸机工作治疗。ARDS 机械通气有助于缓解全身组织缺氧，维持肺容量。不适当的机械通气可以放大肺部炎症反应，加快炎症介质由肺部向其他系统移位，加重 MODS。故近来研究显示，小潮气量加最佳呼气末正压通气（PEEP）的保护性肺通气策略可降低 ARDS/MODS 的死亡率。

（2）循环支持 维持重要脏器的血液供应是循环支持的目的，其主要方法为保证氧气供应、抗休克、运用血管活性药物及正性肌力药物。必要时辅以主动脉内球囊反搏或体外膜肺氧合等机械循环辅助治疗手段。

（3）肾脏支持 ARF/MODS 后早期就需要有效的支持治疗，积极控制原发疾病的同时，避免使用肾毒性药物，纠正因 ARF 少尿期引起的肺水肿、脑水肿，调节水钠代谢，纠正高钾、代谢性酸中毒状态。肾脏替代性治疗包括血液透析、腹膜透析及连续性肾脏替代疗法（continuous renal replacement therapy，CRRT）。

（4）胃肠及营养支持 胃肠低灌注是严重脓毒症及 MODS 时最重要的病理生理变化，为防止肠道细菌的移位，需保持肠黏膜的有效灌注，维护肠黏膜的屏障功能。更重要的是为细胞代谢提供所需能量及底物，维持器官结构和功能。尽早运用具有免疫调节功能的肠内营养配方（精氨酸、谷氨酰胺、鱼油），应用生长激素和静脉脂肪乳能中和胃酸，可减少胃酸分泌，保护胃肠激素释放，提供必需的营养素，并促进蛋白质合成，改善氮平衡，减少感染的发生率并降低出血的风险。但需要注意的是应激性高血糖需要被全程控制和关注。

（5）改善凝血功能　主要目的是治疗 DIC，研究显示积极监测凝血功能中的纤维蛋白降解产物（FDP）及 D- 二聚体不仅可以早期发现 DIC，也可用于评估 DIC 治疗的效果。控制病因和凝血因子的补充是 DIC 治疗的两个基础，而抗凝和抗纤溶治疗是关键，需要视 DIC 不同阶段而个体化应用。小剂量肝素的应用（1 万～ 2.5 万 U/d）是当前 DIC 治疗的新观点，可以降低实验室监测的频率，防止输液过多和出血等副作用。

第七节　创伤后感染

创伤后感染是指机械性因子造成人体组织或器官损伤后，导致免疫功能紊乱或者失调，致病微生物侵入体内生长繁殖，从而造成局部或全身性炎症反应。

【病因病理】

创伤后感染的发生取决于四个因素：全身与局部因素、致病微生物因素、周围环境因素及医源性因素。

1. 全身与局部因素

（1）局部炎症反应　当致病微生物进入人体后并增殖，激活局部炎症反应而形成临床感染。感染其实就是微生物侵入人体组织后引起的炎症反应。其临床特征性表现是：红、肿、热、痛。创伤后病人发生感染的部位可以是伤口、肺部、泌尿道、腹腔或人体的任何部位（图 4-5）。其中以伤口、肺部、泌尿系统感染最常见。局部炎症反应形成后，白细胞与血管内皮细胞经黏附分子相结合并附着在血管内壁，内皮细胞收缩，内皮间隙增大，利于吞噬细胞移行至血管外，进入感染区域清除病原菌。局部炎症反应的作用是使侵入的致病微生物局限化并最终被清除。

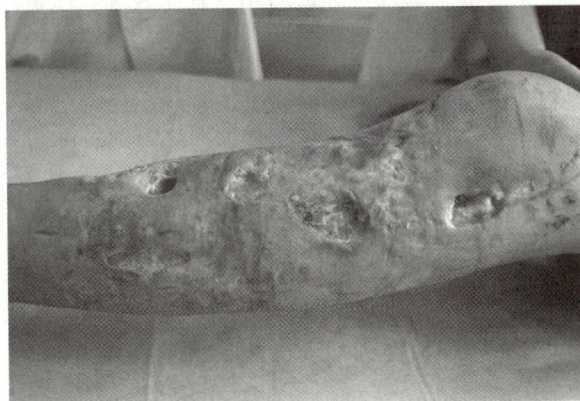

图 4-5　创伤局部炎症反应

（2）全身性感染　当局部炎症反应失去控制导致炎症的扩散，引发全身炎症反应综合征而成为脓毒症。创伤后全身免疫功能的降低是引起感染的主要原因，患者多出现体温、呼吸、心率及白细胞计数方面的改变，但这并不是感染的特异性表现。严重创伤后的早期，多种体液介质和各种免疫细胞都参与了早期炎症反应和补体系统的应答，如补体系统的活化对中性粒细胞、单核 - 巨噬细胞的功能起到调节作用。如果致伤因素使处于激发状态的炎症细胞释放大量炎症介质，例如吞噬细胞释放肿瘤坏死因子、白介素等，作用于某些靶细胞后，靶细胞释放新的介质，这样多级介质的不断释放称为"瀑布样反应"或"级联反应"，最终形成全身炎症反应综合征（SIRS），SIRS 是"免疫亢进"的表现，此时促炎反应占据优势，会导致自身细胞损伤，严重者可导致

MODS（多器官功能障碍综合征）。

临床上出现下述所列的两项或两项以上表现时，即为全身炎症反应综合征：①体温＞ 38℃或＜ 36℃；②心率＞ 90 次 / 分；③呼吸＞ 20 次 / 分或二氧化碳分压＜ 4.3kPa；④白细胞计数＞ 12×10^9/L 或＜ 4×10^9/L，或未成熟粒细胞＞ 10%。

2. 致病微生物因素 开放伤口常有细菌污染，细菌主要来源于周围的接触物，随后的感染可发生在以后的任何时候。感染的发生与致病微生物的毒力和数量有关。所谓毒力是指病原体形成外毒素或胞外酶的能力和入侵、穿透及繁殖的能力。毒力越大，感染的可能性越大；感染细菌的数量越多，感染的可能性就越大。清创最好在伤后 6 小时内进行，如条件不允许，可在有效抗感染药物的作用下推迟清创时间，可延长至 8 ～ 12 小时或更长时间，但不能超过 72 小时。

3. 周围环境因素 周围的环境因素对创伤后是否发生感染也有较大的影响。如炎热、潮湿的环境促进细菌的繁殖，污浊的空气可加大伤口感染的可能性。

4. 医源性因素 医源性因素往往成为伤后感染的重要原因。早期的外科处理不当，如清创不及时、不彻底，无效腔的残留，不严格的无菌技术，不合适的一期伤口缝合，抗感染药物的不合理应用，术后的护理不当，都是导致感染的医源性因素。

【临床表现与诊断】

1. 创伤后脓毒症 感染同时伴有全身炎症反应表现，如体温、呼吸、循环的改变称为脓毒症。

（1）临床表现 包括原发感染病灶、全身炎症反应及器官灌注不足三个方面。以发热最常见，体温可高达 40℃以上，年老体弱病人体温可无明显变化，同时伴有心率、呼吸的加快。原发感染病灶则多出现相应组织或器官感染后的临床征象，如腹痛、恶心、呕吐、尿痛、尿频、伤口的红肿热痛。但老年人、免疫抑制病人可能缺乏相应临床表现。脓毒症严重者可引起组织、器官的灌注不足，影响呼吸、消化、循环等多个系统，如无法控制，最终出现脓毒性休克、多器官功能障碍、衰竭，导致死亡。

（2）临床诊断 临床有感染的证据，同时有全身炎症反应综合征的表现即可诊断。

2. 创伤后破伤风 破伤风是破伤风梭菌侵入人体后生长、繁殖并产生毒素引起阵发性肌肉痉挛的一种特殊感染。破伤风梭菌是一种厌氧杆菌，仅停留在伤口局部繁殖，生成溶血毒素和痉挛毒素两种外毒素。

（1）临床表现 潜伏期通常为 7 ～ 8 天，也可能短至 24 小时，长达数月、数年不等。初起可有头晕、乏力、出汗、腱反射亢进、咬肌酸痛等前驱症状，一般持续 1 ～ 2 天，随后出现肌肉持续收缩的典型表现。最先累及的是咬肌，然后依次累及面肌、颈项肌、背腹肌、四肢肌群、膈肌和肋间肌。咬肌累及则出现咀嚼不利、痛性强直、牙关紧闭。面部肌肉受累则出现"苦笑"面容。躯干肌群累及，出现腰部前凸、头足后屈、形如弓背，称为"角弓反张"。四肢肌肉受累痉挛，出现肘、膝弯曲、半握拳等不同姿态。发作时病人呼吸急促、面色发绀、口吐白沫、角弓反张、全身大汗，一般持续数秒、数分钟不等。病程通常在 3 ～ 4 周，重症在 6 周以上，第 2 周起发作频率下降，症状逐渐缓解。痉愈后的一段时间内，某些肌群仍有紧张及反射亢进表现。破伤风最常见的并发症是呼吸系统病变，如窒息、吸入性肺炎、肺不张。肌肉痉挛过强可引起肌肉撕裂、关节脱位、骨折等。呼吸肌的痉挛可导致机体处于缺氧、中毒状态，引起心动过速，时间过长可出现心衰，甚至心搏骤停。

（2）临床诊断 根据外伤史、典型的临床表现及无破伤风预防免疫注射史，一般可及时诊断。目前临床无直接测定破伤风毒素的方法，可采用被动血凝分析测定血清中破伤风抗毒素抗体水平，当抗毒素滴度超过 0.01A/mL 可排除破伤风。

3. 创伤后气性坏疽 气性坏疽是由梭状芽孢杆菌引起的特异性感染，其产生的外毒素可引起严重的毒血症及肌肉组织的广泛坏死。

（1）临床表现 潜伏期 1～4 天，常在感染后 3 天发病。发病早期表现为患肢有沉重感，伤口剧痛、胀裂感，难以忍受，止痛药物难以缓解。伤口有棕色、稀薄、浆液样腐臭液体渗出，患肢肿胀、皮纹消失、肤色苍白。随着肿胀的逐渐加剧，静脉回流受阻加重，肤色变为暗红色、紫黑色，并出现"大理石样"斑纹或含有暗红色液体的水疱。触及伤口周围可有"捻发音"，按压后可有气体和液体同时溢出。伤口周围肌肉广泛坏死，弹性消失，切割不出血。整个肢体水肿、变色、肤温低，最后坏死。

患者神志清，也可有淡漠、不安甚至恐惧感。体温突然升高，高达 40℃，心率加快，呼吸急促，随着病情的发展，全身状况迅速恶化，晚期有严重的中毒症状，出现溶血性黄疸，外周循环衰竭，多脏器功能衰竭。

（2）临床诊断 伤口周围皮肤有"捻发音"；X 线片、CT、MRI 检查提示伤部肌肉群中有气体存在；伤口分泌物涂片检查显示白细胞少，且有大量革兰阳性粗短杆菌。

【治疗】

1. 创伤后脓毒症 脓毒症主要从原发感染灶的处理、抗生素的合理应用、增加机体抵抗力方面着手治疗。

（1）感染灶的处理 伤口多有脓肿形成，及时切开引流，反复清创，切除坏死组织，清除异物，敞开无效腔，充分引流。

（2）抗生素的应用 开始可根据原发感染灶性质经验性选择抗生素，一般选用广谱或联合两种抗生素治疗。以后根据治疗效果、病情变化及细菌培养和药敏试验结果选择用药。全身真菌感染要停用广谱抗生素，选择抗真菌药物治疗。

（3）重症病人的处理 除抗菌药物的应用外，要加强监护，密切观察生命体征、24 小时出入量、神志、动脉血气分析等，维持生命体征的平稳。休克病人的早期复苏目标是平均动脉压维持在 65mmHg 以上，尿量 0.5mL/（kg·h），混合静脉血氧饱和度超过 65%。贫血、低蛋白血症病人可输悬浮红细胞、人血白蛋白改善状况，纠正水、电解质紊乱及酸碱平衡，控制血糖，处理基础疾病。

2. 创伤后破伤风 创伤后破伤风的治疗分为免疫预防、治疗。

（1）免疫预防 适用于咬伤、污染、清创不当或开放性损伤病人，临床上常见的锐器（针、刀、玻璃、剪刀、钉子、铁丝及木刺等）刺伤或割伤原则上术后常规应用抗生素及破伤风抗毒素预防感染。临床上常用破伤风抗毒素（TAT），1500IU 肌肉注射，创伤后超过 12 小时，剂量加倍，有效作用可维持 10 天左右。注射前必须做过敏试验，阳性者可脱敏注射，将 1mL 的 TAT 分成 0.1mL、0.2mL、0.3mL、0.4mL 以生理盐水分别稀释至 1mL，由小到大分次注射，每次间隔 0.5 小时。注射后如有面色苍白、皮疹、打喷嚏、关节疼痛、血压降低者，立即停止注射，并予皮下注射肾上腺素 1mg 或麻黄碱 50mg 治疗。

人体破伤风免疫球蛋白（TIG）是从人体血浆免疫蛋白中提纯或用基因重组技术制备的，注射后在体内存留 4～5 周，免疫效能是 TAT 的 10 倍。肌注剂量为 250～500IU。

（2）治疗 破伤风是极为严重的疾病，确诊后应立即送入监护病房，采取综合治疗措施。

①伤口的处理：在控制痉挛的条件下，进行彻底清创，敞开伤口引流，予过氧化氢冲洗。如伤口愈合，则不需要清创。②中和游离毒素：尽早使用 TIG 或 TAT，有利于缓解病情，缩短病程。当破伤风毒素与神经组织结合后，抗毒血清无中和作用。临床首选 TIG，肌肉内一次注射 3000 ～ 10000IU；选用 TAT，一般以 20000 ～ 50000IU 加入 5% 葡萄糖溶液 500 ～ 1000mL 中静脉缓慢滴注。③抗生素治疗：甲硝唑、青霉素对治疗破伤风最为有效。口服甲硝唑 0.5g，1 次 /8 小时；或静滴 1g，1 次 /12 小时，疗程 5 ～ 7 天。肌注或静脉滴注青霉素 120 万 IU，1 次 /（6 ～ 8）小时，可与甲硝唑联合应用。④减轻或解除痉挛：适量应用可待因、哌替啶解除肌肉持续收缩导致的剧痛。镇静剂可减少抽搐的频率及强度。常用静脉滴注地西泮 10mg，2 ～ 3 次 / 天；肌注苯巴比妥钠 0.1 ～ 0.2g。在气管插管条件下可使用肌肉松弛药，效果明显。⑤保持呼吸道的通畅：病情严重的病人应予气管插管或气管切开，吸氧、辅助呼吸、清除呼吸道分泌物，维持良好通气。⑥支持治疗：破伤风病人要给予高热量、高蛋白饮食，同时补充大量维生素；病情较轻病人可间歇进食或鼻饲进食；重症者因进食困难，肠外营养是最佳选择；维持水、电解质平衡。

3. 创伤后气性坏疽　早期认识与及时手术是治疗的关键。对高度怀疑的病人，应敞开伤口，即使伤口已经缝合，以 3% 过氧化氢溶液反复冲洗伤口，密切观察病情，一旦确诊应立即手术并采取其他救治措施。

（1）手术治疗　一经确诊，在治疗并发症或抢救休克的同时行手术治疗。术前静脉滴青霉素或甲硝唑，输血，纠正水、电解质紊乱和酸碱失衡。病变区域广泛切开，筋膜切开减压，坏死组织切除，直至出现鲜红色、流鲜血的正常组织。伤口必须敞开，氧化剂反复冲洗或者湿敷。术后监测血 CPK 水平，若感染未控制，CPK 增高，提示肌肉坏死仍有进展，应 24 小时内再次清创。

如果感染严重、发展迅速，不能控制，所受外伤导致患肢毁损严重，截肢可能是挽救生命的必要措施。截肢后要开放残端，氧化剂冲洗或进行湿敷。

（2）抗生素治疗　大剂量青霉素静脉滴注，每日 1000 万～ 2000 万 U，青霉素过敏者可用克林霉素。甲硝唑 500mg 静脉滴注，每 6 ～ 8 小时 1 次，对厌氧菌有效。

（3）高压氧治疗　可以增加组织的氧供，提高组织含氧量以抑制产气荚膜梭菌生长。治疗方案：2 ～ 3 次 / 天，一次持续 2 小时，治疗 3 日。首次治疗后，切除坏死组织，但不必做广泛清创，以后根据病情，重复进行清创。

急性脊柱、脊髓创伤常见于工矿、交通事故及高处坠落伤，脊髓损伤在脊柱骨折脱位中的发生率约为17%，其中颈椎发生率最高，胸腰椎次之，容易致残或致命。脊髓创伤后，在损伤平面以下的运动、感觉、反射及括约肌和自主神经功能会受到影响。

第一节 脊柱脊髓神经解剖

一、脊柱

脊柱是人体的支柱，由椎骨和椎间盘组成，前者占脊柱长度的3/4，后者占1/4，其周围有坚强的韧带相连及很多肌肉附着，具有负荷重力、缓冲震荡、支撑身体、保护脊髓及体腔脏器的功能。

1.骨性结构 脊柱由33～34块椎骨组成，即7个颈椎、12个胸椎、5个腰椎、5个骶椎及4～5个尾椎。由于成人骶椎节和尾椎节分别融合为1个骶骨和尾骨，故脊柱也可以说是由26块脊柱骨组成。脊柱有四个弯曲的生理弧度，即颈段前凸、胸段后凸、腰段前凸、骶尾段后凸，借椎间盘和生理弧度，以缓冲外力对脊柱的冲击和震荡。

2.椎体的解剖 典型的椎骨可分为椎体和椎弓两部分，椎体在前，是椎骨的负重部分，椎体的后侧为椎弓部分，形成椎弓根、椎板、上下关节突、横突和棘突。椎体的后面与椎弓根和椎板共同围成椎孔，各椎骨的椎孔相连形成椎管，其中有脊髓和马尾神经通过。相邻的椎弓根上下切迹组成椎间孔，是脊神经的通路。自第2颈椎到第1骶椎，相邻的上位椎骨的下关节突与下位椎骨的上关节突构成关节突关节，周围有坚强的关节囊，属微动关节。每个椎骨的椎弓根是最坚强的解剖结构，凡从脊柱后部传递至椎体的力都经过该部，因此又被称为椎骨的"力核中心"。

3.椎间盘及韧带 各椎骨间有椎间盘及韧带相连接，椎体前面为坚强的前纵韧带，是人体最长的韧带；椎体后面为相对薄弱的后纵韧带；相邻的椎板之间有薄而坚韧的黄韧带；各棘突间有棘间韧带；棘突末端有棘上韧带，由第7颈椎棘突向上，棘上韧带移行为项韧带。除第1、2颈椎外，椎间盘位于相邻的两个椎体之间，共有23个。外围以坚韧致密的胶原纤维环，紧密附着于椎体软骨板上，连接相邻椎体，其中央包围着富有弹性、半流体的胶状髓核，这些椎骨间的连接组织对脊柱运动和稳定具有十分重要的作用。

4.肌肉 脊柱后方的肌群分为外在肌和内在肌。外在肌包括斜方肌、背阔肌、上下后锯肌；其内在肌分为浅层、中层和深层肌。浅层肌包括头夹肌、颈夹肌；中层称为竖脊肌，包括髂肋肌、最长肌及小脊肌群；深层称为横脊肌，包括半棘肌、多裂肌、旋转肌及短旋肌。后方肌群可使脊柱后伸、旋转和侧方弯曲。前方肌肉颈部包括胸锁乳突肌、斜角肌，颈长肌、头长肌及胸腰部的腹肌、腰肌及腰方肌。前方肌群负责脊柱屈曲、旋转和侧方弯曲。

二、脊髓

1. 一般解剖　脊髓呈前后稍扁的圆柱体，位于椎管内，上端在枕骨大孔处与延髓相连，下端呈圆锥状，称脊髓圆锥，成人脊髓通常止于 $L_1 \sim L_2$ 椎（脊髓圆锥），部分人群可终止于高位如 T_{12} 椎，或低位如 $L_2 \sim L_3$ 椎水平。新生儿脊髓终止于 $L_2 \sim L_3$ 椎水平。脊髓长约45cm、马尾长约25cm，脊柱屈曲时脊髓长度会增加10%，长度增加最多的部分位于 C_1、T_1 及 L_1，最少的位于 C_6 及 T_6。脊髓平均直径为10mm，横径大于前后径。脊髓和脊椎节段的位置关系见表5-1。

表5-1　脊髓和脊柱节段的对应关系

脊髓	椎体	棘突
C_5	C_4	C_4
C_8	C_6	C_6
T_2	T_1	T_1
T_8	T_7	T_6
T_{12}	T_{10}	T_9
$L_{4 \sim 5}$、S_1	L_1	T_{12}
$S_{2 \sim 5}$	L_2	L_1

2. 脊髓内部结构

（1）在脊髓横切面上可见中央部的灰质和其周围的白质　①灰质：由神经元细胞胞体构成，灰质后角司躯体感觉、前角司躯体运动、中央外侧角支配内脏。灰质是躯体反射中枢所在。②白质：由神经纤维和神经胶质细胞构成。白质后索即后柱，含外侧楔束和内侧薄束，侧索含皮质脊髓侧束和脊髓丘脑侧束，前索含脊髓丘脑前束。

（2）中央管　脊髓正中纵行管道，上通第4脑室，下端在脊髓圆锥内膨大，为脑脊液循行的通路。

3. 脊髓的功能　脊髓的功能主要表现在传导功能和反射功能两个方面。

（1）传导功能　脊髓白质的上行或下行传导束是传导功能的重要结构。①传导通路：大脑皮质→内囊→皮质脊髓束→锥体束（90%在延髓锥体内交叉到对侧汇成皮质脊髓侧束）→前角细胞。②传导束：主要的上行传导束有薄束、楔束、脊髓小脑束和脊髓丘脑束。薄束、楔束传导来自身体同侧的本体觉和精细触觉；脊髓小脑束主要传导非意识性本体觉，以调节肢体运动；脊髓丘脑分为侧束和前束，侧束传导痛觉、温度觉、轻触觉，前束传导粗略触觉。下行的传导束分为交叉的纤维下行束皮质脊髓侧束和不交叉的皮质脊髓前束，主要管理躯干和四肢骨骼肌的运动。另外，红核脊髓束、前庭脊髓束及网状脊髓束参与下行神经功能调节。

病理状态下，脊髓和神经束损伤的损害会出现多种病理综合征：①脊髓前角综合征：病损节段以下完全性瘫痪，痛、触觉减退，但深感觉、位置觉、振动觉等后柱的功能保留。②Brown-Sequard综合征（脊髓半切综合征）：对侧痛觉、温觉消失，同侧运动及本体感觉消失。③脊髓中央综合征：皮质脊髓侧束最外侧传导束（支配下肢运动功能）无损伤、内侧部分（支配上肢运动功能）受损。④脊髓后综合征：损伤平面下运动觉及深感觉障碍，只有粗触觉得以保留。

（2）反射功能　完成脊髓反射的结构是脊髓固有装置，由脊髓灰质、固有束和脊神经前后根组成。脊髓反射可分为躯干反射和内脏反射，躯干反射指骨骼肌的反射，分为深反射和浅反射，内脏反射有竖毛反射、排尿和排便反射。

4.脊髓的血供

（1）颈髓　①脊髓前动脉：是脊髓前部和中央部主要的供应血管，两侧椎动脉在脑干部发出两条分支汇成脊髓前动脉。②脊髓后动脉：从小脑下后动脉发出的两条脊髓后动脉对中央灰质的血供很少。

（2）胸、腰脊髓　一条脊髓前动脉、两条脊髓后动脉供血。

三、脊神经

1.共有 31 对脊神经　颈 8 对、胸 12 对、腰 5 对、骶 5 对、尾 1 对。

2.脊神经　运动及感觉根丝汇成脊神经根，再加上背根神经节，形成脊神经。

3.脊神经的发出　C_1 神经根从 C_1 脊椎上方发出，C_8 从 T_1 脊椎上方发出。胸段和腰段脊神经从相同序号的脊椎椎弓根下方发出。

4.脊神经根在椎间孔内的位置

（1）颈神经根　C_1 和 C_2 没有椎间孔，$C_3 \sim C_8$ 从相应椎间孔发出，大约占据椎间 75% 的空间。

（2）胸神经根　胸神经根较细小，占据 20% 的椎间孔空间，从椎弓根下方发出。

（3）腰神经根　腰神经根较粗，占据 33% 的椎间孔空间，从椎弓根下方斜行穿出。

（4）骶神经根　其前、后支分别经骶前、后孔发出。

5.脊神经的皮节、肌节分布　见图 5-1。

脊神经的皮节定位：主要是重要关键肌的定位：C_6（拇指）；C_7（中指）；C_8（中指、小指）；T_4（第四肋间）；T_{10}（第十肋间）；L_1（腹股沟韧带）。

脊神经的肌节定位包括关键肌运动功能及感觉功能的检查。

（1）运动　C_4（斜方肌、自主呼吸及耸肩）、C_5（三角肌及肱二头肌）、C_6（伸腕肌）、C_7（肱三头肌、屈腕肌及伸指肌）、C_8（屈指肌）、T_1（手内在肌）、L_1（髂腰肌）、L_3（股四头肌）、L_4（胫前肌）、L_5（足踇长伸肌）、S_1（腓肠肌）、S_2（膀胱括约肌）、

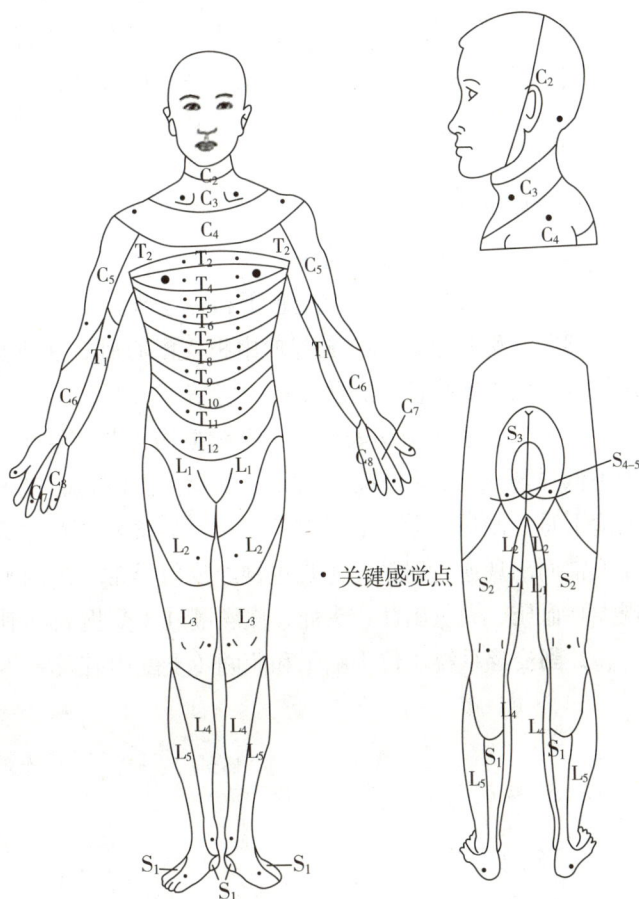

图 5-1　脊神经的皮节、肌节分布

S_3（肛门括约肌）。

（2）感觉 C_5（上臂外侧、肘前窝的外侧面）、C_6（拇指）、C_7（中指）、C_8（小指）、T_1（前臂内侧、肘前窝的尺侧面）、T_{10}（脐周、第十肋间）、L_1（腹股沟区）、L_2（大腿前中部）、L_3（膝、股骨内髁）、L_4（内踝）、L_5（足踇趾、足背第三跖趾关节）、S_1（足小趾、足跟外侧）、S_2（大腿后方、腘窝中点）、$S_3 \sim S_5$（坐骨结节及肛周）。

6. 神经的活动性

（1）腰部屈伸活动时 L_5 或 S_1 神经根可滑移 1cm。

（2）脊髓和神经根一般在脊柱屈曲时拉紧、伸展时放松，但椎管和椎间孔在脊柱屈曲时扩大、伸展时变小。

7. 马尾

（1）腰、骶神经根丝在马尾内有规律的排列。

（2）硬膜囊受压超过 50% 会引起马尾功能障碍。

8. 神经丛

（1）颈丛和臂丛 $C_1 \sim C_4$ 前支构成颈丛；$C_5 \sim T_1$ 前支构成臂丛。

（2）腰丛 由 T_{12} 前支一部分，L_1、L_2、L_3 前支及 L_4 前支一部分构成，主要发出股神经（$L_2 \sim L_4$）及闭孔神经（$L_2 \sim L_4$），其他分支有髂腹下神经（$T_{12} \sim L_1$）、髂腹股沟神经（L_1）、股外侧皮神经（$L_2 \sim L_3$）及生殖股神经（$L_1 \sim L_2$）。

（3）骶丛 由腰骶干（L_4、L_5）和 S_1、S_2、S_3 和 S_4 前支构成，主要发出坐骨神经（$L_4 \sim S_3$）和阴部神经（$S_2 \sim S_4$），其他分支有臀上神经（$L_4 \sim S_1$）、臀下神经（$L_5 \sim S_2$）、支配闭孔内肌的分支、支配股方肌的分支（$L_5 \sim S_2$）及股后皮神经（$S_1 \sim S_3$）。

（4）尾前丛 S_5 和尾神经前支形成尾前神经。

四、自主神经系统

1. 交感中枢

（1）位于 $C_8 \sim L_4$ 脊髓内。

（2）从颈椎到骶椎均有交感干和神经节。

（3）交感中枢包括心脏起搏中枢支配心脏，还支配汗腺、血管舒缩、肺支气管、腹腔脏器，还控制肛门直肠排便、膀胱排尿、射精等。

（4）交感系统损伤表现：①脊髓损伤（节前纤维及脊髓中间外侧柱损伤）：引起周围血管舒张（低血压）、心动过缓、无汗，以及体温降低；② Horner 综合征（颈或第一胸交感链损伤）：上睑下垂、眼球内陷、瞳孔缩小、无汗；③泌尿生殖系统问题（腹腔下神经丛损伤）：膀胱颈收缩失常而出现逆行射精；④自主神经反射异常：由内脏交感神经上位（T_6）的脊髓损伤引起，表现为高血压、大量出汗、头痛、皮肤潮红（受损的反射恢复时出现）。

2. 副交感系统 位于脑干和骶髓（支配内脏及阴茎勃起功能）。

第二节 脊柱骨折

【病因病理】

1. 损伤类型 外伤是导致脊柱骨折脱位的主要原因。外伤因其暴力性质、大小、作用部位、受伤姿势等因素的不同造成不同类型的脊柱损伤。

（1）屈曲型损伤　从高处坠落时臀部触地躯干前屈，或头枕部触地颈椎前屈，使脊柱相应部位椎体前半部受到上下位椎体、椎间盘的挤压而发生压缩性骨折，其后部的棘上韧带、棘间韧带、关节突关节囊受到牵张应力而断裂，上位椎体向前下方移位，引起半脱位，甚至双侧关节突跳跃脱位，但椎体后侧皮质并未压缩断裂。活动范围较大的下颈椎和胸腰椎结合部（$T_{11} \sim L_2$）最为多见。平地滑跌臀部触地，躯干前屈暴力小，可发生单纯椎体压缩骨折，多见于中老年人。

（2）过伸型损伤　当患者从高处仰面摔下，背部或腰部撞击木架等物体，被冲击的部位形成杠杆支点，两端继续运动，使脊柱骤然过伸，造成前纵韧带断裂，椎体前下或前上缘撕脱骨折，上位椎体向后移位，棘突椎板相互挤压而断裂。另外，骑车摔倒头面部触地或急刹车乘客头面部撞击挡风玻璃或椅背，使颈椎过度伸展也可致前纵韧带断裂、上位椎体向后移位等类似损伤，见图5-2。

（3）垂直压缩型损伤　高处掉落的物体纵向打击头顶，或跳水时头顶垂直撞击地面，以及人从高处坠落时臀部触地，均可使椎体受到椎间盘挤压而发生粉碎性骨折，骨折块向四周"爆裂"移位，尤其是椎体后侧皮质断裂，骨折块突入椎管造成椎管变形、脊髓损伤。见图5-3。

（4）侧屈型损伤　高处坠落时一侧臀部触地，或因重物压砸使躯干向一侧弯曲，而发生椎体侧方楔形压缩骨折，其对侧受到牵张应力，引起神经根或马尾神经牵拉性损伤。

（5）屈曲旋转型损伤　脊柱受到屈曲和向一侧旋转的两种复合暴力作用，造成棘上、棘间韧带牵拉损伤，旋转轴对侧的小关节囊撕裂、关节突关节脱位，椎管变形，脊髓受压。见图5-4。

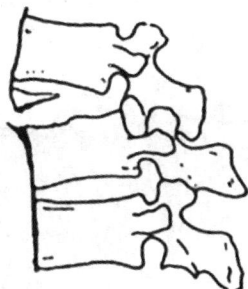

图 5-2　过伸型损伤

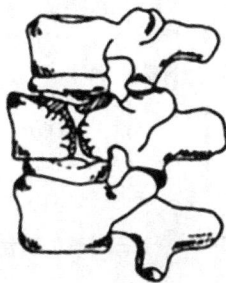

图 5-3　垂直压缩损伤

（6）水平剪力型损伤　又称安全带型损伤，多属屈曲分离型剪力损伤。高速行驶的汽车在撞车瞬间患者下半身被安全带固定，躯干上部由于惯性而急剧前移，以前柱为枢纽，后、中柱受到牵张力而破裂张开，造成经棘上棘间韧带 - 后纵韧带 - 椎间盘水平断裂，或经棘突 - 椎板 - 椎体水平骨折，往往移位较大，脊髓损伤多见。见图5-4。

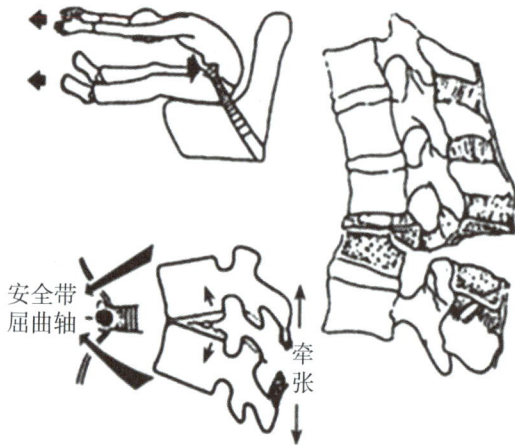

图 5-4 水平剪力型损伤

（7）撕脱型损伤 由于肌肉急骤而不协调收缩，造成棘突或横突撕脱性骨折，脊柱的稳定性不受破坏，骨折移位往往较小。

2.Denis 骨折分型 Denis 于 1983 年提出脊柱"三柱"概念，即：①前柱：即前纵韧带、椎体及椎间盘前 2/3；②中柱：后纵韧带、椎体及椎间盘后 1/3；③后柱：由椎弓、关节突关节、棘突、椎板、黄韧带、棘间韧带、棘上韧带组成。脊柱的稳定性主要依赖于中柱的完整（图 5-5）。凡损伤累及二柱以上结构均为不稳定性损伤。如爆裂骨折破坏前柱与中柱，屈曲型骨折脱位三柱结构尽遭破坏，均属不稳定性损伤。

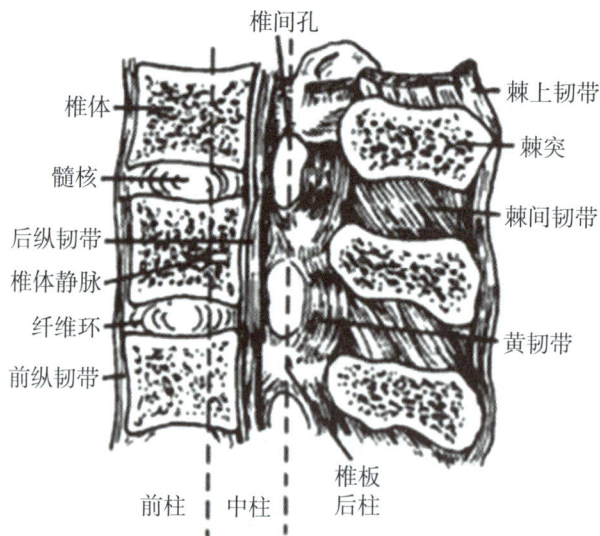

图 5-5 脊柱三柱解剖示意图

【诊断要点】

1. 外伤史 任何高处坠下、重物落砸、车祸撞击、坍塌事故等均可造成脊柱损伤，应详细了解暴力作用的过程和部位、受伤时的姿势及搬运情况。在颅脑外伤、醉酒意识不清时，应特别注意排除颈椎损伤。

2. 临床表现 伤后脊柱疼痛及活动障碍为主要症状。额面部皮肤擦伤或挫伤，提示颈椎过伸性损伤；沿脊柱中线自上而下逐个按压棘突，寻找压痛点，发现棘突后突，表明椎体压缩或骨折脱位；棘突周围软组织肿胀、皮下瘀血，说明韧带肌肉断裂；棘突间距增大，说明椎骨脱位或棘间韧带断裂；棘突排列不在一条直线上，表明脊柱有旋转或侧方移位。当椎体只有轻微压缩骨折时，疼痛及功能障碍多不明显，应注意不要漏诊。对任何脊柱损伤患者，均应进行详细的神经系统检查，以确定是否伴有脊髓损伤。

3. 影像学检查　脊柱正侧（斜）位 X 线片可确定脊柱损伤的部位、类型和程度。X 线检查对指导治疗具有极为重要的价值，阅读 X 线片时应明确以下内容：骨折或脱位的部位和类型；椎体压缩、前后左右移位、成角和旋转畸形及其程度；椎管管径改变；棘突间距增大及椎板、关节突、横突、棘突骨折及其程度；判断陈旧性损伤有无不稳定，应拍摄损伤节段的前屈、后伸侧位片。CT 检查能提供椎体椎管矢状径的情况，脊髓受压程度和血肿大小，对于爆裂性骨折及其骨折片进入椎管的诊断很有意义，可为临床施行急诊手术提供依据。MRI 能较清楚地显示椎管内软组织的病理损害程度，在观察脊髓损伤的程度和范围较 CT 优越，对脊髓损伤是否有手术价值及预后可提供有力的依据。肌电图和诱发电位检查有助于评估患者晚期的神经功能。根据受伤史、临床表现和 X 线检查等可作出明确诊断。脊柱损伤程度及稳定性按骨折综合分类法结合脊髓损伤 Frankel 分级确定。

【骨折转运及治疗】

1. 病情判断　脊柱骨折和脱位的恰当急救处理，对患者的预后有重要意义。在受伤现场就地检查，主要明确三点：第一，脊柱损伤的部位。如病人清醒，可询问并触摸其脊柱疼痛部位。昏迷病人可触摸脊柱后突部位。第二，观察伤员是高位四肢瘫还是下肢瘫，从而确定系颈椎损伤还是胸腰椎损伤，作为搬运时的依据。第三，密切注意观察患者生命体征的变化，谨防隐匿性骨折，如无骨折脱位的颈脊髓损伤，警惕迟发性疾病，如颈脊髓损伤影响膈肌运动从而出现呼吸困难甚至危及患者生命。

2. 骨折转运　搬运过程中，应使脊柱保持平直，避免屈曲和扭转。可采用两人或数人在患者一侧，动作一致地平托头、胸、腰、臀、腿的平卧式搬运，或同时扶住患者肩部、腰、髋部的滚动方式，将患者移至担架上。对颈椎损伤者，应由一人专门扶住头部或用沙袋挤住头部，以防颈椎转动。用帆布担架抬运屈曲型骨折者应采用俯卧位。搬运用的担架应为木板担架，切忌用被单提拉两端或一人抬肩、另一人抬腿的搬运法，因其不但会增加病人的痛苦，还可使脊椎移位加重，损伤脊髓。由于导致脊髓损伤的暴力往往巨大，在急救时应特别注意颅脑和重要脏器损伤、休克等的诊断并优先处理，维持呼吸道通畅及生命体征的稳定。

3. 整复方法　根据脊柱损伤的不同类型和程度，选择恰当的复位方法。总的原则是逆损伤机制并充分利用脊柱的稳定结构复位。屈曲型损伤应过伸位复位，过伸型损伤应屈曲位复位。在复位时应注意牵引力的作用方向和大小，防止骨折脱位加重或损伤脊髓。颈椎损伤伴关节交锁应首选颅骨牵引复位法，胸腰椎损伤则可选用下肢牵引复位法或垫枕加腰背肌锻炼复位法。

（1）持续牵引复位法　轻度移位、压缩而无关节交锁的颈椎骨折，一般采用枕颌布托牵引。将枕颌布托套枕部与上颌部，通过滑车进行牵引，头颈略后伸，牵引重量为 2～3kg，持续牵引 3～4 周后改用颈围保护 8～10 周。若颈椎骨折伴有关节交锁者，需用颅骨牵引。牵引方向先由屈曲位开始，当关节突脱位交锁纠正后再改为伸展位，忌一开始就采用伸展位，以免加重关节突相互嵌压交锁和脊髓损伤。增加牵引重量时，要注意观察脊髓损害是否加重及避免过度牵引。椎体间隙明显增宽为过度牵引的常见征象，此时应酌情减轻牵引重量。如重量超过 15kg 仍未复位，多系关节突骨折嵌顿所致，需改为手术复位。

（2）垫枕加腰背肌功能锻炼复位法 早期腰背肌肌肉锻炼可以促进血肿吸收，以骨折处为中心垫软枕高 5 ~ 10cm，致腰椎呈过伸位，使得由于椎体压缩而皱襞的前纵韧带重新恢复原有张力，并牵拉椎体前缘张开，达到部分甚至全部复位，同时后侧关节突关节关系也得到恢复和改善（图 5-6）。

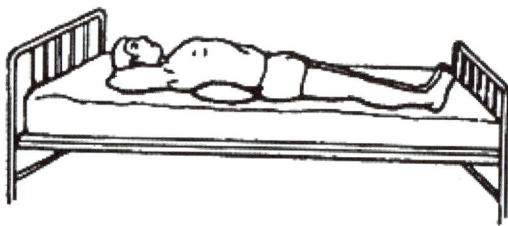

图 5-6 脊柱骨折垫枕复位法

（3）牵引过伸按压法 患者俯卧硬板床上，两手抓住床头，助手立于患者头侧，两手反持其腋窝处，一助手立于足侧，双手握双踝，两助手同时用力，逐渐进行牵引。牵引 3 ~ 5 分钟后，足侧助手逐渐将双下肢提起悬离床面，使脊柱得到充分牵引和后伸，当肌肉松弛、椎间隙及前纵韧带被拉开后，术者双手重叠置于骨折后突部位，适当用力下压，借助前纵韧带的伸张力，将压缩之椎体拉开，同时后突畸形得以复平。

4. 固定方法 牵引结合体位可起到良好的固定作用。如颈椎屈曲型损伤用颅骨牵引结合头颈过伸位固定，过伸型损伤则需保持颈椎屈曲 20°~ 30°位；另外头 – 胸支架、头颈胸石膏、颈围领等均适用于颈椎损伤。腰椎屈曲压缩性骨折腰部垫枕，使腰椎过伸，结合过伸位夹板支具等，能发挥复位和固定的双重作用。

5. 药物治疗 早期证属气滞血瘀，治宜行气活血、消肿止痛，内服可选用复元活血汤、膈下逐瘀汤加减，外敷消瘀膏或消肿散。兼有少腹胀满、小便不利者，证属瘀血阻滞，膀胱气化失调，治宜活血祛瘀、行气利水，用膈下逐瘀汤合五苓散。若局部持续疼痛、腹满胀痛、大便秘结、苔黄厚腻、脉弦有力，证属血瘀气滞，腑气不通，治宜攻下逐瘀，方用桃核承气汤或大承气汤加减。中期肿痛虽消而未尽，仍活动受限、舌暗红、苔薄白、脉弦缓，证属瘀血未尽，筋骨未复，治宜活血和营、接骨续筋，方用接骨紫金丹。后期腰酸腿软、四肢无力、活动后局部隐隐作痛、舌淡苔白、脉虚细，证属肝肾不足，气血两虚，治宜补益肝肾、调养气血，方用六味地黄汤、八珍汤或壮腰健肾汤加减，外贴万应宝珍膏或狗皮膏。

6. 练功活动 腰背部肌肉的主动收缩可促进骨折复位，防止肌肉僵硬萎缩及慢性腰背疼痛，有助于脊柱稳定。功能锻炼应遵循的原则包括：第一，早期开始。即在损伤复位固定完成后，开始肢体肌肉、关节的主动运动和（或）被动运动。功能锻炼愈早开始则恢复愈早，愈晚进行则功能恢复所需的时间愈长，主动运动为主，被动活动为辅。第二，循序渐进，从易到难。第三，根据功能需要进行锻炼。不论对于神经系统，还是肌肉关节本身，只有进行该项功能所需的动作训练，才能达到康复的要求。这就要求制订恰当的功能康复的目标和计划，有针对性地进行康复训练。第四，力量和耐力训练并重。肌肉力量的增长，是通过锻炼逐步达到的，在具有一定肌肉力量的同时，还必须具备力量的持续性，即耐力，才能达到练功的目的。

7. 手术治疗 骨折脱位移位明显，闭合复位失败，或骨折块突入椎管压迫脊髓者应选择手术切开复位，恢复椎管管径，解除脊髓压迫，重建脊柱稳定性，利于患者尽早康复训练，并且可减轻护理难度，预防并发症的发生。

第三节　脊髓损伤

一、急性脊髓创伤的基本知识

急性脊髓损伤是指外力破坏了脊柱的结构和稳定性，导致骨折、脱位损伤脊髓或马尾神经所致。脊髓损伤古称"体惰"。本病预后差，可造成终身残疾甚至危及生命。临床上，致伤暴力越大、骨折脱位移位越明显，损伤平面越高，瘫痪症状越严重。

【病因病理】

急性脊髓创伤大多因间接暴力所致。人体由高处坠落伤、重物落下打击致伤或车祸时，人体受到暴力作用后，暴力传导到脊柱，引起脊柱的超常活动，大多造成脊柱的骨折脱位，可以引起脊髓闭合性创伤。最常见的暴力形式是垂直压缩损伤和屈曲损伤。战时火器伤为脊髓开放性创伤的常见原因。

由于移位的骨折块、脱位的椎骨、脱出的椎间盘或皱叠的韧带组织等压迫造成脊髓受压，常伴有脊髓实质性损伤，早期组织形态学改变表现为中央灰质薄壁血管破裂出血或血管壁通透性增加，红细胞漏出至血管外间隙，数小时后出血中心区出现凝固性坏死，灰质碎裂液化形成小囊腔，白质水肿间杂出血灶，进而脊髓组织内压增高，造成脊髓内微循环障碍。脊髓损伤后中心性进行性坏死和神经纤维弥漫性脱髓鞘、轴索破坏裸露是重要病理基础。其后，脊髓损伤出血停止或进行性加重直接影响脊髓损伤程度。此外，致伤暴力的大小，受压时间的长短、轻重，脊髓缺血的程度和持续时间等因素与损伤程度关系密切。脊髓损伤按病理改变分三类：脊髓震荡、脊髓实质性损伤（挫裂伤）、脊髓受压。

1. 脊髓震荡　脊髓震荡为暂时性功能抑制，表现为弛缓性截瘫，多为不完全瘫痪。病理上无实质性损伤；不排除轻度水肿、充血、细胞肿胀等。数小时内开始恢复，数日内完全恢复正常神经功能。脊髓休克不同于脊髓震荡，是脊髓颈、胸段实质性损伤的早期表现，并且只发生在急性脊髓损伤的早期。慢性脊髓损伤（如椎管狭窄、脊柱结核或肿瘤）不经过脊髓休克阶段，而直接表现为痉挛性瘫痪。

2. 脊髓挫裂伤　多见于椎体骨折、脱位、附件骨折时，骨折片、黄韧带、椎间盘、软骨板挤压脊髓，造成脊髓实质性损害。

（1）不完全性脊髓损伤　其病理改变主要为脊髓灰质点状出血，前后角少数神经细胞退变崩裂及部分神经轴索的退变，仅到伤后 24～48 小时，这种脊髓内出血的破坏性改变，并不继续进行，不发生脊髓中央坏死，而是逐渐恢复。其脊髓功能也在不同时间内逐渐恢复，不遗留或部分遗留神经缺陷。

（2）完全性脊髓损伤　在伤后 1 小时内，由于血管损伤或毒性物质的作用，灰质出血较重，神经细胞及神经纤维退变、崩解，且出血进行性加剧，不断扩大。6 小时出血面积可达脊髓横断面的 50%，出现脊髓中央坏死，发展至 1 周时，大部分脊髓坏死，不能恢复。

3. 脊髓受压　当脊髓受伤后，椎体移位、碎骨片、血肿、破碎的椎间盘组织压迫脊髓可以造成瘫痪。脊髓没有受到直接创伤，当压迫因素很快解除时，其功能可以全部或大部分恢复。当脊髓受压时间过长或程度严重时，脊髓组织可因血液循环障碍发生出血、缺氧而坏死、液化，以致形成瘢痕或出现萎缩，神经功能不能恢复。

4. 马尾神经损伤　腰 2 平面以下骨折、脱位常累及马尾神经，其发生率较脊髓损伤低。外力致伤马尾神经部分或全部挫伤、横断、撕裂或撕脱，常伴见硬脊膜同时损伤。表现为损伤平面以下运动、感觉和反射减弱或消失，大小便及性功能不同程度的受累。

5. 脊髓创伤后全身的病理生理改变　脊髓创伤后，除创伤节段平面以下有运动、感觉、反射及括约肌功能障碍外，常有全身呼吸、循环、代谢及体温调节等方面的变化。

（1）呼吸系统　高位脊髓创伤后，呼吸肌瘫痪，呼吸时胸廓可呈反方向运动而影响胸腔内压、肺容积和气体的交换。由于呼吸动力不足，部分呼吸道变成无效腔，出现气体交换不足，血氧分压降低，血二氧化碳分压增高，导致代谢产物的积聚。

（2）循环系统　急性高位颈髓创伤后，交感神经系统处于瘫痪状态，而迷走神经则处于优势。表现为心动过缓，血管紧张度降低，外周血管阻力下降，脉压差大，血压下降。

（3）代谢变化　脊髓创伤后，糖原的利用发生障碍，而脂肪和蛋白质的消耗量增加。由于葡萄糖代谢不全，体内出现酮体的积累，继而引起全身功能和代谢紊乱。

（4）体温调节障碍　高位脊髓创伤后，体温调节中枢的传导通路受到破坏，体温调节功能丧失，导致产热和散热失衡，皮肤及汗腺失去交感神经支配而无汗。

【脊髓创伤分类】

1. 根据创伤性质划分　可分为开放性脊髓创伤与闭合性脊髓创伤。

（1）开放性脊髓创伤　火器伤为开放性脊髓创伤的常见原因，约占 90%，分为穿透伤和非穿透伤。穿透伤又分为椎管贯通伤、椎管非贯通伤、椎管切线伤、椎体或椎旁创伤。

（2）闭合性脊髓创伤　一般是间接暴力引起脊髓震荡、闭合性脊柱骨折脱位，造成脊髓挤压、挫裂及出血等不同程度的创伤。

2. 根据脊髓损伤程度及临床表现划分　可分为脊髓震荡、脊髓不完全损伤和脊髓完全损伤。

（1）脊髓震荡　暂时性功能抑制，能恢复正常神经功能。

（2）脊髓不完全损伤　包括脊髓中央性损伤、脊髓前部损伤、脊髓后部损伤、脊髓半侧损伤。损伤节段以下保留部分感觉、运动功能。

（3）脊髓完全损伤　损伤节段以下不存在功能性运动（肌力低于 3 级）和感觉。

3. 根据脊髓损伤平面划分　可分为四肢瘫和截瘫。四肢瘫指损伤发生在颈膨大或其上，上下肢、躯干及骨盆功能损害；截瘫指损伤在颈膨大以下的胸段和腰段，仅出现下肢瘫痪。

【脊髓创伤功能的检查】

脊髓创伤时，受累神经节段支配的区域即产生相应的症状和体征，表现为肌力、反射和感觉的异常。因此，通过肌力、反射和感觉等检查，可以对脊髓创伤作出正确的定位诊断。使用细针尖检查双侧各 28 个皮节的感觉功能，根据对抗阻力及重力情况判断运动功能，依据运动和感觉功能检查结果进行脊髓神经功能分级。

1. 肌力检查　通过检查待定的肌无力模式来确定病变或功能障碍的位置，运用肌力等级来判断。检查身体两侧各自 10 对关键肌，按 0～5 级测定肌力。C_5- 肱二头肌，C_6- 桡侧伸腕长短肌，C_7- 肱三头肌，C_8- 中指屈指肌，T_1- 小指展肌，L_2- 髂腰肌，L_3- 股四头肌，L_4- 胫前肌，L_5- 足踇长伸肌，S_1- 腓肠肌。$S_{4\sim5}$ 指诊肛门括约肌的主动收缩。肌力等级判定见表 5-2。

表 5-2 肌力等级判定表

分级	说明
0	无肌肉收缩
1	可见肌肉轻微收缩，但不能带动关节活动
2	不能在抗地心引力下活动关节
3	在抗地心引力下可以活动关节
4	在抗地心引力下，能够对抗部分阻力而完全活动关节
5	在抗地心引力下，能够对抗阻力而完全活动关节

2. 反射检查　反射检查是神经系统损害定位诊断的最基本方法。检查反射时必须两侧进行对比，叩击的力量力求均等，叩击的部位必须准确。

（1）浅反射　是刺激体表感受器（如皮肤、黏膜等）引起的反射。浅反射减弱或消失表示反射弧中断或抑制，常用的浅反射检查见表 5-3。

表 5-3 常用的浅反射检查

项目	节段定位	肌肉	神经
上腹壁反射	$T_{7\sim8}$	腹斜肌、腹横肌、腹直肌	肋间神经
中腹壁反射	$T_{9\sim10}$	同上	肋间神经
下腹壁反射	$T_{11\sim12}$	同上	肋间神经
提睾反射	$L_{1\sim2}$	提睾肌	生殖股神经
肛门反射	$S_{4\sim5}$	肛门括约肌	肛尾神经

（2）深反射　是刺激肌肉、肌腱、骨膜和关节的本体感受器而引起的反射。深反射减弱或消失表示反射弧中断或抑制，亢进则表示上运动神经元损伤。双侧不对称改变（如一侧增强、减弱或消失）是神经系统损害的重要体征，髌阵挛、踝阵挛是腱反射极度亢进的表现。常用的深反射检查见表 5-4。

表 5-4 常用的深反射检查

项目	节段定位	肌肉	神经
肱二头肌肌腱反射	$C_{5\sim6}$	肱二头肌	肌皮神经
肱三头肌肌腱反射	$C_{6\sim7}$	肱三头肌	桡神经
桡骨膜反射	$C_{5\sim8}$	肱二头肌、肱桡肌、旋前肌	正中神经、桡神经
		指屈肌	肌皮神经
膝腱反射	$L_{2\sim4}$	股四头肌	股神经
跟腱反射	$S_{1\sim2}$	腓肠肌	胫神经

（3）病理反射　是中枢神经系统损害，主要是锥体束受损，对脊髓的抑制作用丧失而出现的异常反射。病理反射双侧明显不对称或过于强烈时，结合深反射亢进，浅反射减弱或消失，提示

脊髓锥体束损伤和上运动神经元损伤。常用的病理反射检查有霍夫曼征（Hoffmann sign）、罗索里莫征（Rossolimo sign）、巴宾斯基征（Babinski sign）、查多克征（Chaddock sign）、奥本海姆征（Oppenheim sign）、戈登征（Gordon sign）。

3. 感觉检查　感觉功能是神经系统及脊髓评估中最客观的检查。检查目的在于明确感觉运动障碍的皮节分布，提示脊神经病变或外周神经病变。痛觉：可用安全别针或叩诊锤的尖头部来检查；轻触觉可用棉签来检查；温度觉可用分别装有冷水及热水的试管来检查；本体觉从肢体末端的手指（足趾）开始检查。评估患者是否能感知关节的移动和位置觉，要先找到感觉丧失区，由感觉减弱的部位向感觉正常部位反复进行测试。感觉检查在很大程度上依靠病人的主观反映，需病人密切配合方能完成。测试完毕后，记录结果，如正常、过敏、迟钝或缺失等。不能遗漏马鞍区和会阴部的检查。检查截瘫平面时，在第二肋间隙以下感觉消失和减退，常误以为是胸椎损伤，其实大多是颈椎损伤。

（1）浅感觉检查　包括皮肤黏膜的触觉、痛觉及温度觉，注意其神经节段分布（图 5-1）。注意两侧对比和不要暗示病人。

（2）深感觉检查　包括关节位置及振动觉，深感觉障碍说明脊髓后索损伤。

【临床表现与诊断】

脊髓创伤后早期可出现脊髓休克。脊髓休克所经历的时间不一致，一般在伤后 3～4 周即逐渐消失，有严重感染和极度衰退者休克时间延长。在脊髓休克消失后，可出现不同程度的暂时性的肌力增强，同时感觉和运动功能也逐渐恢复。瘫痪的肢体逐渐出现肌张力增强，腱反射亢进，病理反射阳性。脊髓半侧损伤可出现典型的脊髓半侧离断综合征。由于脊髓自主神经损害，其支配区以下皮肤神经营养障碍，易出现腹胀、皮肤水肿和褥疮。

诊断脊髓创伤时，要详细了解受伤经过，全面检查伤员，注意有无合并休克、颅脑创伤、胸腹腔脏器创伤、脊柱及四肢骨折等。开放性创伤应注意有无脑脊液漏。当发现创伤平面以下有感觉、运动、反射或括约肌功能障碍时，应考虑有脊髓损伤。除神经系统检查外，应做脊柱 X 线、CT、MRI 等检查，有利于脊柱骨折或脱位、脊髓损伤诊断。

1. 辅助检查

（1）X 线检查　病情允许时应及时摄脊柱正侧位片，必要时摄斜位片和脊柱过屈过伸侧位片。正位片可显示椎体有无侧方压缩或移位，椎体横径是否增宽，棘突有无偏斜，棘突间隙有无增宽，横突有无骨折，椎弓根是否对称，肋骨头有无脱位。侧位片可显示椎体有无骨折或骨折脱位，椎体压缩程度，棘突间隙有无增宽，关节突有无骨折或脱位、交锁，椎管前后界是否平顺，椎管内有无骨片或金属物。斜位片可显示关节突及椎弓峡部有无骨折，椎间孔有无变形。颈椎或腰椎过屈过伸侧位片能动态观测颈椎或腰椎的稳定性。

（2）CT 检查　CT 检查可显示 X 线片不能显示的骨折、椎管形态及骨块突入侵占情况，明确脊髓致压物的性质，对检查脊柱损伤合并脊髓损伤特别重要。

（3）磁共振（MRI）检查　MRI 能三维显示脊椎及脊髓改变和其相互关系，尤其对软组织如椎间盘突出移位，脊髓受压的部位、原因、程度和脊髓病理变化，如脊髓出血、水肿、坏死软化、囊性改变等的判断十分准确。

（4）躯体感觉诱发电位（SEP）　躯体感觉诱发电位可用于估计脊髓损伤的程度、治疗效果和预后。

2. 诊断要点

（1）脊髓创伤平面定位　脊髓创伤平面的判断主要依靠感觉、运动、括约肌功能和深浅反射障碍平面，以及脊柱的创伤部位判定。

（2）脊髓创伤程度的判定

①截瘫指数：为判定和记述脊髓功能障碍程度，临床上采用截瘫指数。如果感觉、运动和括约肌三种功能都为部分障碍，则各记为 1；如果都为完全性障碍则各计为 2；如果都为完全性正常则各计为 0。综合三种功能障碍情况，即得出截瘫指数。该指数愈高，截瘫程度愈高，例如完全性截瘫指数为 6，正常为 0。

② Frankel 评定标准：

A. 无感觉或运动功能。

B. 感觉功能不完全丧失，无运动功能。

C. 感觉功能不完全丧失，无有用的运动功能。

D. 感觉功能不完全丧失，具有有用的运动功能。

E. 正常功能，可能有痉挛状态。

③美国脊柱损伤学会（A-SIA）：对脊髓损伤分级评定标准（2002 年修订版）如表 5-5。

表 5-5　ASIA 脊髓损伤分级

级别	临床表现
A	完全性损伤，在神经损伤平面以下（包括骶段），无感觉运动功能
B	不完全性损伤，在神经损伤平面下，有感觉，无运动功能
C	不完全性损伤，在神经损伤平面下，有运动功能，大部分关键肌肌力小于 3 级
D	不完全性损伤，在神经损伤平面下，有运动功能，大部分关键肌肌力大于或等于 3 级
E	感觉和运动功能基本正常

注：关键肌指肱二头肌、桡侧伸腕长短肌、肱三头肌、中指屈指肌、小指展肌、髂腰肌、股四头肌、胫前肌、拇长伸肌、腓肠肌。

【治疗】

1. 急性脊髓创伤的救治原则　①尽早救治，在伤后 6 小时的黄金窗口期脊髓白质未破坏前进行治疗，提高恢复机会；②整复骨折脱位，尽早解除脊髓的压迫并增强脊柱的稳定性，避免再次损伤脊髓；③积极应用药物及冷疗治疗脊髓损伤；④预防和治疗并发症，如早期的呼吸道感染与晚期的长期卧床并发症；⑤脊髓功能重建及康复，通过矫形术重建和改善患者四肢功能。

2. 急性脊髓创伤的救治

（1）急救和搬运：急性脊髓损伤常合并颅脑损伤、胸腹部脏器、四肢血管损伤，危及生命安全时应首先抢救生命。搬运脊柱脊髓损伤患者，应让脊柱保持正常生理弯曲，切忌在搬运过程中使脊柱过伸、过屈，在脊柱处于无旋转外力情况下，三人用手同时平抬平放到木板上，人少时可以用滚动法。搬运颈椎脊髓损伤患者，必须专人扶托下颌和枕骨，适当纵向牵引，保持颈部中立位，把患者搬在木板上，用沙袋或折成团的衣物放在头颈两侧，防止头颈转动，保持呼吸道通畅。

（2）注意防治休克，完善磁共振等检查，尽早注射甲泼尼龙等药物。但是创伤 8 小时后或穿通性脊髓损伤的病人不推荐使用甲泼尼龙治疗。

（3）开放性脊髓创伤者，应在保持其良好的体位下，及早进行清创术及脊髓减压术。手术前、后使用抗生素和营养神经药物。

（4）高位截瘫者要保持呼吸道通畅和防治并发症，行颅骨牵引，防治肺部感染及肺不张，必要时行紧急气管切开。

（5）已发生截瘫者，要防止尿路感染、褥疮发生。

（6）闭合性脊柱伤合并有急性脊髓损伤时，应尽早手术减压稳定脊柱。

（7）加强恢复期功能锻炼，尽早康复锻炼，促进神经功能和体力的恢复。

3. 开放性脊髓创伤的治疗　开放性脊髓创伤多为火器伤或刀伤，通常脊髓组织或马尾神经本身的创伤范围较广泛，而对脊柱的稳定性多无影响。治疗的首要任务是抢救休克。其次在应用抗生素情况下，进行及时、细致而彻底的清创术。术中要清除伤口的异物、碎骨片及血块，切除污染、失活的组织，彻底止血。对脊髓等重要组织不应随便切除，神经和肌腱应尽量少切除。对脊髓组织和马尾神经有压迫迹象者，应行椎板切除术，去除游离骨片和异物。如硬膜无损伤且见有搏动，则不必切开硬膜。如无搏动则应切开硬膜，并向头端探查，排除血肿和其他压迫因素，待脑脊液引流通畅后缝合硬脊膜。一般伤后 6～8 小时内，尽量争取一期缝合伤口，否则要根据伤情延期缝合处理。术后使用适当的抗生素预防感染。

4. 闭合性脊髓创伤的治疗　脊髓创伤有手术适应证者，应积极尽早地进行减压术。没手术条件时，也应及时将骨折复位，为脊髓功能的恢复和手术治疗创造有利条件。

脊髓功能的恢复主要取决于脊髓创伤的程度。脊髓创伤所致坏死不只是骨折脱位对脊髓的直接压迫所致，而有一部分是创伤后脊髓血液循环发生障碍所致，特别是微循环的改变起关键性作用。因此，在脊髓创伤早期将骨折复位，进行手术减压及药物治疗等，对解除脊柱受压、改善脊髓的微循环和阻止脊髓的进行性坏死，具有积极作用。

5. 手术治疗

（1）适应证　①截瘫症状进行性加重，截瘫平面不断上升者；②不完全性截瘫经保守治疗后，症状仍无改善者；③脊柱骨折脱位并完全性截瘫者；④椎板骨折，X 线片证明有骨折片压迫，引起截瘫或神经根刺激症状者；⑤脊髓创伤伴有关节突交锁，未能手法复位者；⑥腰椎骨折脱位严重，合并马尾神经损伤者。

（2）禁忌证　①一般情况差，有创伤性休克，同时合并胸腹腔脏器和颅脑创伤或大面积烧伤，在休克未纠正时，不宜手术；②无骨折脱位的脊髓损伤保守治疗好转者；③合并有神经内科疾病的脊髓损伤者，预后不好的；④除马尾神经外，脊髓受压在 2～3 年以上者；⑤有心脑血管意外，不能耐受手术者。

（3）常用的手术方法　后路脊髓减压术、前方脊髓减压术、侧前方减压术等。

6. 药物治疗

（1）中药　急性脊髓损伤的早期，多为瘀血阻滞，经络不通，治宜活血祛瘀、疏通督脉、通经活络，选用活血祛瘀汤加减；中期多因督伤络阻，脾肾阳虚，治宜补肾壮阳、温经通络，方用补肾活血汤加减；晚期，气血两虚，予以补益之品，方用补中益气汤或补阳还五汤加减。

（2）西药　①脱水药物：急性脊髓创伤会发生不同程度的脊髓水肿，从而加重脊髓的压迫。使用药物进行脱水治疗，可以减轻脊髓水肿，减少神经元的破坏，同时对脊髓功能的保护和恢复均有一定帮助。②甲泼尼龙冲击疗法：甲泼尼龙在急性脊髓损伤初期（伤后 8 小时内）的冲击治疗虽在近年与循证医学研究结果有争议，但在临床中仍作为一种重要的药物治疗方法广泛应用。

其主要目的在于增强脊髓细胞的抗氧化作用和细胞保护膜作用。其标准用法是初始剂量按30mg/kg计算，静滴15分钟，间隔45分钟，随后按5.4mg/（kg·h）维持23小时，该方法以伤后3小时内给予最佳。如损伤在3～8小时，可持续给予48小时。甲泼尼龙冲击治疗时出现有感染、消化道出血、心脏骤停等并发症，建议在心电监测状态下使用。③神经生长因子（NCF）。④其他药物：甲磺酸替拉扎特，稳定细胞膜；纳洛酮，保护神经作用；尼莫地平，防止钙离子内流；4-氨基吡啶，延长运动电位时间。

7. 其他治疗方法

（1）推拿治疗　瘫痪肢体早期推拿和被动活动，可预防肌肉挛缩和关节的强直。

（2）针灸治疗　针灸治疗的早期介入可提高瘫痪肌肉的肌力，刺激经络，有利于受损脊髓功能恢复和肢体功能重建。

（3）高压氧治疗　可提高脊髓损伤段氧张力及氧弥散率，改善脊髓缺氧状态，防止神经进行性破坏及退变坏死。

（4）全身支持疗法　对脊髓创伤病人既要重视局部处理，也要重视全身情况。注意维持营养。积极防治褥疮和泌尿系感染。在截瘫早期，每2～3日肌肉注射丙酸睾酮50mg，或苯丙酸诺龙25mg，以促进食欲和体内蛋白质合成。2～3周后，新陈代谢趋于正常，可给予高蛋白、高热量和高维生素饮食。纠正水电解质平衡紊乱和贫血，必要时可输血，以提高机体的免疫力，促进创伤的早日康复。

8. 脊髓创伤并发症的预防及治疗

（1）呼吸系统的并发症　呼吸功能障碍和呼吸道阻塞是脊髓创伤病人早期死亡的重要原因之一。造成呼吸道阻塞及呼吸功能障碍的原因是：①颈脊髓损伤造成肋间肌及膈肌等主要呼吸肌麻痹；②合并胸部伤加重呼吸困难；③呼吸道感染，咳嗽无力造成呼吸道痰涎堵塞及肺不张。

（2）泌尿系统并发症　为尽早建立自动排尿功能，防止或减轻尿路感染，目前常用的方法是采用留置导尿管及间断排尿。指导病人进行腹肌锻炼、饮水控制和寻找诱发膀胱排尿反射的因素。在截瘫早期，留置导尿管应定期夹管，使膀胱习惯于节律性充盈与排空，有助于反射性收缩功能的恢复。

（3）褥疮　脊髓创伤导致截瘫的病人自主神经功能及皮肤营养障碍，长期卧床使皮肤持续受压，加之大小便浸渍，容易发生褥疮。所以要加强护理，使用气垫床，定时翻身。

（4）四肢挛缩与畸形　截瘫病人长期卧床，全身代谢功能受到抑制，生理功能衰退，肌肉萎缩，关节僵硬。加强对不完全瘫痪肌关节的功能锻炼，可改善代谢功能，促进血液循环，增进食欲，防止肺炎、褥疮和泌尿系统感染等并发症，且能加速功能代偿和重建。

二、脊髓震荡

脊髓震荡是脊髓损伤后发生的一种可逆性功能紊乱，是最轻微的脊髓损伤，表现为弛缓性瘫痪，常为不全瘫痪，病理上无实质性损伤，常在数小时出现恢复，数日内神经功能完全恢复正常，是一种回顾性诊断。而脊髓休克是急性脊髓（脊髓颈、胸段）实质性损伤的早期表现，损伤平面以下的脊髓功能处于抑制状态，暂时性弛缓性瘫痪，损伤平面以下的脊髓功能包括感觉、运动和反射（包括阴茎海绵体反射和肛门反射）完全丧失，病理上有实质性损伤，可持续24小时以上。

【病因病理】

多数脊髓震荡与脊柱骨折和脱位伴随发生。患者由高处坠下，足部或臀部着地，全身体重的反作用力由下而上使脊柱骤然过度前屈所致，在同一原理下，重物由高处落下，冲击患者的头、背部，同样可引起脊柱的骨折脱位伴发脊髓震荡。车祸、跳水等亦是造成脊髓震荡的常见原因。

脊髓震荡是脊髓的一种可逆性功能紊乱，脊髓功能暂时处于生理停滞状态，脊髓的实质无器质性损害。镜下也看不到神经细胞和神经纤维的破坏，或仅有少量渗出、出血。

【临床表现与诊断】

脊髓震荡临床表现为患者发生骨折和脱位平面下所有的反射和运动功能消失，呈弛缓性瘫痪，常为不全瘫痪，肛门反射存在，电生理检查常可引出诱发电位。脊髓震荡持续的时间差别很大，最短数小时，多在24小时内恢复，极少数可持续数周。一般与病人年龄、全身状况、损伤程度及反射中枢的位置有关。病人年龄小、体质好、损伤轻、反射中枢靠近脊髓远端则脊髓震荡持续时间短，反射功能恢复较快。反之，病人年龄大、体质差、损伤重、反射中枢靠近脊髓近端则脊髓震荡持续时间较长，反射功能恢复慢。

脊髓震荡期的表现与器质性脊髓创伤的初期症状很相似，均为弛缓性，有时即使手术探查亦不能确定脊髓是否有器质性的损伤，只有继续观察才能判断病人的预后。脊髓震荡系一回顾性诊断，早期很难与不完全截瘫相鉴别。

【治疗】

在急救和搬运时，必须按脊柱骨折处理，要避免因搬动方法不当而加重脊髓的损伤程度。

（1）高位截瘫要保持呼吸道通畅，要有良好的颅骨牵引，防治肺部感染，要做好气管切开的准备。

（2）预防泌尿系感染、褥疮发生。

（3）药物治疗：选用敏感抗生素预防感染；适当短期使用激素和营养神经药物。

（4）营养支持及补充液体：对于高位截瘫的病人早期要补液，同时注意水电解质的平衡，充分补充能量。

三、脊髓闭合性创伤

【病因病理】

脊柱因暴力发生骨折或脱位，导致脊髓受到机械性压迫和创伤，脊髓可呈部分或完全断裂。伤后脊髓表现为点片状或局部出血合并水肿、液化坏死及蛛网膜下腔脑脊液含血液。脊髓损伤的病理改变如下：

急性期是在伤后数日内，蛛网膜下腔和脊髓实质表面的出血，外观呈紫红色。灰质和白质的界限变得不清。伤后24～48小时出现脊髓微循环障碍。由于局部神经组织缺血而水肿，神经元呈现不同程度的缺血坏死，神经纤维断裂，髓鞘破裂，轴索裸露并有退行性变。

中期和晚期的变化主要是组织吸收和恢复阶段。中期主要是大量淋巴细胞浸润，大吞噬细胞的增多和神经胶质的增殖。后期是纤维组织和胶质瘢痕形成，创伤脊髓实质萎缩，蛛网膜粘连增厚，脊髓内有大小不等空泡形成。

脊髓损伤的程度不仅与致伤能量的大小有关，而且与损伤后脊髓受压时间的长短、脊髓缺血的程度及持续时间有密切关系。随着受压时间和缺血程度的加重，脊髓损伤也将发生由部分到完全、由可逆到不可逆的病理学改变，因此脊髓损伤后的病理表现也是一个动态的发展变化的过程。

【临床表现与诊断】

1.脊髓不完全性损伤　脊髓遭受严重创伤，但未完全横断，表现为损伤平面以下运动、感觉、括约肌和反射的不同程度的保留。是临床最常见的实质性损伤，有以下几种类型。

（1）脊髓中央性损伤　脊髓中央性损伤是脊髓中央灰质损害。由于脊髓丘脑束纤维在此交叉，故可出现损伤平面以下的分离性感觉障碍，即痛觉、温度觉消失而触觉基本存在（精细触觉经薄束、楔束传导保留）。因皮质脊髓束纤维的排列是上肢位于脊髓内侧，下肢靠外侧，所以在颈段脊髓中央损伤时，上肢瘫痪重于下肢瘫痪，手部瘫痪重于肘部瘫痪。

（2）脊髓前部损伤　脊髓前部损伤主要累及皮质脊髓前束和脊髓丘脑前束，而后侧的薄束、楔束完整。表现为损伤平面以下的完全性瘫痪，痛觉、温度觉迟钝或消失，而位置觉、振动觉等深感觉存在。

（3）脊髓后部损伤　是损伤在脊髓后索的薄束、楔束，而前索和侧索完整，表现为损伤平面以下的深感觉障碍，而浅感觉迟钝或正常，运动正常。

（4）脊髓半侧损伤　脊髓半侧损伤也称为 Brown-Sequard 综合征，浅感觉传导束（脊髓丘脑束）进入脊髓后先交叉再上行，而深感觉传导路径则先上行后交叉，因此损伤侧出现运动和本体深感觉丧失，呈上运动神经元损伤痉挛性瘫痪，痛、温觉仍然保存，触觉仅稍减退；而对侧仍具有良好的运动和本体深感觉，但痛、温觉丧失，触觉仅稍减退。

（5）圆锥创伤综合征　脊髓在 T_{12}～L_1 缩小呈圆锥形，称为脊髓圆锥。出现马鞍区感觉障碍、排尿障碍。

2.脊髓完全性损伤　脊髓完全性损伤导致与高级中枢的联系完全中断。损伤平面以下出现迟缓性瘫痪，感觉消失，肌张力消失，不能维持正常体温，内脏和血管反射活动暂时丧失，为脊髓休克。脊髓休克期过后，最先恢复的是球海绵体肌反射或肛门反射。当上述反射之一恢复，而损伤平面以下的深浅感觉完全丧失，包括马鞍区感觉和下肢振动觉丧失，运动功能完全丧失，其他深浅反射均消失，大小便失去控制，预示完全性脊髓损伤。伤后数月可由弛缓性瘫痪演变为痉挛性瘫痪，表现为肌张力增高，腱反射亢进，髌阵挛、踝阵挛阳性，病理征阳性。

脊髓完全性损伤时，不同节段损伤的临床表现大致如下：

（1）上颈段（$C_{1～4}$）脊髓损伤　此段脊髓与延髓相连，发出枕大神经、枕小神经和膈神经等，支配枕部、耳郭皮肤，损伤后多因膈肌和肋间肌麻痹不能自主呼吸而当场死亡。幸存者可出现耳郭、枕部疼痛麻木和四肢不全瘫痪。

（2）下颈段（$C_{5～8}$）脊髓损伤　由于肋间肌麻痹没有胸式呼吸，而腹式呼吸代偿性增强。C_5 节段损伤，肩部因肩胛提肌和斜方肌牵拉而耸起；C_6 节段损伤，因肩胛提肌、斜方肌、三角肌和肱二头肌收缩而呈肩外展 90°，肘屈曲，前臂靠近头部；C_7 节段损伤，由于肘以上肌肉正常，肘以下肌肉瘫痪，前臂置于胸前，伸指肌肌力减弱，示指伸肌肌力减弱显著；C_8 节段损伤，外侧角的交感神经受累，可出现霍纳（Horner）征：眼睑下垂、眼球内陷、瞳孔缩小、无汗。

（3）胸段脊髓损伤　双下肢肌肉瘫痪，上胸髓损伤可出现肋间肌麻痹呼吸困难，腹式呼吸为主。感觉平面改变对胸髓损伤水平的定位具有重要意义，T_4 平乳头，T_6 平剑突，$T_{7～8}$ 在肋下，

T_9 在上腹部，T_{10} 平脐，T_{11} 在下腹部，T_{12} 在腹股沟部。$T_{6\sim9}$ 节段损伤，因腹直肌上段神经支配完好，而中下段受损，故该肌收缩时肚脐上移，称为比弗（Beevor）征。腹壁反射在 T_6 节段损伤时完全消失，上、中、下腹壁反射消失，对应损伤平面分别为 $T_{7\sim8}$、$T_{9\sim10}$ 和 $T_{11\sim12}$。

（4）腰骶段（$L_1 \sim S_2$）脊髓损伤　该节段脊髓（腰膨大）是腰骶神经根发出处。表现为双下肢肌肉不同程度的迟缓性瘫痪，提睾反射、膝腱反射、跟腱反射消失，大小便障碍。皮肤感觉丧失区 $L_{1\sim3}$ 分别为大腿前面上、中、下 1/3，$L_4 \sim S_2$ 分别为小腿内侧、足背、足底和大腿后侧。

（5）脊髓圆锥（$S_{3\sim5}$）及马尾神经损伤　主要表现为排尿中枢损伤及肛门括约肌功能障碍，大小便潴留或失禁，会阴部有马鞍状感觉障碍区。第二腰椎以下骨折脱位，仅马尾神经损伤，且多为不完全损伤，出现双侧大腿以下皮肤感觉不对称，以大腿小腿后侧、足部及会阴部皮肤感觉减退或消失，小腿肌肉瘫痪。

【治疗】

1. 脊髓损伤　如合并颅脑、胸腹脏器及四肢大血管的创伤而威胁生命者，应先抢救生命。

2. 脊髓休克期治疗　此期着重于并发症预防，如泌尿系感染、肺部感染、褥疮等。

3. 药物疗法　脊髓损伤后，常有肿胀、出血和坏死等。在早期应进行全身性药物治疗。

（1）脱水疗法　常用脱水较强的药物有 20% 甘露醇。一般给药 10 ~ 30 分钟显效，可持续 3 ~ 4 小时。用量为 1.5 ~ 2.5g/kg，快速静脉输注，紧急时可在 5 分钟内 1 次注完。

（2）甲泼尼龙（MP）冲击疗法　具有抗炎症反应、抗氧化作用。早期采用甲泼尼龙冲击治疗能减轻脊髓损伤缺血性的发展，但不能逆转其进展。用量及用法：首次 30mg/kg，作为冲击量于 15 分钟内静脉输入，间隔 45 分钟，然后每小时 5.4mg/kg，连续 23 小时，静脉滴入。

（3）单唾液酸四己糖神经节苷脂（GM-1）　用于急性脊髓损伤，可使感觉与运动恢复。用法：单唾液酸四己糖神经节苷脂 100mg，静脉滴注，每日 1 次，连续 18 ~ 32 天（一般为 20 ~ 21 天），其后如继续应用，可用 40mg，静脉滴注或肌注，连用 3 周。

（4）低分子右旋糖酐　低分子右旋糖酐能改善组织的微循环，减少缺血坏死，促进水肿消退，缩短治疗时间，有助于损伤脊髓功能的恢复，对中央性脊髓损伤效果尤佳。

（5）预防感染　选用敏感的抗生素防治感染。

4. 脊髓减压稳定脊柱的手术治疗　条件允许可进行手术。

5. 功能锻炼及康复治疗　患者的康复应从受伤之日起开始，早期的功能锻炼可促进全身气血的流通，加强新陈代谢，提高机体的抵抗力，防治卧床并发症。被动活动可有效防止肌肉挛缩、关节僵硬。系统的康复治疗有利于脊髓功能的恢复和肢体功能的重建。

6. 截瘫并发症的防治

（1）呼吸系统的并发症　截瘫平面较高而肺活量小于 500mL 者，可预防性气管切开。截瘫平面较低，在观察过程中呼吸变得困难，且有进行性加重，或继发肺部感染，气管分泌物增多，影响气体交换者，应尽早气管切开。气管切开手术可以保证呼吸道通畅、呼吸阻力减少，无效腔缩小，吸痰方便，并可经由切开处直接给药。遇有呼吸停止时，可经由气管切开处进行人工呼吸，或使用自动呼吸器辅助呼吸。气管切开的位置应在环状软骨以下，第四气管环以上。

（2）泌尿系统并发症　留置尿管持续引流。同时要防止尿液逆流，多饮水，每日冲洗膀胱，常清洁尿道口，及时更换导尿管，严防泌尿系感染。对尿潴留患者可针刺关元、气海、中极、曲骨、三阴交。对尿失禁患者除可针刺上述穴位外，还可选用百会、大赫、会阴、涌泉、委中、八髎等穴位。

（3）便秘　发生截瘫时，肛门外括约肌的随意控制及直肠的排便反射均消失，肠蠕动减慢，直肠平滑肌松弛，故粪便潴留，日久因水分吸收而成粪块，成为便秘。病人可有腹胀、食欲缺乏、消化功能减退等症状。可采取口服缓泻剂，如番泻叶、麻仁丸、液状石蜡等；灌肠；针灸或刺激扳机点，如叩击尾骶部；手掏法：用戴手套的手指伸入肛门，掏出硬结大便。

（4）褥疮　脊髓创伤导致截瘫的病人自主神经功能及皮肤营养障碍，长期卧床使皮肤持续受压，加之大小便浸渍，容易发生褥疮。所以要加强护理，使用气垫床，定时翻身。

（5）深静脉血栓和肺栓塞形成　双下肢功能锻炼，手术后尽快坐立，同时可使用低分子肝素防治深静脉血栓和肺栓塞形成。

四、脊髓开放性创伤

脊髓开放性创伤是指有开放性伤口，并发脑脊液或脊髓组织外露的脊髓创伤。主要发生在战时，平时少见。此类创伤伤情重，休克、感染的发生率和早期死亡率都较高。

【病因病理】

脊髓开放性创伤多发生于锐器伤及火器伤。创伤部位以胸腰椎多见。锐器伤是由锐利的致伤物，如刀器刺入椎管内引起的脊髓损伤，创口处可有肌肉外露或脑脊液流出。火器伤时，按致伤物的性质，可分为枪弹伤与弹片伤；根据伤道的特点分为贯通伤、非贯通伤和切线伤，均可造成不同程度的脊髓创伤；以椎管壁为标志又可分为穿透伤与非穿透伤。按伤道与椎管的关系，火器伤又可分为五种类型：椎管贯通伤、椎管非贯通伤、椎管切线伤、椎体伤、椎旁伤。脊髓可由枪弹或炮弹弹片直接穿过脊髓或马尾神经而造成损伤。有些弹片虽未直接损伤脊髓或马尾神经，但由于脊柱损伤后的骨折片刺伤或压迫脊髓，或因弹道邻近脊柱，由于震荡和热力的影响引起脊髓损伤。一般在脊髓圆锥以上多为完全性脊髓损伤，马尾部为不完全性损伤。

伤后脊髓可以完全断裂，有的为轻度挫伤和水肿，有的在硬膜下出现血肿，或在脊髓组织中找到碎骨片及异物，有的虽脊髓外观正常，日后却会留有永久性瘫痪。严重的火器伤可同时合并脊柱骨折脱位而使脊髓发生钝性创伤。无论是火器伤还是钝性创伤，白质中断裂的轴突受溶酶体或自噬溶酶体的作用，发生自溶而形成囊腔，断裂部分的出血可使囊腔扩大。单纯挫伤的脊髓可有薄壁血管的破裂、灰质出血、血栓形成及伤部血流减少而缺血等现象。此外，开放性脊髓伤可直接破坏脊髓实质及其供应的血管，合并化脓性感染可加重脊髓损伤。

【临床表现与诊断】

单纯的椎旁伤所致的脊髓震荡，表现为创伤节段以下的暂时性的脊髓功能障碍，脑脊液化验和动力学实验多正常。经过一般对症处理，于伤后数小时或数日后可逐渐恢复，大多不留任何后遗症。

脊髓开放性创伤可引起完全截瘫或不完全截瘫。以感觉减退，肌力3级或以下者为截瘫平面。脊髓开放性创伤所致的完全性截瘫，表现为受伤平面以下的运动、感觉和反射功能全部消失。肛门周围无感觉，肛门括约肌无主动收缩者为完全脊髓损伤，肛门括约肌有收缩或有感觉者为不完全脊髓损伤。

根据伤口位置、伤道方向、胸腹部症状及截瘫平面确定拍片范围，CT可显示胸腹腔脏器伤及椎体伤，MRI可显示脊髓损伤情况。

【治疗】

脊髓开放性创伤的救治，应强调急救、搬运、清创。脊髓开放性创伤常合并胸腹部及血管创伤，应首先抢救生命。注意保持好体位，颈椎伤严防窒息，尽早做好初期外科处理，对有适应证者争取早期行椎板减压术，修补破裂的硬脊膜，加强抗感染治疗，减少并发症，降低死亡率。

1. 注意防治休克。

2. 颈部脊髓创伤有呼吸困难时行紧急气管切开术。

3. 有尿潴留的脊髓损伤，应留置导尿管，预防感染。

4. 截瘫伤员应注意预防褥疮。

5. 局部处理：开放性脊髓伤伴有细菌污染，应尽早进行细微而彻底的清创术。

（1）切开伤道，彻底清除伤道内的异物、碎骨片、血肿，切除污染、挫伤和失活的组织，止血。

（2）清创减压要彻底，用生理盐水冲洗伤口，硬脊膜破口张力不大时应予缝合。如缺损较大时，应取未污染的脊筋膜修补，尽可能缝合硬脊膜，关闭伤口。

（3）脊髓断端的处理：对断裂的脊髓，将其上下端齿状韧带固定在一起，在胸段也可以将上下脊神经根固定在一起，使脊髓的切缘紧密接触，不留间隙。马尾神经断裂后应找出断端进行吻合，但要分清运动神经和感觉神经，否则效果不佳。

（4）硬脊膜的处理：硬脊膜有缺损或者由于脊神经肿胀缝合有困难时，应采用脊筋膜修补缝合。严密缝合，防止脑脊液漏出。为预防感染进入脊髓周围的蛛网膜下腔，应在硬脊膜外放置引流条，引流 24～48 小时，伤口分层缝合。

（5）椎板切除术：截瘫伤员的 X 线片显示椎管内存留有金属异物、凹陷骨折或者碎骨片时，应当切除椎板探查椎管。截瘫平面有进行性升高也是椎管探查的适应证。一般感觉障碍平面可以用来确定椎板切除的范围。探查脊髓发现其外观正常时，应扩大椎板切除范围，进一步查找受伤的脊髓。

6. 抗生素及破伤风抗毒素的应用：初步判断受伤环境和创伤部位的致病菌，选择使用敏感抗生素。伤后早期应用大剂量广谱抗生素，用药时机愈早愈好。尽早注射破伤风抗毒素。

7. 脱水剂及营养神经药：为减轻受伤脊髓水肿及出血、坏死等病变，要早期使用作用较强的脱水药物，如 20% 甘露醇。单唾液酸四己糖神经节苷脂（GM-1）用于急性脊髓损伤，有利于脊髓神经功能的恢复。

第一节　胸部创伤基本知识

胸部的基本结构是骨性胸廓支撑保护胸内肺和心脏大血管等脏器，是维持呼吸和循环功能的重要部位。胸部创伤是指各种暴力使密闭胸腔稳定结构及其周围组织、内部组织、脏器受到损伤所引发的一系列症状、体征，常合并有气胸、血胸，大的血管和肺、心脏、食管、气管等创伤，创伤性窒息及膈疝、胸腹联合创伤等复合伤，死亡率较高。

一、胸部创伤分类

胸部创伤一般分为闭合性胸部创伤和开放性胸部创伤两类。

1.闭合性胸部创伤　闭合性胸部创伤约占胸部创伤的65%。依据其受伤组织、器官的数量及严重程度评估闭合性损伤的严重程度。常见原因有车祸、挤压伤、塌方、钝器击伤、高空坠落伤、爆震伤等。其特点是胸膜腔与外界不相通。

2.开放性胸部创伤　开放性胸部创伤多是由于锐器、火器等直接刺破胸膜，伤及胸腔内部组织或经胸腔伤及腹腔内组织、脏器。其特点是胸膜破裂，胸膜腔与外界直接或间接相通。

二、胸部创伤常见症状

1.疼痛　疼痛是胸部创伤最常见的症状。常因胸壁组织挫伤或肋骨骨折引发。"膈肌疝"时常出现放射痛。

2.呼吸困难　常表现为气促、胸闷、发绀、端坐呼吸、烦躁、"三凹征"、窒息等症状。原因：呼吸道被分泌物、血块或被异物等堵塞；开放性或张力性气胸；血胸；巨大膈疝；肺实质严重挫伤、创伤性湿肺、气管或支气管断裂等导致呼气换气功能障碍；连枷胸引起的反常呼吸；纵隔摆动；创伤后急性呼吸窘迫综合征（acute respiratory distress syndrome，ARDS）。

3.休克　胸部创伤常伴有休克。如休克症状进展迅速且难以纠正，应该考虑大血管或脏器损伤的可能；严重胸部创伤致胸膜、肺实质损伤；胸部开放性创伤，空气进入胸膜腔，对满布神经末梢的胸膜和肺产生强烈的刺激，以及由于纵隔摆动刺激肺门神经丛，引起呼吸循环功能紊乱而导致或加重休克，称为胸膜－肺休克。

4.咯血　气管或支气管损伤可直接咯出鲜血；肺实质损伤或肺爆震伤可咯出血性泡沫样痰。

5.皮下气肿　皮下气肿是受伤部位肿胀，触之有握雪感，捻发音。气肿是外伤致肺、气管、支气管或食管的裂伤，空气经裂伤的壁层胸膜、纵隔胸膜或肺泡毛细支气管周围疏松间隙，沿支气管蔓延至皮下组织。胸壁皮下气肿最早出现，纵隔气肿先出现在颈根部。严重时（如存在张力性气胸）气肿可迅速沿皮下组织广泛蔓延，上达颈面部，下达腹壁、腹股沟区及阴囊。张力性纵隔气肿由于压迫气管及大血管而迅速产生呼吸、循环功能障碍。

6.胸廓畸形　多根多段肋骨骨折可产生胸壁的软化，伴随呼气时胸壁向外凸出，吸气时胸壁向内塌陷而出现胸壁的反常浮动，称为反常呼吸运动；创伤后胸壁软组织创口形成胸腔内外气体交换的活瓣，伴随呼吸使得气体进入胸腔增多，排出受阻，形成高压性气胸，出现胸廓膨隆畸形，叩诊为过清音，气管偏向健侧，颈静脉怒张，可听到气体进出胸腔的吸吮音。

7.颈静脉怒张　颈静脉怒张是上腔静脉受压的主要体征。发生心包填塞、张力性气胸、纵隔巨大血肿、胸腔大量积血、积液、张力性乳糜胸等时，均可致静脉回流受阻（静脉压增高）出现颈静脉怒张。

8.创伤性窒息　胸部及上腹部突然受到挤压暴力，胸膜腔内压力急剧升高，声门不能及时打开，气管及肺内空气外溢受阻，导致窒息。并引发胸腔内压力骤然升高，致使右心房血液经上腔静脉逆流，造成头、颈、臂部静脉压力迅速升高，毛细血管破裂，出现眼结膜充血，头、颈、上胸部、肩臂部皮下瘀血、瘀斑。严重者可出现视力障碍甚至失明、脑水肿、昏迷等症状。

三、胸部创伤的治疗原则

依据胸部创伤的不同伤情，关注生命体征，抢救生命。注重保护并恢复心、肺、肝、肾多脏器功能，以降低患者的死亡率和伤残率。需要多专业、多学科的联合救治。胸部创伤现场紧急救治应遵循 VIPCIT 程序：V（ventilation）：畅通气道，保证有效通气和给氧。I（infusion）：保证静脉通道的及时建立，完成输血、输液，扩充血容量。P（pulsation）：心脏泵功能支持。创伤后，出现张力性气胸、心包压塞、肋骨骨折导致连枷胸等情况，均可造成心脏泵血能力的下降，甚至出现心脏泵血功能的衰竭。因此要采取措施，尽快恢复心脏泵血功能，包括心包穿刺、胸腔穿刺排气或胸腔闭式引流、纠正胸壁塌陷等。C（control bleeding）：控制出血。I（immobilization）：可靠制动。T（transport）：安全转运。

1.畅通气道，保证有效的通气和给氧　对于单纯的肋骨骨折、胸部挫伤等引发的呼吸困难予镇痛、吸氧、对症治疗以改善呼吸困难；呼吸道梗阻引发的呼吸困难，应迅速清除口腔及气管内分泌物，如痰、血块、胃内容物等，建立有效的呼吸通道；严重肺挫伤致呼吸困难，迅速进行人工或人工辅助呼吸，纠正体液的酸碱平衡紊乱，合理使用激素类药物，维持和改善呼吸功能。

2.抗休克治疗，维持有效循环　胸部创伤常常出现呼吸、循环功能障碍。及时建立静脉通道、扩充血容量、纠正休克，维持有效循环，防止全身组织器官因缺血缺氧出现继发性损害。

3.积极处理开放性气胸和张力性气胸　开放性气胸和张力性气胸迅速改变了胸腔内的压力，导致肺不张、纵隔移位，出现呼吸、循环功能障碍。

对于开放性气胸，立即封闭开放伤口。可以用消毒的厚敷料（多层无菌的凡士林纱布，外加厚纱布或棉垫），再用宽胶布绷带或胸带包扎固定，使开放性气胸变为闭合性气胸，按闭合性气胸进行处理。

对于张力性气胸，立即进行闭式引流。紧急或无条件时可以将粗针头连接有破口的橡胶手指套刺入第二肋间，以迅速减除胸腔内高压。

4.连枷胸的处理　多根多处肋骨骨折将使局部胸壁失去完整骨性支撑而塌陷、软化，出现反常呼吸运动，又称为"连枷胸"。反常呼吸运动即吸气时软化区胸壁内陷，呼气时外突。"连枷胸"的发生率约占重创患者的 20%，至少有 2 个相邻肋骨的多段骨折（多为超过两处骨折）或 5

根以上相邻肋骨骨折。如"连枷胸"病人合并第 1、2 肋骨骨折，则意味着病情极为凶险。第 1 肋骨骨折是胸部严重创伤的标志，58% 合并主动脉损伤。对于无肺挫伤的连枷胸患者可以采用手术内固定；对于合并严重肺挫伤的连枷胸患者，出现 ARDS 或合并休克、颅脑损伤的昏迷患者，应利用加压包扎及压迫法固定，以固定浮动的胸壁。尽早气管插管进行机械辅助呼吸，当严重肺挫伤和 ARDS 得到控制，而连枷胸仍然存在时采用手术内固定，稳定胸壁。

5. 胸部穿透伤和异物存留的治疗原则　根据临床症状、体征、受伤姿势和伤道情况，评估创伤程度，判断有无心脏、肺门大血管损伤及异物存留位置，制定救治方案。对于心脏大血管穿透伤，积极开胸手术是唯一有效的治疗手段。

胸部创伤异物摘除适应证：有症状的异物；无症状异物，存在游走和再损伤潜在危险性者均应手术摘除。

对于异物柄外露的处置：不可以轻易拔出伤器，以免出现致命性大出血或心包填塞。让患者安静，控制伤器外露部分的活动范围，紧急进行剖胸探查手术，取出异物。

6. 对血胸的处理　血胸多采用胸腔穿刺或胸腔闭式引流以排出胸内积血，有利于肺的膨胀及胸腔内负压的恢复，防止凝固性血胸、纤维胸及胸腔继发感染发生。应密切观察胸腔闭式引流的引流量和引流速度。若引流血量每小时超过 200mL，持续 3 小时以上，提示胸腔内有进行性的活动出血，应进行手术探查。

7. 胸部创伤为主的多发伤　胸部创伤为主的多发创伤多为严重创伤。结合病史，对全身各系统进行全面查体，对伤情完成早期诊断和处理。有意识障碍的要警惕是否存在颅脑损伤；出现休克要追查是否存在多发骨折，胸、腹腔脏器损伤等；有血尿时应警惕合并泌尿系统损伤等。解决主要矛盾，动态监察病情变化，评判伤情，积极抢救生命。

8. 手术探查　手术的指征：①进行性血胸；②心脏大血管损伤引起的心包积血或心包填塞；③严重的肺裂伤或气管、支气管损伤；④食管损伤或破裂；⑤膈肌破裂或膈疝形成；⑥胸腔内异物；⑦胸导管损伤。

第二节　肋骨骨折

在胸部创伤中肋骨骨折最为常见，占胸部创伤的 50% ~ 80%。单根肋骨骨折最为多见，出现浮动胸者占胸部创伤的 5% ~ 10%。肋骨骨折多发生在第 4 ~ 7 肋，第 1 ~ 3 肋骨较短且有锁骨、肩胛骨和肌肉的保护所以很少发生骨折，一旦发生骨折提示胸部创伤较严重，常合并胸腔内脏器和大血管伤。第 8 ~ 10 肋骨较长，但不与胸骨直接连接，弹性较大不易折断。低位的肋骨（8 ~ 12）损伤提示有腹腔内脏损伤（肝、脾）。第 11 和 12 肋骨前端游离不固定，活动度较大故骨折少见，肝、脾破裂合并第 11 肋骨骨折较为常见。

【病因病理】

肋骨骨折可由直接暴力或间接暴力造成。直接暴力多由钝器撞击胸部，使承受暴力处向内弯曲而折断，断端可陷入胸腔，损伤肋间血管、胸膜及肺等；间接暴力多由前后胸壁受挤压，使肋骨向外过度弯曲而折断，多发生在肋骨中段，骨折的断端向外。枪弹伤引起的骨折，常为粉碎性骨折。青年人肋骨弹性大，发生骨折时往往需要较大的外力，故多合并有严重肺挫伤。相反，老年人因肋骨弹性小，轻微的胸部创伤就可引起较严重的肋骨骨折，而可能没有或仅有轻微的邻近肺挫伤。

单根单处或多根单处肋骨骨折如无严重的胸内损伤，多不严重。但多根多处肋骨骨折后，局部胸壁因失去肋骨的支撑而软化，称为连枷胸（flail chest）或浮动胸壁（见图6-1）。出现反常呼吸运动现象，即吸气时胸腔内负压增加，软化区的胸壁内陷；呼气时则反之，软化区向外鼓出。在呼吸时由于两侧胸膜腔内压力不平衡，使纵隔左右摆动，影响静脉血的回流，导致呼吸与循环功能紊乱。

创伤性连枷胸出现呼吸循环功能紊乱的原因，过去认为是由于"摆动气"引起，国内外大量学者经过动物实验研究证实"摆动气"是不存在的。呼吸困难的原因主要由于反常呼吸运动使呼吸受限，咳嗽无力，肺活量和功能残气量减少，肺顺应性和潮气量降低及病人因疼痛不能深呼吸和咳嗽，呼吸道易被分泌物阻塞等引起。能引起连枷胸的暴力，同样可以引起肺挫伤，肺挫伤所致的肺实质损害是加重病人呼吸窘迫及低氧血症的重要因素之一。这些认识对连枷胸强调肺挫伤治疗提供了理论依据。

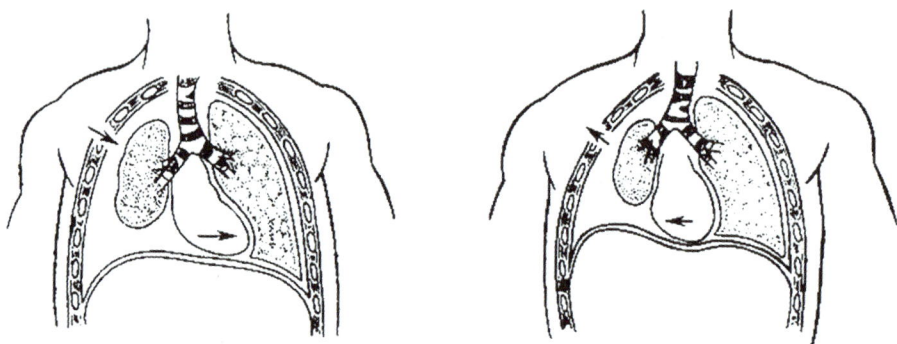

图6-1　连枷胸，反常呼吸运动

【临床表现及诊断】

除外伤史外，下述临床表现有助于诊断。

1. 局部疼痛　是肋骨骨折最显著的症状，随咳嗽、深呼吸或身体转动等加重。有时病人自己能听到或感觉到肋骨骨折处有"咯噔咯噔"的骨摩擦音。

2. 局部胸壁明显压痛　局部有压痛，有时可触到骨折断端或摸到骨摩擦感。用手前后挤压胸廓，能引起局部疼痛加剧和有骨擦感。

3. 皮下气肿、气胸、血胸　有此并发症的病人，可有相应体征。

4. 呼吸困难　连枷胸的病人，可见到反常呼吸运动而出现呼吸困难、发绀等症状和体征。

5. 血气分析　严重肋骨骨折病人可出现肺活量（VC）和功能残气量（FRC）减少，潮气量（TV）降低，动脉血氧分压（PaO_2）降低及二氧化碳分压（$PaCO_2$）升高。

6. X线检查　胸部X线检查不但可以观察骨折情况，而且可以了解胸内脏器有无损伤及并发症，但前胸肋软骨骨折在X线片上不能显示征象。

7. 特殊检查　CT及MRI检查能帮助了解有无合并胸内脏器损伤、损伤部位及严重程度。

根据以上症状、体征及影像学检查，肋骨骨折的诊断并不困难。困难的是不遗漏并发症及严重的隐匿型肺挫伤。故应仔细全面检查，密切观察病情发展情况，必要时重复检查。第1与第2肋骨骨折，应注意有血管、神经的损伤可能。对于下部肋骨骨折应注意有无腹部脏器的损伤。

【治疗】

肋骨骨折处理原则为有效控制疼痛、肺部物理治疗和早期活动。有效镇痛能增加钝性伤连枷胸病人的肺活量、潮气量、功能残气量、肺顺应性和血氧分压，降低气道阻力和浮动胸壁的反常运动，有效改善肺功能。

1. 闭合性单处肋骨骨折的治疗　骨折两断端因有相邻完整的肋骨和肋间肌支撑，较少有肋骨断端错位、活动和重叠，可采用多头胸带或弹性胸带固定胸廓，能减少肋骨断端活动、减轻疼痛。这种方法也适用于胸背部、胸侧壁多根多处肋骨骨折、胸壁软化范围小而反常呼吸运动不严重的病人。

2. 闭合性多根多处肋骨骨折的治疗　有效镇痛和呼吸管理是主要治疗原则。咳嗽无力、呼吸道分泌物滞留的患者，应施行纤支镜吸痰和肺部物理治疗，出现呼吸功能不全的患者，需要气管插管呼吸机正压通气，正压通气对浮动胸壁可起到"内固定"作用。长期胸壁浮动且不能脱离呼吸机者，可施行常规手术或胸腔镜下肋骨固定术。因其他指征需要开胸手术时，也可同时施行肋骨固定手术。

3. 开放性肋骨骨折的治疗　胸壁伤口需彻底清创，选用上述方法固定肋骨断端。

第三节　气胸与血胸

胸壁创伤和胸腔内脏器创伤均可引发气胸和（或）血胸。

一、创伤性气胸

胸膜腔有潜在的负压腔隙，由壁层胸膜和脏层胸膜构成。各种原因使气体进入胸膜腔，均称为气胸。气体进入胸膜腔内，使胸膜腔内负压消失甚至变成正压，随着压力不断升高肺脏被压缩，纵隔发生移位甚至摆动，引发静脉回心血流受阻，出现不同程度的呼吸、循环功能障碍。

根据肺组织被压迫的程度将气胸分为小量（肺压缩 ≤ 30%）、中量（肺压缩 30% ～ 60%）、大量（肺压缩 ≥ 60%）。

根据气胸的发生原因分为闭合性气胸、开放性气胸和张力性气胸。

（一）闭合性气胸

【病因病理】

胸部创伤伴发气胸多为闭合性气胸，常见于肋骨骨折的并发症。骨折的肋骨致肺裂伤，空气进入胸膜腔，软组织裂口随即封闭；或是小的胸壁穿透伤，空气经穿透伤口进入胸膜腔，胸壁伤道立即闭合，胸膜腔不再与外界相通；医源性损伤，例如颈、胸部有创检查、操作或胸部针灸等。

闭合性气胸的胸膜腔内压仍低于大气压。胸膜腔积气量决定伤侧肺萎陷的程度。随着胸腔内积气与肺萎陷程度增加，肺表面裂口缩小直至吸气时也不开放，气胸则可趋于稳定。肺萎陷致肺呼吸面积减少，通气血流比率失衡，影响肺通气和换气功能。伤侧胸膜腔内压增加可引起纵隔向健侧移位，出现呼吸困难。

【临床表现与诊断】

有胸部外伤史。少量积气可无明显症状体征；中等量以上积气气胸可有呼吸困难、胸痛、胸闷、气短、气促，伤侧胸廓饱满，呼吸动度减弱，听诊呼吸音减弱或消失，叩诊呈鼓音。胸部 X 线检查可显示不同程度的肺萎陷和胸膜腔积气，有时尚伴有少量胸腔积液。

【治疗】

发生气胸时间较长且积气量少的病人，无需特殊处理，胸腔内的积气一般可在 1～2 周内自行吸收。大量气胸需进行胸膜腔穿刺或行胸腔闭式引流术，促使肺尽早膨胀。

（二）开放性气胸

【病因病理】

开放性气胸是创伤致空气经胸壁伤口或软组织缺损处，随呼吸进出胸膜腔，伤侧肺萎陷，胸膜腔内压增高，纵隔向健侧移位，影响肺扩张。伴随呼气、吸气运动纵隔摆动，引起心脏大血管扭曲及胸腔负压消失，使静脉血回流受阻，心排出量减少。胸壁开放性创口愈大，引起的呼吸与循环功能紊乱愈严重。

【临床表现与诊断】

患者常有胸腔穿透伤病史。创伤后出现明显呼吸困难、鼻翼扇动、口唇发绀、颈静脉怒张。胸壁有开放性伤口，气管向健侧移位，伤侧胸部叩诊呈鼓音，听诊呼吸音减弱或消失，严重者伴有休克。胸部 X 线检查可见伤侧胸腔大量积气，肺萎陷，纵隔移向健侧。

【治疗】

治疗宜迅速封闭创口，变开放性气胸为闭合性气胸。用无菌敷料如凡士林纱布、棉垫等制作不透气敷料，在患者用力呼气末覆盖伤口，并加压密封包扎。如转运途中呼吸困难加重应在患者呼气时开放密闭敷料，排出高压气体。

持续吸氧，扩充血容量，纠正休克；清创、缝合胸壁伤口，胸腔闭式引流；鼓励病人咳嗽排痰，预防感染；如疑有胸腔内脏器损伤或进行性出血，行开胸探查手术。

（三）张力性气胸

【病因病理】

张力性气胸是气管、支气管或肺创伤处形成活瓣，随吸气运动气体进入胸膜腔而不随呼气排出，积气逐渐增多，导致胸膜腔内压高于大气压，又称为高压性气胸。患侧肺严重萎陷，纵隔向健侧移位使健侧肺受压，腔静脉回流障碍。高于大气压的胸膜腔内压，驱使气体经支气管、气管周围疏松结缔组织或壁胸膜裂伤处，进入纵隔或胸壁软组织，形成纵隔气肿或面、颈、胸部的皮下气肿。

【临床表现与诊断】

患者出现极度呼吸困难、烦躁、意识障碍、大汗淋漓、发绀，心率快、血压低，颈静脉怒张，触诊气管明显移向健侧，皮下捻发音。患侧胸部饱满，叩诊呈鼓音，听诊呼吸音消失。胸部X线示：胸壁软组织影肿胀，胸腔严重积气，肺萎陷、纵隔移位，并可有纵隔影增宽。胸腔穿刺有高压气体外推针筒芯。

【治疗】

张力性气胸是可迅速致死的危急重症。明确诊断后迅速用粗针头穿刺胸膜腔减压，外接剪有小口的柔软塑料袋、气球或避孕套等，使胸腔内高压气体易于排出，而外界空气不能进入胸腔。进行闭式胸膜腔引流术，促使肺膨胀（图6-2）。待漏气停止24小时后，X线检查证实肺已膨胀，可拔除插管。持续漏气而肺难以膨胀时，考虑开胸探查手术或胸腔镜手术探查。

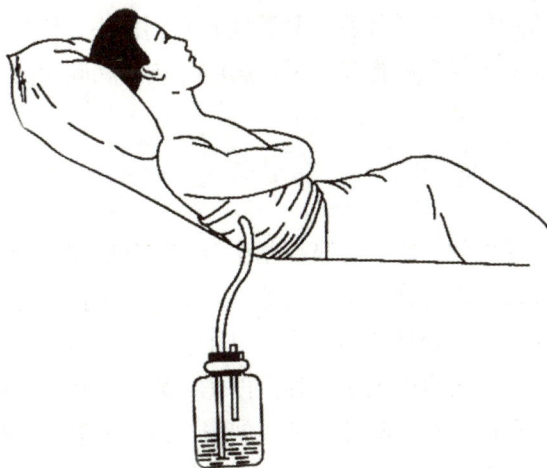

图6-2　闭式胸膜腔引流术

二、创伤性血胸

【病因病理】

创伤致胸膜腔内积血称为创伤性血胸，胸腔内积血与积气同时存在称为血气胸。胸膜腔积血主要是由于胸部创伤引起心脏、胸内大血管及其分支、胸壁、肺组织、气管、支气管、膈肌和心包血管等组织出血积于胸膜腔内所致。急性的出血引发有效循环血量骤减，胸腔积血压迫肺脏、纵隔，影响腔静脉回流而导致呼吸、循环功能障碍。当胸腔内大量血液迅速积聚，超过肺、心包和膈肌运动所起到的去纤维蛋白作用时，胸腔内积血发生凝固，形成凝固性血胸。凝血块机化后形成纤维板，限制肺与胸廓活动，影响呼吸功能。血液是良好的培养基，经伤口或肺破裂口侵入的细菌，会引发感染，最终导致脓血胸。

具备以下征象则提示进行性血胸：①持续性心率加快、血压下降或虽经补充血容量血压仍不稳定。②闭式胸腔引流量为每小时超过200mL，持续3小时。③血常规检查示：血红蛋白数值、红细胞计数和血细胞比容进行性降低。持续大量出血所致胸腔积血称为进行性血胸。少数患者因肋骨骨折断端刺破肋间血管或血管破裂处血凝块脱落，延迟出现胸腔内积血，称为迟发性血胸。

【临床表现及诊断】

1. 有胸部外伤史。

2. 临床症状与体征：出血量小于400mL的血胸，患者一般无明显症状。患者会出现胸闷、憋气、疼痛、乏力；失血性休克表现；呼吸急促，肋间隙饱满，气管向健侧移位，患侧叩诊浊音，听诊呼吸音减低。

3. 胸部X线平片显示：胸腔积血量≤500mL为少量，可以显示肋膈角变钝；胸腔积血量500～1000mL为中量，见液平面平肺门；胸腔积血量≥1000mL为大量，血胸液平面超过肺门。平卧位胸片呈现不同程度的毛玻璃样改变。

4. 胸膜腔穿刺抽出血液：依据病史、症状、体征及辅助检查可以明确诊断。

【治疗】

若检测胸腔闭式引流液的血红蛋白量和红细胞计数与周围血相接近，且迅速凝固，应及时行胸腔镜下胸腔探查术，改善通气，抢救休克。胸腔镜具有创伤小、恢复快、疗效好等优点，已被广泛用于临床。非进行性血胸可根据积血量，采用胸腔穿刺或胸腔闭式引流术治疗。

第四节   腹部创伤概述

腹部创伤为人体常见的急性创伤之一。腹部创伤由直接和间接暴力作用引起，直接暴力包括枪伤、刀伤、挤压伤、碰撞伤、踢打伤、坠落伤等，间接暴力包括突然急刹车时的惯性力，爆炸时的气浪或水冲击波等。在诊断及处理此类创伤时应注意如下几点：①腹腔内脏器有无创伤；②腹腔内是哪一类脏器创伤；③有无腹腔内多个脏器创伤，如肝、脾、肾同时破裂，或一个脏器多处创伤，如小肠多处外伤穿孔；④有无腹腔外脏器创伤，如颅脑创伤、胸部创伤、泌尿系统创伤及脊柱脊髓创伤等。如前腹部被人用刀刺伤，除腹壁裂伤外，还可能存在腹腔内脏器破裂或大血管创伤；又如高空坠落伤，臀部着地，即可引起骨盆骨折，还因肠的惯性作用，可引起肠系膜根部血管破裂等。

一、腹部创伤分类

腹部创伤有下列四种分类方法：①按腹部创伤是否与外界相通，分为开放性创伤（占少数）和闭合性创伤（占绝大多数）。②按腹部创伤部位深浅程度，分为腹壁伤和腹腔脏器伤。③按腹部创伤脏器复杂程度，分为单个脏器创伤和多个脏器创伤（即多发伤）或复合伤。④按腹部创伤性质，分为挫伤、切割伤、撕裂伤、断裂伤和脏器脱出伤等。上述各种创伤可单独存在，也常同时存在。一般情况下，闭合性创伤更易误诊和漏诊，临床上应高度重视。闭合性创伤中发生率由高到低依次为脾、肾、小肠、肝和肠系膜等；开放性创伤中发生率由高到低依次为肝、小肠、胃、结肠和大血管等；创伤发生率较低的有胰、十二指肠、膈和直肠等，原因是这类脏器解剖位置较深。

1. 腹壁创伤 棍棒击伤、刀刺伤或车辆挤压伤等均可造成腹壁创伤。主要表现为患者伤处疼痛，身体向伤侧弯曲；锐性创伤可见伤口及出血；钝性创伤可见受伤局部皮下瘀血斑、局部肿胀、腹肌强直、压痛，触及凹陷感（肌肉断裂处），隆起疼痛性肿块。特别注意应尽早排除腹腔内脏器创伤。

2. 腹腔脏器创伤　腹腔脏器创伤后病情复杂、危急，应争分夺秒地进行抢救，边问病史，边检查，边抢救。腹腔脏器创伤分为腹腔实质性脏器创伤和空腔脏器创伤。其特点为：①肝、脾、胰和肾等实质性脏器血运十分丰富，质脆，伤后易破裂，破裂出血常造成出血性休克而危及生命。②胃、十二指肠、空回肠、结肠、胆囊和膀胱等空腔脏器被其韧带和系膜固定，在充盈状态下，遭遇受外力作用时，此类脏器因不能避让而受伤，反之则不易受伤。腹腔脏器如合并有基础病变时，在外力作用下更易发生创伤，如病理性脾脏肿大受外力作用更易造成破裂出血。

（1）开放性（穿透性）腹腔创伤　以刀刺伤和枪弹伤为多见。伤者病情危急，怀疑腹腔内有开放性创伤，需详细询问患者受伤史，伤后处理情况，是否有肠管和大网膜脱出及还纳等情况。首先检查伤者有无出血性休克。腹部视诊：应注意腹部伤口部位、形态、深度、方向、入口与出口、出血程度和颜色等；注意腹腔内是否有异物存留（如衣物碎片或刀、子弹、弹片等致伤物）；注意是否有肠管、大网膜等内脏组织脱出，是否有尿液或粪便外溢，是否有尿道口出血等；还应检查胸部、腰背部、肾脏和腹膜后大血管等。腹部触诊：应注意是否有皮下捻发音、压痛、反跳痛，是否有腹部肌肉强直。腹部叩诊：应注意是否有腹内移动性浊音，阴性患者应做腹腔穿刺或腹腔灌洗穿刺检查，以提高阳性率。腹部听诊：应注意是否有肠鸣音存在和血管杂音等。辅助检查：超声波、X线片、CT、磁共振等辅助检查，可明确受伤脏器、受伤部位。对急性大出血患者应及时行剖腹探查术，既是诊断措施，又是抢救治疗措施。

（2）闭合性腹腔创伤　车祸、坠落伤、踢伤、棍击伤等所致钝性创伤较为多见，其创伤特点为腹腔内出血、腹膜后出血、弥漫性腹膜炎、腹膜刺激征。问诊：为明确诊断闭合性腹腔创伤，应详细询问病史，如受伤时间和过程、受伤部位和性质、伤后救治情况等，初步判断创伤脏器和严重程度；注意询问病史和查体应同时迅速进行。全身检查：注意是否神志清醒，有无休克，有无胸闷及呼吸困难，是否有其他合并损伤（如重要器官有无损伤，有无骨折等）。腹部视诊：注意腹壁是否有瘀血、挫伤、肌肉断裂，注意尿道口和肛门有无鲜血。腹部触诊：注意腹部有无肌肉抵抗感、压痛和反跳痛。腹部叩诊：注意肝浊音界是否缩小或消失（空腔脏器破裂穿孔时肝浊音界会缩小或消失），有无移动性浊音（腹内出血或膀胱破裂大量尿液渗入腹腔时常为阳性）。腹部听诊：注意是否有肠鸣音存在，有无血管杂音。直肠指诊：注意直肠或结肠情况。

二、腹部创伤常见症状

腹部创伤的症状，还需要根据损伤的层次，以及损伤的部位和严重程度来决定。如果只是腹壁的损伤，一般来说疼痛比较局限，随着治疗以后，可以很快缓解，不会出现全身症状和感染、出血、休克等。如果出现腹腔脏器的损伤，还需要根据具体的部位，以及严重程度来决定。如果是空腔脏器的损伤，如胃、肠的破裂穿孔，可以造成弥漫性的腹膜炎，引起感染性的休克。临床症状主要表现为逐渐加重的腹部疼痛，可以出现全腹痛，以及全腹的肌紧张、压痛、反跳痛等腹膜刺激征，严重的患者可以造成感染性休克，引起多器官功能衰竭，全身症状可以出现乏力、高热、头痛等。如果是实质性脏器的损伤，如肝、脾、肾，这种情况下主要表现为失血性的休克，随着损伤的程度越重，出现失血性休克的症状也就越早。临床上可以表现为昏迷、意识不清、进行性血压下降、四肢肢端厥冷，以及脉搏细数，甚至触不到，以及少尿、无尿。

三、腹部创伤的急救原则

腹部创伤的首要任务是抢救生命，其次是修复组织器官。穿透性开放性创伤和闭合性腹部创伤多需手术治疗。治疗方法有下列两种：

1. 非手术治疗 非手术适应证：①诊断尚未明确，在进行治疗的同时需密切观察病情变化；②病情稳定，腹膜炎症局限；③患者病情危重，或合并有严重基础疾病，不能耐受麻醉和手术治疗。非手术治疗包括：①绝对卧床休息，取半卧位（休克患者除外）、寒冷季节注意保暖；②禁食、胃肠减压；③保持呼吸道通畅，吸氧；④维持有效血容量，防止或纠正休克；⑤注意维持水、电解质和酸碱平衡；⑥合理使用抗生素；⑦对症治疗：止痛药物的使用要遵循其原则，如在未诊断明确或手术之前不可使用，以免掩盖病情；⑧做好术前准备。

2. 手术治疗 手术适应证：①已经确诊腹腔内脏器破裂或大出血，应立即开腹手术；②疑似腹腔内脏器破裂或大出血，应立即行剖腹探查术；③非手术治疗患者病情出现恶化或不能控制，应行手术探查。

第五节 肝脏创伤

【病因病理】

钝性和锐性暴力均可造成肝脏创伤，右季肋区或右上腹部受伤时更易伤及肝脏。肝、脾破裂在致伤因素、病理类型、临床表现上都十分相似；但因肝破裂合并胆道系统损伤，可导致胆汁流入腹腔，引起胆汁性腹膜炎，故腹痛、腹膜刺激征较脾破裂明显；也可有血液经胆道进入十二指肠，导致患者出现呕血或解黑便。

根据外伤因素和肝脏创伤程度不同，肝脏创伤分为三种类型（表6-1）。目前肝创伤的分级尚未统一，标准很多，如国内黄志强提出的肝外伤分级标准（表6-2），简单实用；又如1994年美国创伤外科协会肝脏外伤分级法（表6-3）。

表6-1 肝脏创伤分型

分型	病理特征
被膜下破裂	仅肝实质表面损伤，少见
中央破裂	被膜完整，肝实质中央部破裂，肝内血肿较大，坏死范围较大，易感染，形成继发性肝脓肿
真性破裂	肝被膜与实质都破裂，表现为多发性线状裂伤或粉碎性破裂；横贯左、右两叶的横向大撕裂，造成大出血，病情更为严重，死亡率极高

表6-2 国内黄志强提出的肝外伤分级标准

分级	标准
Ⅰ级	裂伤深度不超过3cm
Ⅱ级	伤及肝动脉、门静脉、肝胆管的2～3级分支
Ⅲ级	即中央区伤，伤及肝动脉、门静脉、肝总管或其一级分支合并伤

表 6–3　美国创伤外科协会肝脏外伤分级法

分级	标准
Ⅰ级	血肿：位于被膜下，血肿＜肝表面积的 10% 裂伤：被膜撕裂，实质裂伤深度＜1cm
Ⅱ级	血肿：位于被膜下，血肿占肝表面积的 10%～50%；实质内血肿直径＜10cm 裂伤：实质裂伤深度 1～3cm，长度＜10cm
Ⅲ级	血肿：位于被膜下，血肿＞肝表面积的 50% 或仍在继续扩大 被膜下或肝实质部血肿破裂：实质血肿直径＞10cm 或仍在继续扩大 裂伤：深度＞3cm
Ⅳ级	裂伤：实质破裂累及 25%～75% 的肝叶或单一肝叶内有 1～3 个 Couinaud 肝段受累
Ⅴ级	裂伤：实质破裂超过 75% 肝叶或单一肝叶超过 3 个 Couinaud 肝段受累 血管：近肝静脉损伤，即肝后下腔静脉、肝静脉主支
Ⅵ级	血管：肝撕脱

说明：上述分级中，如为多发性肝损伤，其损伤程度相应增加 1 级。

【临床表现与诊断】

1. 病史　腹部创伤史，特别是右季肋区或右上腹部创伤史，更易造成肝脏创伤。

2. 症状　肝脏开放性创伤见伤口和出血，或可能有致伤物存留于伤口内和（或）腹腔内，或可能合并其他脏器损伤，或可能有腹内脏器外露。肝脏闭合性创伤的表现主要为腹腔内出血和腹膜刺激征。肝脏真性破裂时出血严重，导致出血性休克，死亡率很高；肝脏被膜完整的肝破裂，其出血症状不如肝脏真性破裂明显，但可出现腹膜刺激征和反射性右肩牵涉痛（膈肌受刺激）；胆汁外漏时，出现急性腹膜炎；并发感染时，表现为高热等症状。

3. 体征　视诊：肝脏开放性创伤见伤口和出血，或伤物存留于伤口内和（或）腹腔内，或内脏器外露。触诊：腹肌紧张，有压痛和反跳痛，有胆汁性腹膜炎时，腹膜炎刺激征更重。叩诊：有内出血时，移动性浊音呈阳性，肝区有叩击痛。听诊：出现肠麻痹时，肠鸣音减弱或消失。

4. 腹腔穿刺　诊断性腹腔穿刺及无创的影像学辅助下诊断性腹腔穿刺（DPL）抽出不凝固血性液体，同时胆红素定量检查有诊断价值。

5. 辅助检查　① X 线检查：肝区阴影扩大，右膈肌升高；②腹腔 CT、MRI 和超声波检查均可显示肝脏实质损伤部位、范围和程度。超声波检查是发现肝脏实质裂伤的有效手段，尤其是腹部共聚焦超声（FAST）的发展，为紧急情况下使用超声波诊断提供了条件。CT 检查在非手术治疗的发展中起到了非常重要的作用，是唯一能保障安全性的检查，能准确显示病理解剖结构，确定损伤的严重度，量化腹腔积血。

患者有右上腹或右季肋部创伤史及典型临床表现，结合有关辅助检查即可确诊。值得注意的是，外力所致的肝脏创伤很少单独发生，多伴有脾脏、胰腺、小肠等腹腔脏器的损伤及胸部、头部、四肢等腹腔外脏器的损伤，这些伴随的损伤往往会隐藏在肝脏创伤的症状之下，导致诊断延误。应注意腹部其他脏器有无创伤，腹外脏器有无创伤。

【治疗】

治疗原则：既往认为被膜下肝破裂可在严密观察下行非手术治疗，其他类型肝破裂应手术治疗。随着损伤控制理念的提出和临床经验的不断积累，肝创伤的治疗观念已经发生了重大转变。目前认为，对于创伤性肝破裂的处理应以非手术治疗为主，对有手术适应证的患者进行选择性手术。

1. 非手术治疗 适应证：①血流动力学等指标稳定；②经补充血容量后病情处于稳定；③没有腹膜炎表现。治疗措施：①禁食，绝对卧床休息；②止血，抗休克，预防感染，支持处理；③做好术前准备和术前检查；④密切观察病情，注意生命体征和腹部体征等。

2. 手术治疗

（1）适应证 ①肝脏开放性创伤；②肝脏闭合性创伤非手术治疗无效，且逐渐恶化；③出血性休克；④胆漏或腹膜炎；⑤合并有腹内其他脏器损伤。手术原则：彻底清创、切除已失活肝组织、修补缝合伤口、止血、消除胆汁溢漏及建立可靠而畅通的引流。根据肝脏伤情，采用下列一种或多种手术方式进行手术。

（2）常用手术方式 ①暂时控制出血，进一步探查伤情；②肝脏单纯缝合术；③肝动脉结扎术；④肝切除术；⑤纱布块堵塞法；⑥全肝血流阻断，缝补静脉裂口，适用于处理肝脏创伤累及肝静脉，肝后段下腹静脉破裂的患者；⑦胸腹联合切口，采用带蒂大网膜填塞，用粗针线将肝破裂伤缝合、靠拢，适用于处理肝脏创伤累及肝静脉，肝后段下腹静脉破裂的患者。

第六节　脾脏创伤

【病因病理】

脾脏是腹腔内最容易受损的脏器，闭合性和开放性创伤均可造成脾脏创伤，脾脏肿大者受到轻微外力作用即可造成其破裂。脾破裂在病理上可分为三型（表6-4）。脾脏被膜下和中央型破裂，其被膜完整，出血量受限，常无明显内出血征象，易漏诊；如血肿逐渐增大，或脾蒂变性，或数天后恢复活动，可导致脾脏被膜破裂，引起急性大出血，出现出血性休克；如脾脏被膜未破，出血将停止，血肿机化而痊愈。真性破裂（完全性破裂）最严重，也最常见，常导致大出血，出现出血性休克。脾脏破裂的出血量与创伤部位、程度有关；脾脏裂口小，出血量较少、出血速度较慢，易漏诊；脾脏裂伤严重，或粉碎性损伤可造成急性大出血，出现出血性休克，甚至死亡。脾创伤分型和分级标准迄今尚未达成统一，2000年第六届全国脾脏外科学术研讨会于天津制定了国内脾创伤分级标准（Ⅳ级分级法），见表6-5。

表6-4　脾破裂病理分型

病理分型	病理特征
被膜下破裂	破在脾实质周边部分，被膜完整，出血量受到限制
中央型破裂	破在脾实质深部，被膜完整，出血量受到限制
真性破裂	破损累及被膜，完全性破裂最为严重，也最常见，常造成大出血，引起失血性休克

表 6-5　全国脾脏外科学术研讨会制定的脾创伤分级标准（Ⅳ级分级法）

分级	标准
Ⅰ级	脾被膜下破裂，或被膜及实质轻微损伤，术中见脾裂伤为：长度 ≤ 5.0cm，深度 ≤ 1.0cm
Ⅱ级	脾裂伤，总长度 > 5.0cm，深度 > 1.0cm，但脾门未累及，或脾段血管受累
Ⅲ级	脾破裂伤及脾门部分，或脾部分离断，或脾叶血管受损
Ⅳ级	脾广泛破裂，或脾蒂、脾动静脉主干受损

【临床表现与诊断】

1. 病史　有左季肋区或左上腹部创伤史。

2. 症状　脾脏破裂病理类型不同，临床表现亦不同：①脾脏真性破裂主要表现为出血量多，全腹痛，以左季肋区最明显，凯尔（kehr）征阳性（血液刺激左膈肌引起反射性左肩痛，深呼吸时加重），反射性呕吐，很快导致出血性休克，出现昏迷，或循环衰竭而死亡；少数患者表现为出血量少，左季肋区剧痛和腹膜刺激征。②脾脏被膜下破裂和中央型破裂主要表现为左季肋区剧痛，深呼吸或咳嗽时会加重，无恶心呕吐。

3. 体征　腹肌紧张，压痛和反跳痛，脾脏肿大，脾脏浊音区扩大，移动性浊音呈阳性，巴兰斯（Ballance）征阳性。患者左侧卧位，右腰区叩击诊空音，如向右侧卧位，左腰区叩诊有固定浊音，称为巴兰斯征阳性。

4. 腹腔穿刺　一般可抽出血性液体，如为阴性，可行腹腔灌洗，以提高其阳性率。

5. 辅助检查　超声波检查：易受腹腔内气体影响，检查方便，可反复在床边进行。脾脏被膜下破裂（血肿）患者超声波检查显示脾脏大，被膜下无回声或低回声区（提示血肿），或回声增强（提示凝血块和血块机化）。脾脏破裂，被膜完整患者超声波检查显示脾脏大，脾实质内见回声减低区（提示血肿），内见不规则回声增强团块（提示脾实质挫伤），脾脏轮廓中断，左膈肌升高，活动度受限。X线片检查：脾区阴影增大，左膈肌升高，活动度降低。CT 和 MRI 检查：显示脾脏创伤情况（如部位、范围和程度等）。增强 CT 作为临床主要检查手段，具有扫描速度快、血管密度分辨率高、不受体位及肠道积气限制的特点，能够较清晰显示血肿大小、范围，包膜下积血和腹腔积血，利用脾实质与血肿间密度差异可显示较小和隐蔽的病灶，明确脾脏实质及包膜下有无裂伤和血肿，提高诊断的准确率。

6. 诊断　患者有左季肋部受伤史，典型临床表现，结合相关辅助检查即可确诊；但要注意有无其他脏器的创伤。

【治疗】

随着人们对脾脏功能认识的进一步深入，大多数外科医生都遵循"抢救生命第一，保留脾脏第二"的原则。脾脏切除后的患者，尤其是婴幼儿，抵抗力减弱，易发生感染，甚至发生脾切除后凶险性感染，这种感染以肺炎球菌为主要致病菌。为提高抵抗力，减少感染机会，儿童应尽量保留脾脏，脾切除后成人可行自体脾移植。

1. 非手术治疗　凡脾脏创伤，需在严密观察下治疗，保持血压稳定，且高于 90mmHg，化验检查血红蛋白、血细胞比容等，待基本稳定（时间超过 24 ~ 48 小时）可进行非手术治疗。

（1）非手术适应证　①明确创伤史，单一受伤部位，病情简单，无合并其他脏器损伤；②生命体征及血流动力学平稳：包括血压、心率、呼吸、血氧饱和度等，或通过积极补液能保持稳定；③腹腔内无活动性出血；④影像学检查提示脾破裂为Ⅰ～Ⅲ级，且无继续加重的可能；⑤经24～48小时的止血治疗，病情未继续加重；⑥无凝血功能障碍及病理性脾破裂；⑦对于Ⅰ～Ⅲ级损伤在观察期间发现病情有进一步的进展采取脾动脉栓塞术；⑧18～59岁青、中年患者。

（2）非手术治疗措施　①积极进行液体复苏，必要时予以输血等治疗；②绝对禁食6小时以上，持续胃肠减压治疗，在肛门排气后可给以流质食物；③常规抗生素静脉滴注，预防感染；④及时监测血红蛋白、红细胞沉降率、血细胞比容等指标，动态检测血氧含量和心率血压变化，必要时予以床旁B超辅助监测腹腔情况；⑤绝对卧床2周，4周后可以下床轻微活动，4个月内避免高强度体力活动；⑥若非手术治疗过程中患者出现病情加重，活动性出血，血流动力学不稳，则予以脾动脉栓塞术或腹腔手术治疗。

2. 手术疗法　凡脾脏创伤，病情危急，应及时剖腹探查。近年随着对脾脏功能的深入认识及微创技术的发展，腹腔镜手术逐渐应用于创伤性脾破裂的治疗中。

（1）手术适应证　①非手术治疗无效，或病情逐渐恶化；②脾中心部破裂、脾门撕裂或有大量失活组织；③合并多发伤；④高龄患者，病情严重；⑤病理性脾脏破裂；⑥延迟性脾破裂（一般发生在伤后2周，也有更长时间，甚至达数月者）；⑦已明确有可能保留脾脏者（主要是Ⅰ级、Ⅱ级创伤），根据不同伤情，采用不同的止血技术，如生物黏合止血、物理凝固止血、单纯缝合修补术、脾动脉结扎术、脾破裂捆扎术或部分脾切除术。

（2）主要手术方式　①单纯缝合修补术；②部分脾切除术；③全脾切除术；④脾破裂捆扎术；⑤脾动脉结扎术；⑥生物胶止血；⑦物理凝固止血；⑧选择性脾动脉栓塞治疗术；⑨腹腔镜；⑩自体脾脏移植术，适用于正常脾脏因创伤而全脾切除术的患者。

扫一扫，查阅本章数字资源，含PPT、音视频、图片等

第一节　骨盆与髋臼的解剖生理

骨盆由两侧的髋骨、后方的骶骨和尾骨及其韧带连接而成，两侧的髋骨向前延伸、环绕，借耻骨联合相连而形成一个骨性环。正常情况下，人体直立时骨盆向前倾斜，为50°～60°，骨盆下口平面与水平面形成约15°角。

骶骨由5块骶椎融合而成，是一块略呈三角形的骨骼，上面为骶骨底，下面为骶骨尖。两旁各有一宽大的形似耳郭的关节面，称"耳状面"，与髂骨耳状面借韧带相连接而构成骶髂关节。骶髂关节具有一般关节的结构，属于微动关节，因为骶骨前面宽而后面窄，所以关节是由后内斜向前外，关节面也不在一个平面上，只能有稍许旋转活动。关节韧带极为坚韧有力，故骶髂关节脱位较为少见。骶髂关节的骶骨关节面被覆一层较厚的透明软骨，髂骨关节面上的透明软骨则较薄。随着年龄的增长，此关节可发生纤维粘连和关节闭锁，甚至骨化。强直性脊柱炎病变往往先从骶髂关节开始出现。骶骨前后面各有4对骨孔，骶神经前、后支由孔中穿出。

髋骨由三块骨组成，即髂骨、坐骨和耻骨。在幼年时，其间由软骨相连接，16岁以后逐渐开始骨性融合，至18岁三骨融合为一个整体。两侧的耻骨在前面借纤维软骨构成耻骨联合。耻骨联合形似关节，是介于关节与韧带联合之间的一种过渡关节。上方有耻骨上韧带，前面有纤维交叉致密的耻骨前韧带，下面有较厚纤维束构成的弓状韧带，将耻骨联合上、下方及两侧耻骨致密地连接在一起。因此当外力作用时，常可引起耻骨骨折，而不易发生耻骨联合分离。耻骨与坐骨相连接构成闭孔。坐骨有增厚的结节，在坐位时支持躯干。在髂骨、坐骨、耻骨三骨连接的外面有一圆形陷窝，即髋臼，它与股骨头构成髋关节的关节面。

骨盆位于身体的中部，以界线为界分为上部的大骨盆和下部的小骨盆，盆腔内有脏器、血管、神经等重要结构。骨盆起着传递重力和保护盆腔内脏器的作用。

骨盆可分为两个弓，后弓由骶骨上三节、骶髂关节及骶髂关节至髋臼的髂骨部分构成；前弓由髂骨至耻骨的部分构成。后弓是负重部分，比较坚固不易骨折。前弓连接两侧后弓，比较脆弱，易发生骨折。骨盆后弓又可分为骶股弓与骶坐弓。骶股弓起于髋臼，上行经髂骨至骶骨。在直立位时，重力线经骶髂关节、髂骨体至两侧髋关节构成骶股弓（图7-1）。

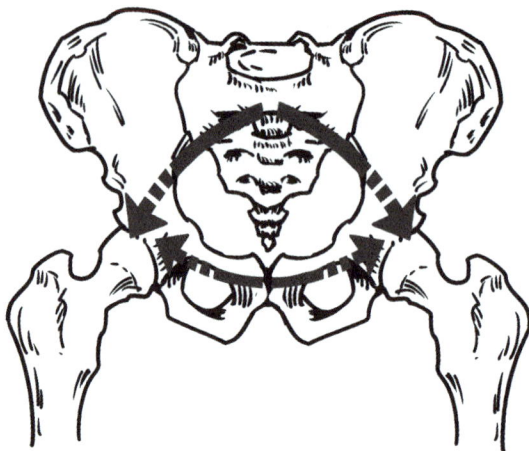

图 7-1 骶股弓及其联结副弓

骶坐弓起于坐骨结节，经坐骨上升支及髂骨后部至骶骨。坐位时，重力线经骶髂关节、髂骨体、坐骨支至两侧坐骨结节构成骶坐弓。

前部由两个联结弓亦称联结副弓及耻骨联合组成。两侧耻骨相连称为耻骨联合。一个联结弓经耻骨上支与耻骨联合至双侧髋关节，以连接骶股弓和另一个联结弓；另一个联结弓经坐骨升支与耻骨联合至双侧坐骨结节连接骶坐弓（图7-2）。前部的功能除稳定和加强骶股弓和骶坐弓外，还有保护盆腔内脏的作用，如膀胱、尿道和女性生殖器官。

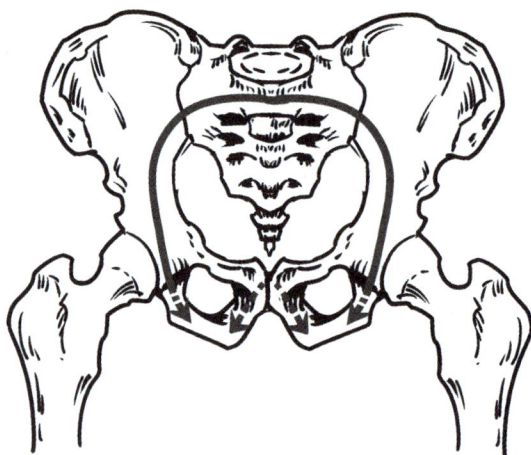

图 7-2 骶坐弓及其联结副弓

盆腔内大血管主要为髂内、外动、静脉，在腰大肌的内侧，向下、向外、向后下行，分为壁支与脏支，壁支供应盆壁和外生殖器，脏支供应盆腔内脏器。髂外动脉在腹股沟附近的分支有腹壁下动脉和旋髂深动脉，髂内动脉又包括闭孔动脉、阴部内动脉、臀下动脉、脐动脉、膀胱下动脉、子宫动脉、阴道动脉、直肠下动脉、臀上动脉、髂腰动脉和骶外侧动脉。由于盆腔内血运丰富、血管密布的特点，使盆腔骨折后极易发生致命性大出血。

神经为来源于第4~5腰神经和第1~4骶神经的前支骶神经丛。骶丛神经又分为臀上神经、臀下神经、阴部神经、股后皮神经及坐骨神经。上述神经在骨盆壁上的位置较固定，骨盆骨折移位时，易引起神经牵拉性损伤，也可因血肿压迫、瘢痕或骨痂压迫，造成相应区域的感觉、运动障碍。

髋臼系位于髂骨、坐骨、耻骨三骨连接的外面的一圆形陷窝，直径 30 ～ 50mm，表面覆盖厚约 2mm 的透明关节软骨，呈半月形分布。髋臼边缘的环形关节盂唇可以加深、加宽髋臼，使髋臼容纳股骨头的大部分并处于稳定的位置，加强了髋关节的稳定性。髋臼整体向前、下、外倾斜，与股骨头构成髋关节。由髋骨的前柱（髂耻柱）、前壁和后柱（髂坐柱）、后壁组成（图7-3）。前柱由髂嵴前部斜向内下至前方达耻骨联合；后柱由坐骨大切迹角的平面到坐骨结节，主要构成髋臼的顶部。髋臼骨折的治疗应尽可能恢复其前后柱的解剖关系。

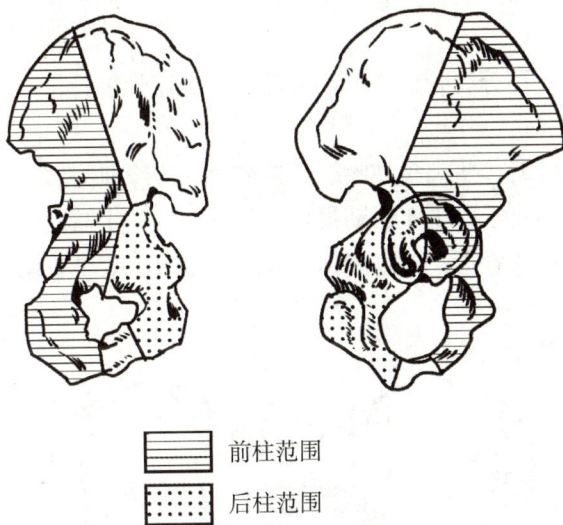

前柱范围

后柱范围

图 7-3　髋臼构成示意图

第二节　骨盆创伤

骨盆创伤是全身创伤中较为严重的损伤，占全身骨折的 3% ～ 8%，死亡率甚至高达 10% 以上，多以骨盆骨折及其并发症为主要表现。骨盆诸骨为松质骨构成，血供良好，在盆腔内及耻骨后弓有丰富的血管。骨盆边缘有许多肌肉和韧带附着，特别是韧带结构对维护骨盆起着重要作用，在骨盆的底部，更有坚强的骶结节韧带和骶棘韧带。骨盆的稳定性依赖于不同平面的韧带，限制骨盆外旋的有耻骨联合韧带、骶棘韧带和前骶髂韧带，骶结节韧带可阻止骨盆矢状位旋转。骨盆骨折时，骨折断端往往会向盆腔内移位造成盆腔内的脏器、血管、神经的损伤，这些损伤往往非常严重，甚至超过骨折本身，导致病人大量失血、休克，甚至死亡。

【病因病理】

1. 直接外力　任何直接冲击骨盆的外力，如高处坠落时臀部着地跌伤、车辆直接撞击骨盆等，均可引起骨盆局限性或粉碎性骨折，以髂骨翼骨折最常见，其次是尾骨骨折。

2. 间接外力　如骨盆受到来自两侧或前后的挤压，外力作用于整个骨盆环时，先造成骨盆韧带的损伤或者断裂，若暴力持续存在则造成骨盆骨折，如车祸伤中被挤压、重物压迫骨盆等，常可发生骨盆骨折。此种骨折往往先发生于骨盆的耻骨联合，导致耻骨联合分离，最薄弱的耻骨支骨折也常见。

3. 肌肉牵拉　肌肉强烈牵拉偶可引起骨盆撕脱骨折，如髂前上棘、髂前下棘、坐骨结节的撕脱骨折。多见于青少年，在剧烈运动时，肌肉发生突然而未加控制的收缩，从而发生上述部位的撕脱骨折。

4. 垂直剪力　垂直暴力引起的骨折，常由高处坠落单足落地时发生。自上而下的重力与地面沿下肢传导的反作用力，共同作用于骨盆，产生巨大剪力，导致同侧骶髂关节脱位或骶髂骨骨折，同时对侧或同侧耻骨上下支骨折。患侧骨盆明显上移。

【分类】

骨盆骨折分型较多，但常用的分类方法主要依据骨盆骨折的部位、骨折的稳定性或损伤暴力的方向进行分类。

1. 根据骨折部位分类　可分为骨盆边缘撕脱性骨折、髂骨翼骨折、骶尾骨骨折和骨盆环骨折等类型。

（1）骨盆边缘撕脱性骨折　肌肉猛烈收缩而造成骨盆边缘肌附着点撕脱性骨折，骨盆环整体结构和稳定性不受影响，多见于青少年运动损伤。常见的有：①髂前上棘撕脱骨折：缝匠肌猛烈收缩的结果；②髂前下棘撕脱骨折：股直肌猛烈收缩的结果；③坐骨结节撕脱骨折：腘绳肌猛烈收缩的结果，较为少见（图7-4）。

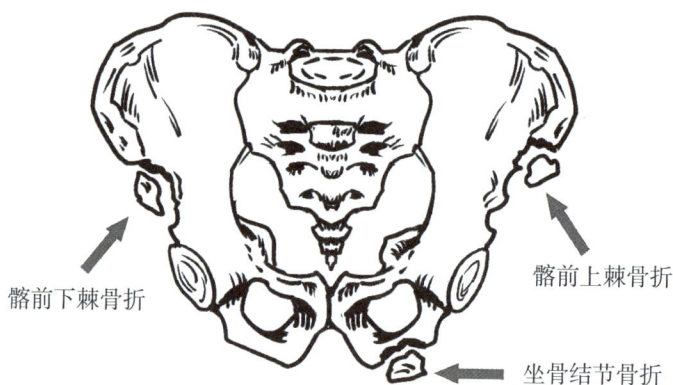

髂前下棘骨折

髂前上棘骨折

坐骨结节骨折

图7-4　髂前上下棘或坐骨结节撕脱骨折

（2）髂骨翼骨折　多为侧方挤压暴力所致，移位多不明显，可为粉碎性。单纯的髂骨翼骨折不影响骨盆环的稳定（图7-5）。

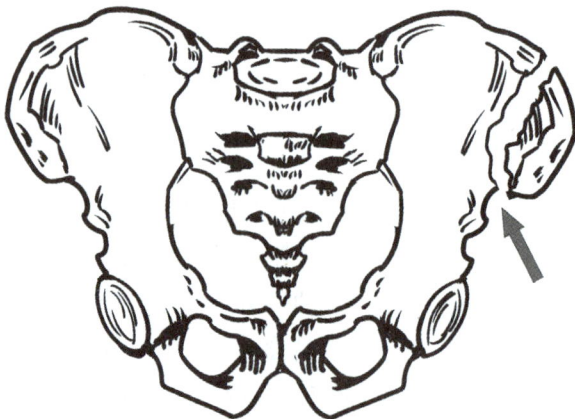

图7-5　髂骨翼骨折

（3）骶尾骨骨折　骶骨骨折：多为高能量损伤，往往并发合并伤。Dennis将骶骨骨折分成三型（图7-6）：①Ⅰ型，骶骨孔外侧的骶骨翼部骨折；②Ⅱ型，骶孔处骨折；③Ⅲ型，骶骨孔内侧的骶管区骨折。骶骨骨折可能引起腰骶神经根与马尾神经的损伤。尾骨骨折：多由跌倒坐地所致，常伴骶骨末端骨折，一般移位不明显。

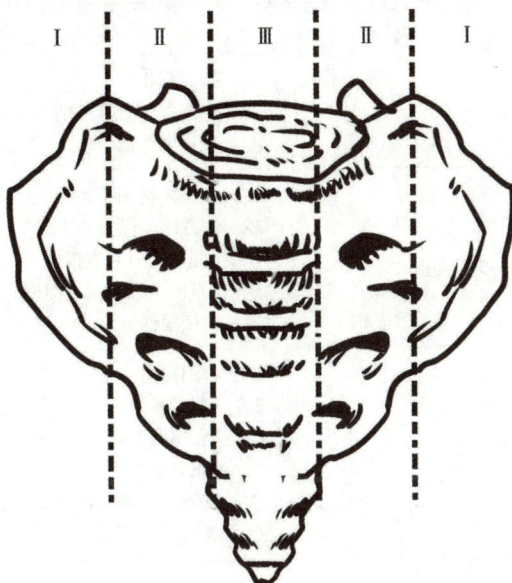

图7-6 骶骨的分区

（4）骨盆环骨折 骨盆环的单处骨折较为少见，多为双处骨折（图7-7）。包括：①双侧耻骨上、下支骨折；②一侧耻骨上、下支骨折合并耻骨联合分离；③耻骨上、下支骨折合并骶髂关节脱位；④耻骨上、下支骨折合并髂骨骨折；⑤髂骨骨折合并骶髂关节脱位；⑥耻骨联合分离合并骶髂关节脱位。骶髂关节脱位分为三型：Ⅰ型，骶髂关节前脱位；Ⅱ型：骶髂关节后脱位；Ⅲ型：新月形骨折脱位；Ⅳ型：经骶骨骨折伴骶髂关节脱位。骶髂关节以后脱位常见，前脱位少见，即髂骨脱位至骶骨前方，多为高能量暴力所致，如交通伤、高坠伤。骶髂关节脱位往往伴有骨盆韧带损伤或断裂，造成骨盆旋转或者垂直不稳定，若不及时处理，最终导致腰痛、下肢活动功能受限等并发症，严重影响患者的生活质量。

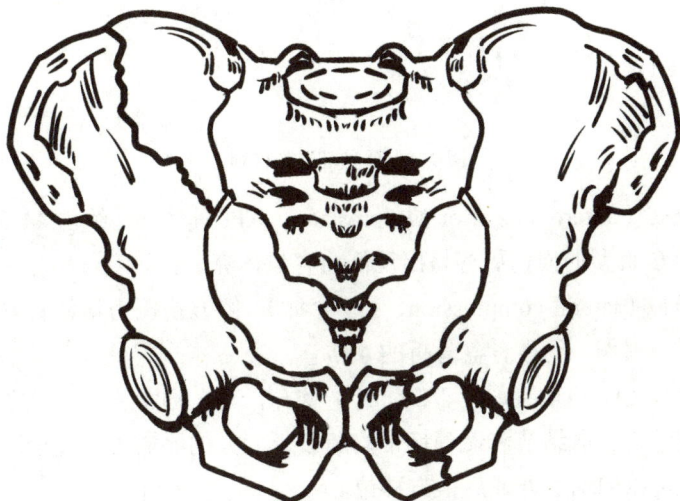

图7-7 骨盆环双处骨折示意图

2. 根据骨盆环的稳定性分类　Tile 分型基于骨盆垂直面的稳定、后方结构的完整性及外力作用方向进行分型，对临床医师具有重要的指导意义，见表 7-1。

表 7-1　Tile 分型

分型	亚型
A 型：稳定型 （后环完整）	A₁：撕脱损伤 A₂：稳定的髂骨翼或前弓骨折 A₃：骶尾骨横形骨折
B 型：部分稳定型 （旋转不稳定，但垂直稳定；后环不完全性损伤）	B₁：开书样损伤（外旋） B₂：侧方压缩损伤（内旋） B₂₋₁：同侧前或后方损伤 B₂₋₂：对侧（桶柄状）损伤 B₃：双侧损伤
C 型：旋转、垂直均不稳定 （后环完全损伤）	C₁：单侧损伤 C₁₋₁：髂骨骨折 C₁₋₂：骶髂关节骨折，脱位 C₁₋₃：骶骨骨折 C₂：双侧，一侧为 B 型，一侧为 C 型 C₃：双侧 C 型损伤

3. 根据暴力的方向分类　Young 和 Burgess 基于作用于骨盆的外力方向将骨盆骨折进行分型，便于医师有效地预期骨盆内与腹内的损伤情况，以便针对损伤采取有效、有预见的复苏治疗，该分型多用于交通事故伤、地震等灾难伤（图 7-8）。

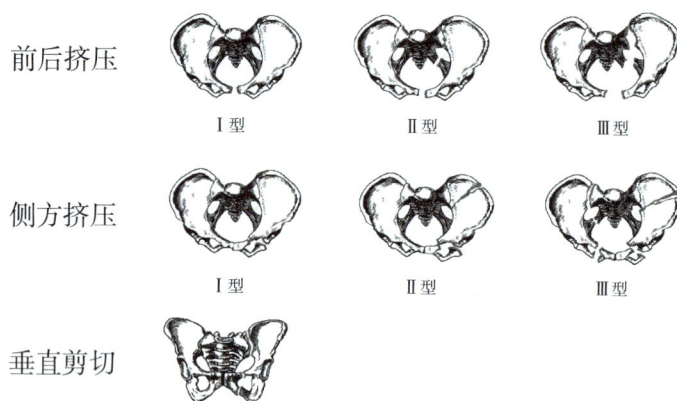

前后挤压　Ⅰ型　Ⅱ型　Ⅲ型

侧方挤压　Ⅰ型　Ⅱ型　Ⅲ型

垂直剪切

图 7-8　骨盆环受伤机制

（1）前后挤压损伤（antero-posterior compression，APC 骨折）　约占 44%，通常是由来自前方的暴力造成的，APC Ⅲ型的损伤更容易出现低血容量休克。

（2）侧方挤压损伤（lateral compression，LC 骨折）　侧方挤压力量使骨盆的前后部结构及骨盆底部韧带发生一系列损伤，约占骨盆骨折的 41%。

（3）垂直剪切损伤（vertical shear，VS 骨折）　约占 5%，通常为高处坠落伤。前方的耻骨联合分离或耻骨支垂直骨折，骶结节和骶棘韧带均断裂，后方的骶髂关节完全脱位或髂骨、骶骨的垂直骨折，半个骨盆可以向前上方或后上方移位。

（4）混合暴力损伤（combined mechanical，CM 骨折）　约占 10%，如 LC/VS，或 LC/APC，

更容易发生神经损伤。

以 LC/APC Ⅲ 型骨折与 VS 骨折最为严重,并发症也更为多见。下面的叙述都以 LC/APC Ⅲ 型骨折与 VS 骨折为准则。

【临床表现与诊断】

患者多有高能量损伤的外伤病史,例如车祸、高空坠落和工业意外等。往往伴有头部、胸部、腹部等严重的多发伤、复合伤,部分病人有休克表现。如为开放性损伤,病情更为严重,死亡率高达 40% ~ 70%。

1. 全身表现 骨盆骨折合并有脏器损伤大量内出血时,病人常有神志淡漠、皮肤苍白、四肢厥冷、口唇发绀、尿少、脉快、血压下降等失血性休克征象。因此骨盆骨折病人应及时认真仔细检查全身情况,尤其是病人的神志、血压、脉搏、呼吸等生命体征,判别有无休克发生,必要时行腹腔穿刺,及时确定有无内脏损伤及内出血。一旦条件允许及时完成血常规、尿粪常规检查。

2. 局部表现 稳定的骨盆骨折处会出现肿胀和瘀斑,畸形多不明显,疼痛部位大部分在腹股沟及会阴部,可伴有内收肌痛。撕脱骨折往往在卧位时疼痛减轻,活动时疼痛加剧。不稳定的骨盆骨折可触及增大的耻骨联合间隙,病人不能翻身,甚至在床上移动下肢困难。

有腹膜后出血者,腹痛、腹胀,肠鸣音减弱或消失。膀胱或尿道损伤可出现尿痛、血尿或排尿困难。直肠损伤时,肛门出血,肛门指诊有血迹。神经损伤时,下肢相应部位神经麻痹。骨盆骨折的特有体征有:

(1)骨盆挤压试验与分离试验(图 7-9) 骨盆骨折的病人骨盆环受损,因此当骨盆环受到外力时,损伤的部位会出现疼痛称为骨盆分离挤压试验阳性。具体检查方法:检查者双手交叉撑开两髂嵴,使骨盆前环产生分离,如出现疼痛即为骨盆分离试验阳性。检查者用双手挤压病人的两髂嵴,伤处出现疼痛为骨盆挤压试验阳性。进行以上两项检查时应注意力度,避免用力过度造成医源性损伤。

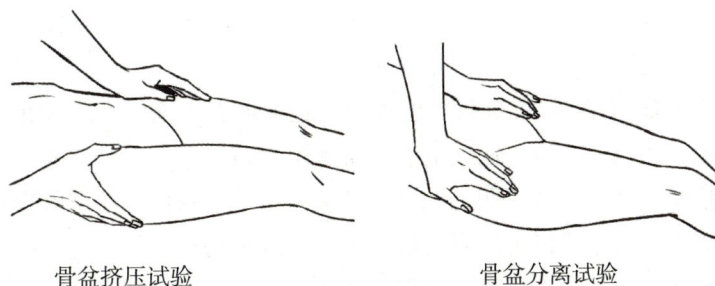

骨盆挤压试验　　　　　　　　　　骨盆分离试验

图 7-9　骨盆挤压试验与分离试验

(2)肢体长度不对称 测量胸骨剑突与两髂前上棘之间的距离(图 7-10),向上移位的一侧长度变短,也可测量脐孔与两侧内踝尖端之间的距离,或者测量髂前上棘和内踝间距并与健侧对比,髋臼骨折合并股骨头中心型脱位者,该间距也有缩短。

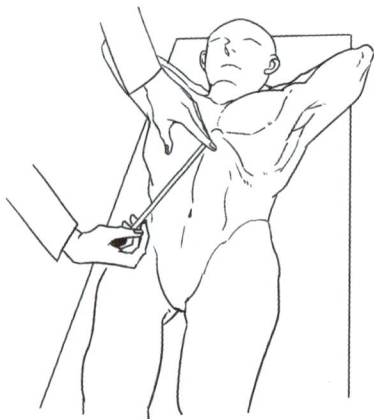

用皮尺测量胸骨剑突至
髂前上棘之间的距离

图 7-10 胸骨剑突至髂前上棘距离

（3）会阴部瘀斑 是耻骨和坐骨骨折的特有体征。

（4）如尾椎有明显压痛，可进行肛门指诊检查 从肛门内触摸可有压痛、异常活动或凹凸不平的骨折线。

3. 辅助检查 骨盆部 X 线片（前后位、入口位、出口位）检查可显示是否有骨折，并可确定骨折部位及严重程度。有髋臼骨折时需拍斜位片检查。骨盆三维重建 CT 或螺旋 CT 检查更能从整体显示骨盆损伤后的全貌，对指导骨盆骨折的诊断及治疗有重要意义。

【合并损伤及并发症】

骨盆骨折的诊断，依据外伤史、症状及骨盆骨折体征，辅以辅助检查，不难诊断，重要的是骨盆骨折常有严重并发症，而且常较骨折本身更为严重，应引起重视。常见的有：

1. 骨盆出血、休克 骨盆骨折为松质骨骨折，本身出血较多，加之移位的骨折断端损伤靠近盆壁的血管，而骨盆的静脉丛多且无静脉瓣阻挡回流，中小动脉无肌肉收缩压迫止血，故出血较多，严重时出血量可达 1000mL 以上。耻骨联合分离后使盆腔容积增大，耻骨联合分离 3cm，骨盆容积可增加 4000mL，故骨盆骨折病人可表现为轻度或者重度休克。因此，对于骨盆骨折病人，应及时检查意识、血压、脉搏、血红蛋白、血细胞比容等。

2. 盆腔内脏器损伤 包括膀胱、尿道、直肠及女性生殖器损伤。尿道的损伤远比膀胱损伤多见，尿道损伤后排尿困难，尿道口可见有血液流出。膀胱损伤往往是在充盈状态下，尿液流入腹腔，呈现腹膜刺激症状。直肠损伤后早期可以无症状，若未及时处理后期引起腹腔内或者盆腔感染，直肠指检染血是早期发现损伤的重要体征。

3. 腹膜后血肿 骨盆各骨主要为松质骨，邻近又有许多动脉、静脉丛，血液供应丰富。骨折可引起广泛出血，巨大血肿可沿腹膜后疏松结缔组织间隙蔓延至肠系膜根部、肾区与膈下，还可向前至侧腹壁。如为腹膜后主要大动静脉破裂，可迅速导致病人死亡。

4. 神经损伤 主要是腰骶神经丛与坐骨神经损伤，也可损伤闭孔神经和股外侧皮神经。损伤后相应的区域皮肤感觉减退，支配的肌肉功能障碍。腰骶神经丛损伤大都为节前性撕脱，预后差；骶骨Ⅱ区与Ⅲ区的骨折则容易发生腰骶神经根损伤，骶神经损伤会导致括约肌功能障碍。

5. 严重软组织损伤 骨盆骨折时伴随的皮肤、皮下筋膜大面积剥脱，又称 Morel-Lavallee 损伤。发生机制是高暴力损伤造成骨折的摩擦与旋转作用力的共同作用使皮肤与筋膜层之间分离，皮肤口袋形成，并在口袋内有大量出血，血肿的存在造成表面皮肤血供受影响，特别是对于肥胖的患者，广泛的皮下血肿形成会缓慢造成剥脱皮肤的缺血坏死。

【骨盆骨折急救处理】

严重的骨盆骨折常合并其他部位的复合伤，极易发生失血性休克、ARDS、脂肪栓塞等，故应遵循救命第一的原则。

急救处理原则：①首先救治危及生命的失血性休克；②在抗休克的基础上处理其他合并伤；③对骨盆骨折严重出血病人应迅速采用外固定架固定，病情稳定后进行骨盆骨折本身治疗。

治疗优先顺序：针对有重度骨盆骨折的多发伤伤员，提出救治方案。

A：（气道）通畅呼吸道，监测血压和脉搏，注意胸部损伤、气管插管、闭式引流等。

B：（出血）快速建立输血补液通道，扩充血容量，使用抗休克裤，监测凝血功能。注意补液通道不宜建立在下肢，应建立在上肢或颈部。

C：（中枢神经系统）过度通气，保持 $PaCO_2$ 在 30～50mmHg，应用肾上腺皮质激素。

D：（消化）有腹痛、腹胀及腹肌紧张等腹膜刺激症状者可行诊断性腹腔穿刺。如抽吸出不凝的血液，提示腹腔内脏器破裂的可能；阴性结果不能否定腹腔内脏器损伤可能，必要时可重复进行。随着后腹膜间隙的血肿蔓延至前腹壁，穿刺的针头有可能误入已形成的血肿内，因此多次诊断性穿刺后得到的阳性结果，其价值远逊于初次穿刺。

E：（排泄）嘱病人排尿，如尿液清澈，表示泌尿道无损伤；血尿者表示有肾或膀胱损伤。如病人不能自主排尿，应行导尿。插入尿管后如无法导出尿液，可于膀胱内注入无菌生理盐水后再予以回吸，注入多抽出少提示有膀胱破裂可能。尿道口流血，导尿管难以插入膀胱内提示有后尿道断裂。

F：（骨折）其他部位骨与关节损伤。

【治疗】

骨盆骨折患者经常因为其严重并发症而危及生命，在稳定骨折的基础上积极治疗并发症是骨盆骨折治疗的关键。

1. 抗休克治疗 骨盆骨折的患者常伴有不同程度的血流动力学不稳定的休克表现，应积极抗休克治疗，早期有效的抗休克治疗对于挽救患者的生命尤为重要。因此在患者受伤现场，应立即展开创伤急救，包括紧急心肺复苏、止血包扎、补充血容量、吸氧、镇静止痛等处理。

2. 骨盆的固定 损伤急救时常在患者双侧髂窝及臀部放置棉垫后，用骨盆带或床单法对骨盆进行环形加压包裹，可以有效地稳定骨盆环、减少骨盆容量和降低搬运过程中再次损伤的风险，并可在一定程度上控制失血量（图7-11）。转移至医院后可使用骨盆外固定装置。目前常用的骨盆外固定装置有骨盆外固定架。骨盆外固定架适用于骨盆前环骨折，而骨盆C形钳则从两侧骶髂关节加压固定骨盆，可以同时稳定前后环。

3. 介入治疗和骨盆填塞 骨盆骨折患者经补液输血和骨盆的有效固定后，血压仍无法稳定在较理想的范围内，通常伴有腹腔

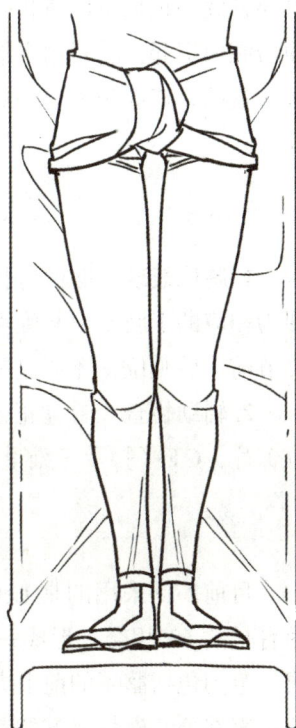

图 7-11 骨盆带固定

内或腹膜后大出血，可行骨盆部血管造影。若发现动脉源性出血，可行血管栓塞术；对于静脉源性导致的大出血，必要时行盆腔填塞可以有效降低失血性休克的死亡率。

4. 腹膜后血肿 应密切观察，进行输血、补液。对于骨盆开书样损伤，应急诊行骨盆兜、床单或外固定架固定，以缩小骨盆容量，提高腹膜后血肿内的压力，达到止血的目的。

5. 膀胱与尿道的损伤 膀胱与尿道的损伤是骨盆骨折最常见的合并伤，任何包括耻骨支或耻骨联合的每一个部位的骨盆骨折，都必须仔细排除生殖泌尿道的损伤。会阴挫伤、尿潴留，特别在尿道口有新鲜血滴出时，意味着有泌尿道损伤的可能，这是一个重要体征。膀胱充盈时损伤，尿液流入腹腔，出现腹膜刺激症状；空虚时损伤，尿液渗入会阴部，会阴部有血液流出。

6. 会阴与直肠撕裂 必须及时修补，女性病人必要时可用阴道纱布填塞，行阴道止血并行横结肠造瘘术。

第三节　髋臼创伤

髋臼骨折是由股骨头传递而来的暴力造成髋臼的完整性和连续性丧失，髋臼骨折约占全身骨折的 0.7%。

【病因病理】

髋臼骨折由直接暴力或间接暴力引起，而大部分由直接暴力引起，常见的有建筑物或重物倒塌，直接砸在人体侧方髋部，暴力通过撞击股骨大转子，以股骨颈和股骨头为传导途径传达到髋臼，使髋臼发生骨折。间接暴力有时也可以导致髋臼骨折，比如坐汽车时，如果髋关节、膝关节均屈曲 90°，此时发生意外撞车事故，或急速刹车时，惯性冲撞导致的暴力，由膝关节往后传至股骨头，作用于髋臼后壁，即可发生髋臼后壁骨折；如果髋屈曲 90°，而大腿处于外旋内收时，可导致髋臼顶负重区骨折。归根结底，不论直接暴力还是间接暴力，髋臼骨折均是由股骨头直接撞击髋臼引起，若暴力继续存在则股骨头连同破碎的髋臼向内移位，严重者股骨头可穿破髋臼底进入盆腔，造成髋关节中心脱位，所以临床诊断时还需要注意有无股骨头骨折发生的情况，以免漏诊。

【临床表现及诊断】

1. 临床表现 髋臼骨折早期主要表现为髋关节局部疼痛及活动受限，如并发股骨头脱位则表现为相应的下肢畸形与弹性固定。当发生髋关节中心性脱位时，其疼痛及功能障碍程度均不如髋关节前、后脱位，体征也不明显，若脱位严重者可表现为患肢缩短。

2. 辅助检查 骨盆正位片（患侧髋关节正位片）、闭孔斜位（Jude 位）片、髂骨斜位（Judet 位）片，CT 平扫及三维重建为诊断、评估、治疗骨折提供了极大的帮助。

【骨折分型】

目前广泛采用的是 Letournel-Judet 分型。其分型的解剖基础是将髋臼结构分为前柱和后柱，两者呈约 60°相交，形成一拱形结构。前柱（髂耻柱）由髂骨前部、髋臼前部、耻骨部三部分组成，范围包括髂嵴的前上方斜向前内下方，经过耻骨支止于耻骨联合。后柱（髂坐柱）包括坐骨的垂直部分及坐骨上方的髂骨部分，由坐骨大切迹经由髋臼中心到坐骨结节的部分。后柱的内侧面由坐骨体内侧的四边形区域构成，称为四方区。Letournel-Judet 分型主要分为两大类，共十个亚型（图 7-12）。

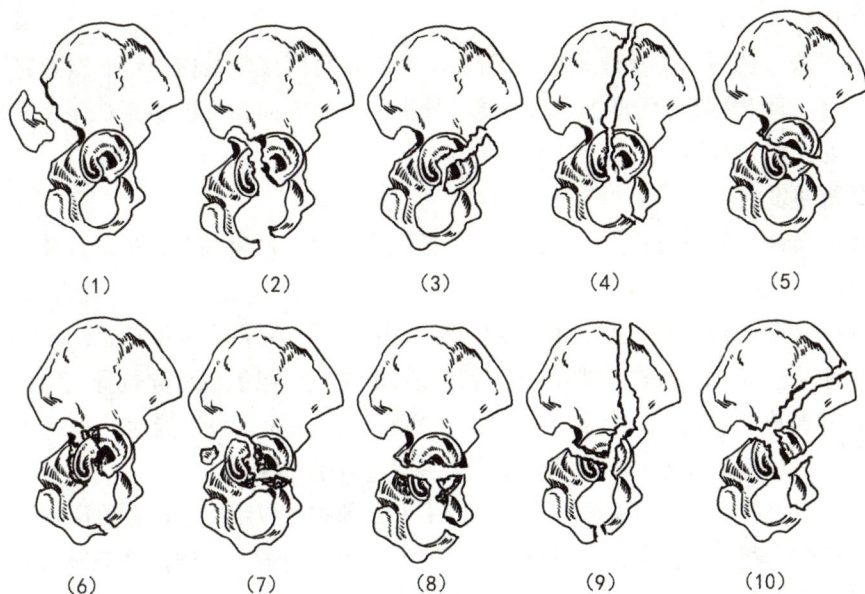

(1) (2) (3) (4) (5)

(6) (7) (8) (9) (10)

（1）后壁骨折；（2）后柱骨折；（3）前壁骨折；（4）前柱骨折；（5）横断骨折；（6）后柱伴后壁骨折；
（7）横断伴后壁骨折；（8）T形骨折；（9）前柱伴后半横形骨折；（10）双柱骨折

图 7-12　Letournel-Judet 分型示意图

1. 简单骨折　或称为基本骨折，包括髋臼的一个柱的一部分骨折或整个柱的骨折，单一横行骨折也包括在内，分为 5 种：髋臼后壁骨折；髋臼后柱骨折；髋臼前壁骨折；髋臼前柱骨折；髋臼横行骨折。

2. 复杂骨折　或称为伴发骨折，每种骨折至少包含两种基本骨折，包括 5 种伴发骨折：T 形骨折；后壁 + 后柱骨折；横行 + 后壁骨折（半股骨头后脱位或中央型脱位）；双柱骨折；前柱或前壁骨折伴后半横行骨折。

【治疗】

髋关节是全身负荷最大的关节，因此髋臼骨折的手术和非手术治疗目的都是恢复臼顶与股骨头的同心圆关系，尽可能达到髋关节面的解剖复位，给予骨折坚强的内固定，有利于患者早期功能锻炼，减少术后并发症的发生。

1. 保守治疗　主要是卧床和牵引。适应证：无移位或移位＜ 3mm，严重骨质疏松者；局部或其他部位有感染者；有手术禁忌证，如合并其他系统疾患，不能耐受手术者；闭合复位且较稳定的髋臼骨折。

2. 手术治疗

（1）手术指征　①骨折移位大于 2 ～ 3mm；②后壁骨折超过 40%；③合并股骨头骨折；④关节腔内存留严重影响关节活动的碎骨片；⑤髋臼顶骨折 Malta 顶弧角小于 50°；⑥合并有坐骨神经损伤；⑦股骨头脱位或半脱位经手法复位失败者等。有下列情况应行急诊手术：①髋关节脱位不能闭合复位；②髋关节复位后不能维持复位；③合并神经损伤，且进行性加重；④合并血管损伤；⑤开放性髋臼骨折。

（2）手术时机　全身情况允许而又有急诊手术指征者，应该积极手术。由于髋臼骨折多合并骨盆骨折和（或）其他合并伤，且出血较多，应该在病情稳定、出血停止后再手术。最佳手术时机多被认为在伤后 4 ～ 10 天。

（3）手术方法　切开复位重建钢板或髋臼 W 型安全角度接骨板内固定、空心钉固定及全髋关节置换术。3D 打印模型是目前微创治疗髋臼骨折的发展方向，可更加直观显示骨折及术前规划，并进行术前模拟手术等。

3. 髋臼骨折并发症

（1）深静脉血栓　是髋臼骨折早期最严重的并发症之一，新鲜髋臼骨折出现此并发症的概率高达 1% ～ 5%。

（2）医源性坐骨神经损伤　坐骨神经麻痹是髋臼骨折术后常见的并发症，其次是臀上皮神经、股外侧皮神经、股神经和阴部神经。坐骨神经可能被瘢痕组织或者异位骨化组织包绕。一旦术后确诊坐骨神经麻痹，需要评估神经损伤的严重程度，并开始服用治疗神经病理性疼痛的药物。如果术后 3 个月患者对药物治疗没有效果则考虑进行手术探查。

（3）感染　术中严格注意无菌原则操作，围手术期预防性应用抗生素有效预防感染发生。

（4）异位骨化　髋臼骨折时，关节囊、韧带、关节周围覆盖的肌肉群也会挫伤形成血肿，这些损伤都刺激了异位骨化的形成。因此术中减少肌肉组织剥离，彻底止血，尽量切除失活及不健康的组织，辅助术后口服吲哚美辛或小剂量放疗可有效预防异位骨化的发生。

（5）创伤性关节炎　导致创伤性关节炎的因素包括骨折复位不良、股骨头骨软骨损害、金属内植物进入关节、股骨头骨折、既往骨关节炎的病史及感染等，因此提高复位质量是降低该并发症的重要手段。

（6）股骨头坏死　股骨头后脱位状态超 12 小时便有股骨头坏死的风险，高达 85% ～ 93%。因此后壁骨折合并髋关节脱位尽早复位髋关节（12 小时内），同时要严格把控手术指征，术中精细操作、保护旋股内侧动脉。

　　手不仅是人体最有价值的劳动工具，同时也是中医研究人体全身疾病的一个主要载体。成书于春秋时期的《足臂十一脉灸经》描述了手掌部的穴位，手与健康的关系的研究在中医领域一直没有间断，仅民间健身而言，拍手刺激手掌穴位能达到祛病强身的目的。由此可见手在全身各器官中的重要性，手与眼睛、大脑并称为人体具有高度智慧的三大重要器官。人类用手创造了世界，同样用手感知世界。手与外界的接触最多、最频繁，从而最易受伤害；手部外伤尤其是手部复杂外伤的急诊早期处理非常重要，积极、早期、正确的处理，是伤手获得较好功能恢复的关键，也可避免二次或多次手术。如果损伤严重，不能在早期进行修复，正确的急诊处理也可为晚期修复创造条件。

第一节　手部创伤的定义及种类

一、手部创伤的定义

　　手部创伤是因物理或化学等因素导致手部组织器官的破坏。

二、手部创伤的种类

　　手部创伤的分类与总论创伤分类一致。由于手部解剖特点，手部创伤分类与手部创伤急诊处理及手部功能恢复均密切相关。为了便于临床治疗，手部创伤依创伤类型、表现特点又进行如下分类：

　　1. 压砸伤　这类创伤在建筑工地及有机械操作的厂矿企业比较多见，对骨支架的破坏和软组织损伤均比较严重。此类创伤的处理比较困难，预后较差，伤手多遗留严重的功能障碍，应引起足够重视。

　　2. 切割伤　日常生活中多见，一般为利器所致、少数为电锯锯伤，伤口多比较整齐，常造成肌腱、神经、血管等组织的损伤，依据损伤的不同部位可表现出相应的功能障碍。

　　3. 撕脱伤　多数由印刷机、压胶机、和面机、脱粒机及交通事故造成；少数为机器操作不当、建筑工地塌方等手部压砸瞬间伤员条件反射的保护性回抽所致，常引起指背手背皮肤撕脱或手指，或全手皮肤套状撕脱，深部组织裸露或损伤。有深部组织损伤者，预后较差。

　　4. 刺伤、子弹贯穿伤　战争、暴力事件中多见，特点为伤口不大，可伤及深部组织，必须仔细检查，结合局部解剖，作出正确判断，避免漏诊。

　　5. 绞扎伤　多为车床、钻床、离心机、搅拌机等高速旋转的机器将肢体卷入造成，轻者只有皮肤撕裂伤，偶尔有骨折，早期常被忽视，数小时后由于出血或水肿造成严重肿胀。严重时多造成皮肤撕脱，神经、肌腱扭转牵拉，肌肉及血管广泛破坏，严重骨折，肢体离断等。此类损伤很难处理。如学龄前儿童用细钢丝互拉比手力导致拇指完全性离断伤。

6. 爆炸伤　爆破工地和鞭炮伤多见，常造成手掌侧不规则皮肤裂伤，组织损伤严重，可致屈指肌腱自抵止部断裂，亦可造成多个手指缺损，伤口污染严重，并存有大量异物。常合并不同程度烧伤。

7. 烧伤　火灾或高压电、煤气、火炉或热水等原因造成。软组织损伤广泛且严重，早期判断困难，治疗同样困难。预后欠佳，对于早期伤指伸屈功能尚存在的患者，尤其要重视。

8. 摩擦伤　高速旋转的皮带、砂轮及交通事故的拖拉、一些特殊运动项目（如拔河）等，可以造成该类损伤，常伴有烧伤，需反复多次清创、植皮或皮瓣移植手术。

9. 咬伤　动物或人咬伤，创口较小，但较深。无论动物或人咬伤都要引起重视，动物咬伤需分清何种动物，除了彻底清创，还需到当地疾病控制中心做特殊处理。

第二节　手部开放性创伤的处理

一、现场急救

手部开放性创伤的早期处理以制止出血、减少伤口污染、防止创伤加重、迅速及时转送为目的，最终是为患手功能恢复创造有利条件。

1. 综合评估　确认现场环境安全，没有后继损伤可能，如爆炸、机器伤、电击等，需要确认爆炸源已消除、机器已关闭、电源已切断。如是高速公路现场，必须确认已按照交通管理条例设置警示标志后方可进行抢救，以确保伤员和施救人员的安全。

2. 伤情判断　一般生活中遇到的手外伤以单纯手部损伤多见，在交通事故、工伤意外及爆炸现场，往往是合并全身重要脏器损伤的多发伤或复合伤。在多发伤或复合伤情况下，必须首先判明有没有窒息、呼吸道堵塞、开放性气胸、心脏穿透、颅脑外伤和肝脾损伤等。处理原则是先救命后处理局部情况，即以维持呼吸道通畅、心肺复苏、抗休克为首要任务。在积极抢救生命的同时，迅速判明手部创伤情况。

3. 局部处理

（1）止血　一般情况下，对各种类型和不同程度的出血，使用伤口局部压迫、加压包扎的方法可以达到止血目的。即使是桡动脉、尺动脉，甚至肱动脉损伤，如果压迫得当，也能有效止血。如果创伤较重，压迫包扎止血无效时，可使用止血带止血。

（2）包扎　对手部的开放性伤口，应及时用无菌敷料覆盖和包扎，以减少伤口污染的机会。切忌向伤口内加入任何药粉、油膏、药棉等，禁用碘酒、乙醇类灭菌液冲洗或涂擦伤口。

（3）固定　固定能有效起到制动目的，既能减少疼痛，又可保护伤手，避免在转运过程中因搬动、震动、牵拉、扭转或锐利骨折端移动等造成重要组织的继发性损伤。因此，对包扎好的伤手，应及时用小夹板、木板、硬纸板、支具等，总之需就地取材，将患手固定制动，固定范围应达腕关节以上。

4. 转送　在现场急救处理时，迅速电话通知医院。原则上应就近转送，但如判明手部创伤为复杂损伤或离断伤，应尽可能向有手外科专科医师的医院转送。转运过程中应尽可能做到快速、安全和减少痛苦。由于手部血循环丰富，严重外伤时出血较多，甚至可以引起失血性休克。转运时病人保持平卧位，抬高患肢。转运途中要密切观察伤员生命体征及伤情变化，及时做出处置，如用止血带方法止血，应记录止血带时间，每隔1小时应放松止血带15分钟。

二、急诊室救治

急诊室的任务是迅速进一步明确患者全身情况和手部创伤的初步诊断。对于任何危及患者生命的损伤必须迅速救治，在确保生命安全的前提下，应尽量减少病人在急诊室停留的时间。向患者、家属及相关人员了解受伤机制、现场抢救情况及送达医院前曾采取的处理措施，在快速检查后尽快作出初步判断，并告知患者或家属初步诊断和预备实施的治疗方案，立即进行救治。具体步骤如下。

（一）急诊室检查

1. 了解受伤机制　详细询问受伤的原因、时间、具体部位，伤后的症状及全身情况。受伤时手的位置，致伤的种类和性质，受伤后是否经过急救处理，如何止血包扎、固定及转运情况。了解受伤前有无其他疾病等。同时，记录病人的姓名、性别、年龄、职业、电话、通信地址、门诊号、X线片号及联系人的姓名和电话等。

2. 体检及手部组织损伤的检查　要求快速、全面、准确。给患者体检时，先查明生命体征有无变化，有无多发伤、复合伤和休克等，然后再进行手部创伤的检查。手部创伤检查应系统而全面，严格按照无菌操作要求检查伤口。应按视诊、触诊、特殊检查的顺序，依照皮肤、肌腱、神经、血管、骨骼的组织层次，逐一检查。以便在术前对手部重要组织的损伤全面了解和正确判断，为其处理做好充分的思想、物资和器材准备。

3. 组织损伤的初步判断及治疗方案的确定　仔细观察伤口的部位、性质、大小、形状、范围、深度、污染挫灭程度等情况，切忌因检查增加患者痛苦。根据以上的检查，作手部各组织损伤的初步诊断，并确定大致的治疗方案。

4. 病情告知和沟通　了解受伤机制、病情，并快速、全面、准确的检查，作初步诊断后，应将病情详尽告知患者、家属及单位相关人员，对于各种治疗方案及治疗后可能发生的各种并发症，以及二次或多次手术的可能性也应详细沟通。

（二）急诊室处置

完成初步检查和诊断后，进行必要的包扎和固定制动，迅速认真地做好手术前各项准备工作，并在与患者、家属、单位等相关人员充分告知沟通后，转送手术室治疗。除了简单的手部皮肤切割伤可以在急诊手术间清创缝合外，任何伴有手部血管、肌腱、神经、骨损伤的患者，均应送到手术室由专科人员进行手术治疗。

三、手部创伤的诊断

手是人的器官又是人类的劳动工具，手的伤残不但影响人们的劳动和生活，也影响美观和社交。手外伤常见的致伤原因有刺伤、锐器伤、钝器伤、挤压伤及火器伤。不同的致伤原因对手的损伤程度、性质、范围不同，结合皮肤、肌腱、血管、神经、骨组织等进行细致检查以作出诊断。

（一）皮肤损伤的初步检查及诊断

手部皮肤损伤即为手的开放性损伤。需要对手部皮肤损伤的情况进行全面的检查。

1. 了解创口的部位和性质　根据局部解剖关系，初步推测皮下各种重要组织如肌腱、神经、血管等损伤的可能性。

2. 皮肤缺损的估计　创口皮肤是否有缺损，缺损范围大小；能否直接缝合或直接缝合后是否影响创口的愈合；是否需要植皮；采取何种植皮方法；都需要通过细致检查以作诊断。

手部皮肤损伤检查的关键是对皮肤的活力进行判断，因为损伤性质是影响损伤皮肤活力的重要因素，如切割伤，皮肤边缘活力好，创口易于愈合。碾压伤可致皮肤广泛撕脱，特别是皮肤剥脱伤，皮肤表面完整，而皮肤与皮下的组织呈潜行分离，皮肤与其基底部血液循环中断，严重影响皮肤的存活，要引起高度的重视。判断皮肤的活力应掌握以下要点：

（1）皮肤的颜色和温度。

（2）皮肤的毛细血管回流试验。

（3）撕脱皮肤的形状和大小。

（4）撕脱皮肤长宽比例。

（5）撕脱皮肤为逆行或顺行。

（6）皮肤边缘出血情况。

如损伤局部皮肤的颜色和温度与周围一致，则表示活力正常。如损伤局部呈苍白、青紫且冰凉者，表示活力不良。毛细血管回流试验：按压皮肤表面时，皮色变白，放开按压的手指，皮色很快恢复红色者，表示活力良好。皮色恢复缓慢，甚至不恢复者，则活力不良或无活力。

皮瓣的形状和大小：舌状皮瓣和双蒂的桥状皮瓣活力良好；分叶状或多角状皮瓣其远端部分活力常较差，缝合后其尖端部分易发生坏死。皮瓣的长宽比例：撕脱的皮瓣除被撕脱的部分有损伤外，其蒂部所来的血供也会有不同程度的损伤。因此，皮瓣存活的长宽比例要比正常皮肤切取皮瓣时小，应根据皮肤损伤的情况而定，不能按常规的长宽比例来决定损伤皮肤的去留。皮瓣的方向：一般来讲，蒂在肢体近端的，其活力优于蒂在远端者。皮肤边缘出血状况：修剪边缘时，有点状鲜红色血液缓慢流出，表示皮肤活力良好。如皮肤边缘不出血，或流出暗紫色血液者，其活力差。通过对皮肤活力情况的判断，以确定清创术时对皮肤的取舍。

皮肤损伤依据上述检查情况作出初步诊断，分为切割伤、撕裂伤、撕脱伤、脱套伤、皮肤坏死、皮肤缺损等，对于特殊损伤如高温机器辗轧、火器伤等，在诊断中需注明致伤原因。

（二）肌腱损伤的初步检查及诊断

肌腱是手部关节活动的传动装置，具有良好的滑动功能，肌腱损伤必将导致手部功能活动的严重障碍。

肌腱断裂必将导致手的休息位发生改变，如屈指肌腱断裂时该手指伸直角度增大；而伸指肌腱断裂时表现为该手指屈曲角度增大，并且主动屈指或伸指功能丧失；如指深屈肌腱、指浅屈肌腱断裂，该手指呈伸直状态；如掌指关节伸指肌腱或伸肌腱扩张部断裂，该关节主动伸直受限或消失，掌指关节呈屈曲位；值得注意的是同一关节功能有多条肌腱参与作用，其中一条肌腱的损伤可以不表现出明显的功能障碍。

手部肌腱损伤的诊断最重要的是手部屈指肌腱的检查方法。固定患指的中节，让患者主动屈曲远侧指间关节，若不能屈曲，则为指深屈肌腱断裂；固定除被检伤指外的其他三指，让患者主动屈曲伤指近节指间关节，如果不能屈曲则为指浅屈肌腱断裂；如指浅、指深屈肌腱全断裂，则患指两指间关节皆不能主动屈曲；检查拇长屈肌腱功能则固定拇指近节，让患者主动屈曲拇指指间关节，但要注意，即使有拇长屈肌腱断裂，由于蚓状肌和骨间肌具有屈曲拇指掌指关节作用，而不影响拇指掌指关节的作用。

伸指肌腱不同部位断裂，其相应关节不能伸展，并可出现手指畸形。伸指肌腱断裂则手指屈曲角度加大，该手指的主动伸指功能丧失。此外还会出现一些典型的畸形，如锤状指畸形等。

肌腱损伤的检查必须全面细致，需要逐个手指、逐个关节检查，以免漏诊。

（三）神经损伤的初步检查及诊断

手部外伤导致神经损伤，主要表现在手部感觉功能和手内在肌功能障碍。

手部运动和感觉功能分别由来自臂丛神经的正中神经、尺神经和桡神经支配。手腕和手指屈伸活动的肌群及其支配的神经分支均位于前臂近端。

（1）正中神经损伤 拇短展肌麻痹致拇指对掌功能障碍及拇、示指捏物功能障碍，手掌桡侧半、拇、示、中指和环指桡侧半掌面，拇指指间关节和示、环指桡侧半近侧指间关节以远的感觉障碍。

（2）尺神经损伤 骨间肌和蚓状肌麻痹所致环、小指爪形手畸形，骨间肌和拇收肌麻痹所致的 Froment 征，即示指用力与拇指对应时，呈现示指近侧指间关节明显屈曲、远侧指间关节过伸及拇指掌指关节过伸、指间关节屈曲，以及手部尺侧、环指尺侧和小指掌侧感觉障碍。

（3）桡神经损伤 腕部以下无运动支，仅表现为手背桡侧及桡侧三个半手指近侧指间关节近端的感觉障碍。

依据上述的表现和神经支配的范围仔细检查可以作初步的诊断。

（四）手部血管损伤初步检查及诊断

手部血管损伤很少为单纯的损伤，多合并有其他组织的损伤。手部血液循环丰富，除了完全或不完全性断指、断掌、断手及严重压砸伤外，一般外伤很少引起手部坏死。手部血管损伤及血液循环状况可以通过手指的颜色、温度、毛细血管回流试验和血管搏动来判断。如皮肤苍白、皮温降低、指腹瘪陷、毛细血管回流缓慢或消失，提示为动脉损伤；如皮肤青紫肿胀、毛细血管回流加快、动脉搏动良好，则为静脉回流障碍。

依据临床表现的主要特点，便可以迅速作出血管损伤的判断。

（五）骨与关节损伤的初步检查及诊断

在检查肌腱损伤的同时，即可观察是否有畸形，是否有掌、指骨折，掌、指关节是否脱位。在可疑骨、关节损伤时，应立即进行 X 线片检查，注意投照体位，手掌部需拍照正、斜位片。

四、初期外科处理

手部开放性创伤初期外科处理和任何其他部位的开放性创伤处理是相同的，彻底清创是基础。在彻底清创的基础上，争取一期组织修复重建、一期创面闭合是尽可能恢复手功能良好的关键。如果损伤初期能够处理得当，使损伤组织可以得到一期修复，则疗程缩短，功能恢复得早。即便无法做到一期修复，也要在急诊初期处理时尽量为以后的修复创造条件。如果初期处置不当，将会因皮肤瘢痕挛缩、肌腱或手内肌粘连、骨与关节畸形愈合、神经变性等严重影响手部的正常功能。

第三节　开放性手部创伤的清创术

一、清创术的作用和重要性

清创术的作用就是将一个充满异物、污物、挫灭失活组织的开放性损伤的创面，通过外科手术彻底清除开放性创口内存在的异物、污物、失活组织，使其变成接近于无菌的外科伤口，并能达到及时闭合伤口，争取获得一期愈合。彻底清创，是手部开放性损伤处理的关键，唯有彻底清创才能防止感染，也唯有防止感染的发生才能有效治疗开放性损伤。能否做到彻底清创，与患者损伤时的环境、损伤程度、污染程度，以及损伤后距清创术的时间、清创术前的准备、手术者的清创方法等都密切相关。

二、清创术的时限

开放性手部损伤宜争取在 6 ～ 8 小时内清创，但在污染不严重、天气较凉爽的季节可以延至 12 小时。若 15 ～ 18 小时后再行清创术，感染率显著增高。若时间延误或损伤严重，有感染可能的创口，虽可行清创术但不应闭合创面，可以采用湿敷或凡士林纱布暂时包扎的办法，也可在简单清创基础上使用持续负压引流装置（VSD）处理创面。等待感染控制，肉芽初步形成后再进行二期的创面覆盖处理。

三、清创术的术前准备

1. 麻醉的选择　手部创伤的清创术应在手术室内按无菌手术要求进行，首先是选择麻醉的方式。如创伤仅局限于 1 ～ 2 个手指，可选用指根处的指总神经阻滞麻醉并加扇形浸润，应注意麻醉药液中勿加肾上腺素。范围稍广的手部创伤可应用腕部阻滞麻醉，即在腕部掌侧做正中神经及尺神经阻滞，在腕部桡骨茎突稍上方处做桡神经浅支的阻滞麻醉。较严重的手部创伤多选用锁骨上臂丛神经阻滞或腋下臂丛神经阻滞麻醉。若病人情绪过于紧张或手术时间长，亦可选用高位硬膜外或全身麻醉，小儿多用全身麻醉。

2. 伤肢清洗与术区备皮　伤肢清洗与术区备皮是清创中不可缺少的重要步骤。麻醉成功后，把伤肢放置在清创架上，将创面用无菌敷料覆盖，先对创口周围健康皮肤进行清洗。清洗的范围即是术区备皮范围，应包括伤手至肘关节以上的部位。刷洗的方法与顺序：术者戴上手套，先用无菌纱布蘸乙醚或汽油拭去表皮污泥及油污，揩干后再行刷洗。用消毒软毛刷蘸消毒肥皂水刷洗，共三遍。第一遍刷洗，从伤口周缘开始刷至肘关节以上，时间 5 ～ 10 分钟。刷洗时不要让肥皂水流入伤口内。随后用生理盐水或自来水冲洗。更换消毒软毛刷，刷洗第二遍，同样刷洗 5 ～ 10 分钟，再冲洗干净。刷洗第三遍时，更换手套、消毒软毛刷及肥皂水碗，刷洗完毕，用生理盐水冲洗。去除创面覆盖的无菌敷料，先用 3% 的过氧化氢溶液冲洗伤口，再以生理盐水洗净，反复冲洗三遍，创面内一般只冲不刷，但如伤口内污染较重，异物较多，可选用软毛刷或用纱布团轻刷创面，尽量不损伤组织。最后用无菌纱布将皮肤揩干，剃除汗毛，修剪指甲，冲洗干净的开放创面使用碘伏浸泡 3 ～ 5 分钟可有效减缓术后创面的感染。若需植皮或皮瓣者，供皮区尚需做同样皮肤的准备。

3. 体位与消毒铺巾　一般手部手术，不论大小，均应采取仰卧位，将患肢置于肩部外展位

（70°～90°），将清洗完毕的伤肢移至小手术台上。两下肢宜用约束带固定。术者与助手相对坐下操作。将术区消毒后，铺无菌巾单，在小手术台面上至少要铺四层巾单。另外，上臂缠止血带处要用纱布或小治疗巾包裹，并用两圈无菌巾单围绕。将伤手由洞巾穿出后平放在小手术台上。

4. 止血带的应用 较小的手部创伤，如残端修补、清创缝合等，出血不多时应尽量不用止血带。但较复杂的手术，如伴有肌腱、神经、骨、关节损伤时，上止血带常为必不可少的措施。在止血带下手术，可以减少伤口出血，有良好清晰的手术视野，便于辨认手部伤口内各组织的精细结构，以免误伤，可保证手术顺利进行，缩短手术时间。气囊止血带压力一般控制患者收缩压在100mmHg。

四、清创术的手术步骤与操作程序

1. 冲洗创面，清除异物 用生理盐水冲洗创口内部创面，污染较重的予过氧化氢溶液清洗，然后再用生理盐水冲洗干净，反复冲洗 3 次。由外而内、由浅入深，仔细清除创面内异物、凝血块、游离小骨片。再次用生理盐水冲洗，时间应不少于 5 分钟，另铺一层无菌巾单。

2. 清创 清创是用锐利的手术刀、剪等，剪除创口内污染、挫灭、失活、坏死组织的手术操作。

3. 进一步行伤口检查，确定组织修复方案 清创和诊断是一个动态的过程，清创的过程中，在清除坏死组织的同时，需进一步查明组织损伤的程度；必要时扩大创口，逐层检查。修正初步诊断，确定最合适的组织修复方案。

4. 冲洗浸泡，彻底止血 完成清创后，先使用无菌生理盐水冲洗创面，再用生理盐水稀释碘伏浸泡创面 3 分钟。如果清创术距受伤的时间较长或因某些特殊类型的损伤，为减少厌氧菌感染的机会，可用 3% 的过氧化氢溶液浸泡创面。最后再用生理盐水冲洗 1 次。清创术中另一重要步骤是止血：需放开止血带，仔细检查创面是否有活动性出血点。如有可先用冰盐水湿敷；如冰盐水湿敷后仍有活动性出血，应予结扎或电凝止血。止血必须仔细彻底。若止血不彻底，术后血肿不仅会影响伤口愈合甚至会造成感染。

5. 更换器械 冲洗完毕后，更换清创时使用过的器械、手术手套、手术台上最上层已经污染的无菌巾单。术者再次使用稀释碘伏溶液浸泡双手。如上述步骤完成清创后，在再次反复冲洗的基础上，需再次检查伤口，确认清创彻底后，评估创面情况。至此，清创术结束。

6. 各种组织的早期修复 手部创伤经清创后，只要条件允许，均应争取一期修复各类损伤的组织，包括肌腱、神经等。一期修复时，各类组织解剖关系，易于辨认，且粘连机会少，手术操作容易，效果良好；治愈时间可以缩短，功能恢复快。修复顺序是从内向外：有骨折者，应先行骨折复位固定，然后修复破坏的关节囊、肌腱、神经等。手部血循环丰富，一侧的血管损伤，对手部血运影响不大，但有条件的应进行血管修复。

7. 创面的闭合 清创是防止感染的重要步骤，但清创后创面如不能妥善闭合，感染仍是不可避免的。一旦发生感染，肌腱、骨骼等即受到严重损害，并影响创面的正常愈合，进而会产生瘢痕挛缩而导致功能障碍。因此，如无特殊情况应及时闭合创面，这是预防手部开放性损伤感染的另一个重要措施。手部创面基本闭合方法：

（1）直接缝合 适用于整齐的切割伤；对不整齐的裂伤，经清创后皮肤无缺损者，亦可直接缝合。缝合时针距及松紧度均应适中，针与创缘距为 0.2～0.4cm，针与针间距为 0.5cm 左右，以松紧能对合为度。针距过密、对合过紧、皮肤张力过大，均会影响血运及引流。

（2）减张缝合、植皮覆盖 对于简单的手部创伤，闭合伤口并不困难。但对较复杂的手部创伤创面，闭合伤口并非易事，在闭合伤口时应注意以下几个问题：①张力过大伤口的缝合：由于创伤后肢体肿胀较重，或创面有皮肤缺损，或因截指或截肢时残端的骨长度切除不够等原因，均可导致创口皮肤缺损，直接缝合皮肤张力过大。如果勉强缝合，则伤口皮肤因张力过大而影响血循环，造成伤口边缘或较大面积的皮肤坏死或伤口开裂，甚至导致整个手术失败。解决的方法为减张缝合（缩短骨长度），植皮覆盖（游离植皮、皮瓣植皮）。②易发生瘢痕挛缩或肌腱粘连伤口的缝合：垂直越过手部掌指关节，在掌、背侧的直线伤口，平行于指蹼或与皮下肌腱并行的伤口，若直接缝合，晚期必将造成伤口处的皮肤瘢痕挛缩或肌腱粘连。因此，若伤肢皮肤血循环良好、伤口污染不重、伤后时间较短时，可利用"Z"字形皮瓣成形术，改变原伤口的方向以减少瘢痕挛缩或肌腱粘连的机会。

8. 放置引流　凡有肌肉损伤缺损或皮下留有空腔者，应放置橡皮片引流（24～72 小时后可拔除），再覆盖以松软的纱布，适当加压包扎。

9. 包扎固定　手部的骨关节损伤术后应包扎固定在功能位，肌腱、神经损伤修复后应包扎固定于无张力位。

第四节　手部各组织创伤的早期处理

一、手部皮肤缺损的早期处理

《左传·僖公十四年》云"皮之不存，毛将安傅"，皮肤作为人体的器官在保护人体深部组织和维持人体内环境中起着相当重要的作用。手的特殊功能决定了手部皮肤在厚度、质地、结构上与身体其他部位皮肤的不同。另一个显著的特点是：皮纹和指甲。具体表现在：

1. 手掌、手指掌侧皮肤较他处皮肤厚韧，富有弹性，无毛发并有较厚的角质层，显得粗糙且移动性很小。背侧皮肤较他处皮肤薄而软。皮下组织很薄，与深层组织仅有少量的疏松结缔组织相连，有较大的移动性。掌侧皮肤损伤缺损后创口不易拉拢缝合，常需要植皮覆盖。掌侧皮下组织感染时，炎症渗出物或脓液易积于组织间隔内，产生剧烈疼痛，不易引流，且容易向骨及腱鞘扩展，形成化脓性腱鞘炎和骨髓炎。手背指背的皮肤在手完全伸直时显得很松弛，并在关节背侧形成多个皱褶，可用手指将皮提起，但当握拳时，"多余"的皱褶消失，背侧皮肤变紧，这些特点为手指诸关节的屈曲提供了解剖基础。不注意这一特点，往往在背侧缺皮时，不适当地用伸直手指以达到直接拉拢缝合的方法，术后常因手背侧皮肤的紧张，影响掌指关节及指间关节的屈曲。由于手背侧皮肤与深层组织联系不紧密，使背侧皮肤经常容易产生潜行剥脱和撕脱伤。作为皮肤关节的皮纹，其方向和位置与手、掌的活动相对应，在处理手部创伤时必须熟悉掌、指横纹的特殊性。

2. 指甲是表皮衍生的一种特殊结构，起保护指端、提高指端敏感程度和增加手抓、握、捏动作的稳定作用，同时还可增加手的美观。

指甲结构复杂，当甲床损伤或缺损时，容易发生甲畸形。尤其是生发基质的损伤会引起甲生长障碍或严重的甲畸形。当指甲周围结构受损时，如甲上皮、甲下皮及甲皱襞等缺损很难完全修复，也易导致甲后皱襞的回缩、增厚。

3. 手部创伤后的皮肤缺损若不能及时关闭的后果是感染、畸形愈合，最终导致功能障碍。如何在彻底清创后及时覆盖创面是手部外伤急诊处理的关键。手部新鲜的开放性损伤经过细致的清创、止血后，首先对创面作出准确的评估，包括皮肤缺损的部位、面积、皮肤缺损区域深部组织的损伤情况，是否有肌腱、血管、神经损伤，是否有骨折等；根据皮肤缺损在掌部背侧还是掌部掌侧、手指背侧还是手指掌侧，以及有没有累及指甲等，通过手术使创面得到及时的覆盖和愈合，可以预防感染、减轻水肿及促进肉芽形成。

皮肤软组织缺损的修复原则是能用游离植皮的则不用带蒂皮瓣转移，能用带蒂皮瓣转移的则不用吻合血管的游离皮瓣移植，能就近的则不用远处的皮瓣。选择覆盖创面术式的依据是创面的基本条件，有无骨质、肌腱及重要血管、神经裸露等。对于手部创面的皮肤缺损，同时要考虑缺损部位。目前显微修复重建已发展到穿支皮瓣的超显微修复，即"缺什么，补什么；缺多少，补多少"。对于创面基本条件良好、无深部组织修复的患者，可优先考虑游离植皮术。对于在手掌面及手指掌面的皮肤缺损，应尽可能地应用全厚片游离移植或足底内侧皮瓣等组织结构相近的皮瓣；在手背或创面过大时，可以中厚皮片游离移植。较小的骨端或骨面外露，可选择筋膜瓣覆盖后游离植皮。也可考虑局部皮瓣修复或局部皮瓣转移加游离植皮。当遇手部严重的挤压撕脱伤，伴开放性骨折、肌腱损伤、重要神经损伤时，可考虑复合组织瓣或组合皮瓣移植的修复方法。总之应根据手部创伤的不同部位及类型，以及手术人员掌握的技术程度，选择合适的手术方法。

二、手部骨与关节创伤的早期处理

1. 掌骨、指骨开放性骨折的处理 复位、固定、功能锻炼是骨折处理的基本原则，手部开放性骨折也不例外。通过复位、固定恢复骨骼正常解剖关系，再处理其他组织的损伤。手部骨折早期处理要点：早期解剖复位，牢固固定，早期循序渐进的功能锻炼、个体化对待。

2. 关节囊损伤的修复 尽可能修补关节囊，若有缺损，应用周围组织将其修补或覆盖。

三、手部血管创伤的早期处理

彻底清创、完成骨性手术后吻合血管（动静脉）。如遇动静脉损伤缺失无法对端吻合修复，要果断采用自体静脉移植来修复断裂的动静脉；如条件许可也可采用人工血管桥接修复动静脉。动静脉比例为1:2。如静脉回流不佳，在修复深部动脉伴行静脉的同时，应修复较大的浅静脉，即头静脉或贵要静脉。

1. 处理顺序 ①彻底清创，寻找断端血管、肌腱、神经，并分别标记；②骨折复位固定；③肌肉、肌腱缝合修补；④吻合血管，缝合神经；⑤创面覆盖。腕部及手掌部血管创伤的处理顺序与断手或断掌再植的处理顺序一致，需要做好每一步，一环扣一环，环环相扣，才能提高手术的成功率。

2. 处理要求

（1）快速明确诊断后，应争取6～8小时内手术，通过清创术清除创面内污染和挫伤组织，迅速完成骨支架重建和固定。显微镜下操作清创损伤血管，尤其血管内的凝血块务必清除干净。彻底清创后，镜下检查血管内膜，确认血管断端损伤组织是否具有活力。

（2）对较大的血管，缝合前去除血管口外膜，断端用肝素、利多卡因、生理盐水冲洗，必要时吻合口断端用显微镊子进行扩张，然后进行准确的对端吻合，针距和间距均匀，垂直进针垂直出针，保持血管内膜轻度外翻。缝合的血管应有良好软组织的基底，并有良好的软组织及皮肤覆盖。

（3）彻底清创后检查血管断端张力，如发现张力过大，可通过两端血管的游离减少张力，必要时宜用自体静脉移植，自体静脉移植于静脉缺损时应顺置；自体静脉移植于动脉缺损时应将静脉段倒置，以免静脉瓣影响血液回流。如有血管痉挛，可用肝素、利多卡因、温生理盐水在血管内注射加压扩张，必要时肌注罂粟碱 25mg。

（4）手部创伤如有严重循环障碍，应争取修复动、静脉，比例为 1:2 或 1:3。静脉回流不足，术后肿胀较剧，如手部循环尚能维持，1 周后因丰富的静脉再生，回流障碍即可解除，肿胀逐渐消退。

（5）抗凝剂局部使用，防止血管栓塞，不必全身应用。修复血管的成功关键在于正确处理创伤及高质量的血管断端吻合，而不在于抗凝剂的使用。在血管吻合成功后，术中使用低分子右旋糖酐 500mL 静滴，可提高术后吻合口通畅率。

（6）术后制动术后敷料包扎及石膏托固定，可减少血管吻合口刺激，有利于预防血管痉挛和栓塞。患肢置放高于心脏平面，根据动脉供血及静脉回流情况，适当抬高患手或平放，可改善局部肿胀。

（7）术后常规抗炎、抗凝、抗痉挛治疗，严密观察患手指端血液循环变化，并维持室温在 26℃ 左右。若发生血管危象，应尽快判断是动脉危象还是静脉危象。一般动脉危象指端苍白、干瘪，针刺无出血；如是静脉危象，指端饱满、肤色暗紫、针刺有暗紫色出血。血管缝合后若发生血管痉挛，多系缝合质量欠佳或血管内膜损伤清创不彻底所致，若经过保暖、局部温盐水湿敷等处理仍不见好转时，应果断探查，并切除一段，重新吻合血管断端，若术后再度发生血管危象，仍应再次进手术室探查，必要时做血管移植来挽救。不论动脉或静脉发生栓塞，造成手的再次供血障碍，必须及时发现及时处理。

四、手部肌腱创伤的早期处理

手外科急救处理中，由于手是人类的劳动工具，肌腱作为动力传导在皮肤、骨、肌腱、血管、神经损伤的处理中显得更加重要。事实上，肌腱修复后再次断裂，或因肌腱粘连而再次手术在临床上较常发生，严重影响了手的功能。需要我们在施行肌腱修复手术前熟悉肌腱的功能解剖，了解肌腱损伤的创伤病理，熟练地掌握肌腱损伤的处理原则与操作技术，化复杂为简单并精细操作，力争使肌腱修复术后获得更理想的疗效。

（一）基本概念

1. 伸、屈肌腱在手部的分区　手指的屈肌腱根据其构造特点及处理原则，分为五区。屈指肌腱从前臂肌肉肌腱连接处起，经过腕、掌、指各段，至手指上止，浅屈肌腱止于中节，深屈肌腱止于末节。根据构造特点及处理原则，将其分成五个区域：I区：在接近肌腱的止点处。II区：掌指关节平面至中节指骨指浅屈肌腱止点处，在手指纤维鞘管内，即"无人区"内。III区：在手掌内，到远侧掌横纹处止。IV区：在腕部。V区：在前臂部。见图 8-1。

指伸肌腱自前臂背侧肌肉-肌腱交界处，至手指末节指骨基底背侧抵止处，根据其结构特点及位置不同也分为五区。I区：由中央束在中节指骨基底背侧抵止处至两侧束、中央束延续的终腱止点。末节指骨背侧基底背侧，接近止点的一段肌腱较薄呈

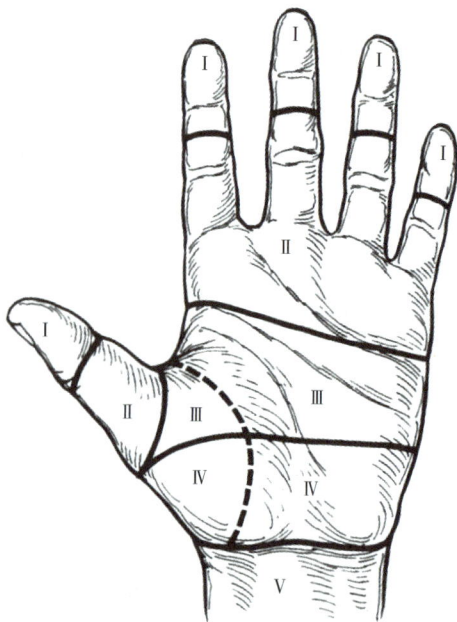

图 8-1　浅屈肌腱分区

膜状，部分与远侧指间关节背侧关节囊融合。Ⅱ区：近节指骨近端至中节指骨基底背侧的指伸肌腱。此段肌腱分三束，即中央束和两侧侧束，在近侧指间关节背侧三束纤维融合构成薄而复杂的膜状结构——腱帽，腱帽中央部分纤维与近侧指间关节背侧关节囊融合。Ⅲ区：腕背横韧带远端至掌指关节背侧伸肌腱帽处。在掌指关节背侧近腱帽处，肌腱间多有联合腱。Ⅳ区：伸指肌腱位于腕背纤维鞘管内，有滑膜包裹，肌腱走行于不同的纤维鞘管内。Ⅴ区：从腕背鞘管近端至前臂肌肉 - 肌腱交界处。

除Ⅳ区肌腱外，伸指肌腱位置表浅，手术操作方便，术后效果较好。无论何区肌腱，在条件允许的情况下，均应一期缝合。由于伸肌腱在Ⅰ区、Ⅱ区和Ⅳ区的肌腱损伤较为特殊，下面将分别叙述。

2. 肌腱损伤手术切口选择或延长方法　一般手部肌腱创伤的急诊处理患者以开放伤多见，创口大小不一。手指伸屈的完成需肌腱的来回滑动的作用，在损伤刹那手指伸屈的位置不同，往往导致开放创口和肌腱损伤断裂位置的不一致。因此，在急诊手术时，在彻底清创基础上常常需要作切口延长或选择新的切口，使损伤肌腱充分暴露以方便损伤肌腱缝合的操作。如果手部原始损伤的伤口很小，影响术中探查和修复损伤的肌腱时，可将伤口适当延长。应注意延长或另作切口时，如切口设计不当，例如切口垂直跨越手掌或手指横纹的切口，将会造成皮肤瘢痕挛缩及严重的肌腱粘连，影响手术的效果，甚至导致手术失败。见图 8-2。

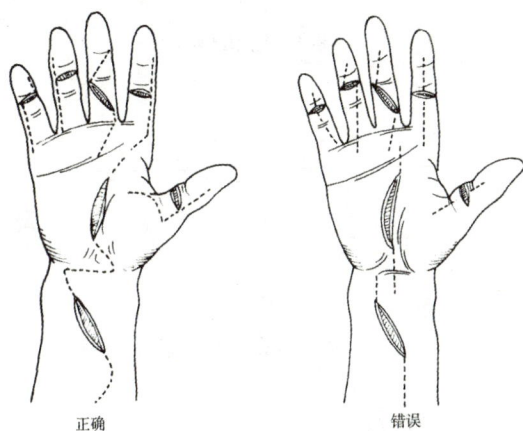

正确　　　　错误

图 8-2　正确与错误的创口延长和切口设计

3. 缝合材料的选择　理想的缝合材料必须满足：肌腱断端缝合牢固，减少肌腱粘连，对组织反应小，柔韧性好，直径细和便于打结等。目前临床上一般常用的是 3-0 丝线或 4-0 聚丙烯缝线。也有厂家生产了专门用于肌腱修复的缝线。

4. 肌腱缝合的方法　肌腱缝合的方法较多，但不论选择哪一种肌腱缝合方法，切记肌腱的腱纤维走行主要由纵行纤维组成，在缝合肌腱时，应以尽可能使肌腱的缝合口能承受较大的张力，缝合材料外露尽可能少，又不致使肌腱发生劈裂为原则。在众多的肌腱缝合方法中，经过多年的临床应用筛选，目前较常用而且公认比较稳固和达到肌腱断端对合良好的缝合方法有单线或双线改良的 Kessler 缝合法和改良的 Bunnell 缝合法。如果是一条肌腱带动多条肌腱或者需将两条直径不等的肌腱进行缝合时，可选择肌腱编织缝合法。见图 8-3、图 8-4、图 8-5、图 8-6。

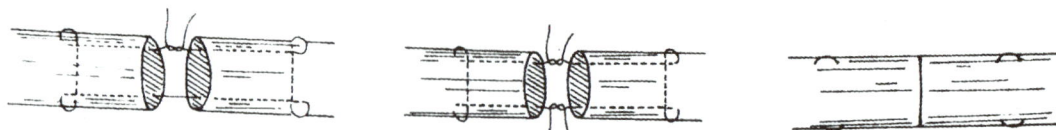

图 8-3　改良的 Kessler 缝合

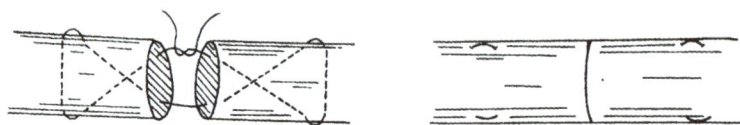

图 8-4　改良的 Bunnell 缝合法

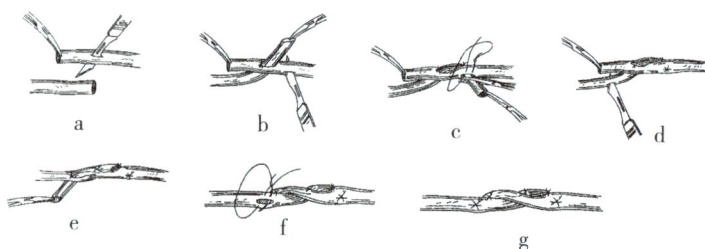

图 8-5　编织缝合法

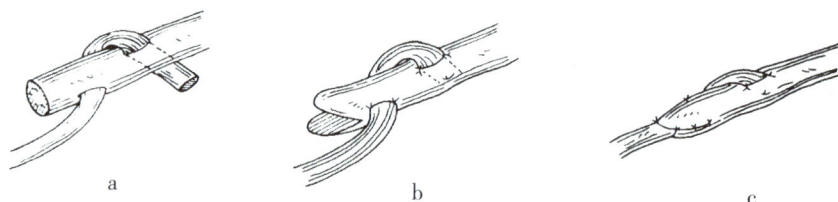

图 8-6　肌腱断端直径相差悬殊的缝合

（二）手部肌腱创伤的早期处理

1. 诊断　手部肌腱创伤因损伤机制、位置等的不同会有不同的表现，创伤外科医生在熟悉手部功能解剖知识基础上，需要反复检查，精确诊断。比如屈肌腱损伤，通过主动屈指功能的检查和手部姿势改变的观察，不难诊断。但如患者不合作或是儿童，误诊、漏诊发生概率较高，尤其是在手部损伤严重的情况下，伤口剧烈的疼痛会影响检查的效果。又如在检查时，屈肌腱仅是部分断裂，患指可做主动的屈指动作，如果不及时发现并加以修复，在伤后数天内肌腱仍有断裂的可能。因此，在手部开放损伤中，清创时需探查伤口深面的各组织，以确定有无肌腱、血管和神经等重要组织的损伤。

唯有仔细、全面的检查才能确认手部肌腱断裂的部位和区域、断裂肌腱的数目、创口污染程度、腱周组织损伤程度，以及是否伴有不稳定骨折等，依此明确肌腱损伤是否早期处理及治疗方法，制订合适的治疗方案，以使患者达到最大功能恢复。

2. 治疗

（1）时间　手部肌腱的开放性损伤，在伤后的 6 ～ 8 小时内，若污染不重、伤口较整齐、皮肤损伤较轻，经过处理后预计可以达到一期愈合的伤口，应一期修复肌腱。

（2）清创　早期彻底的清创可减轻创伤后炎症反应，避免大量渗出血浆液聚集创口，是防止感染，避免造成术后肌腱严重粘连、争取良好预后的关键。在彻底清创的前提下，尽量保留正常的肌腱和腱周组织，便于进一步修复处理。

（3）重建术　根据不同的肌腱损伤部位、损伤情况，严格遵照无创操作原则及上述创口延长切口选择方法，采用术者熟悉的肌腱缝合方法进行肌腱缝合修复。在修复过程中要注意腱周组织，尤其是滑车系统的处理。①肌腱周围应有血液循环良好的、疏松的且能滑动的组织，不可置于瘢痕组织中或贴于骨面。②在指间、掌指关节凹面或腕部，如滑车及横韧带已被破坏，则应利用周围组织进行重建。若当时不便于施行，可在二期修复时重建。③将掌长肌腱或指浅屈肌腱纵行劈开，在近节指骨上再造滑车。再造滑车应位于皮下绕过手指一圈，在指背应位于指伸肌腱的浅层，在掌面勿将指神经及血管束包绕在滑车内。用细丝线将其断端缝合，此缝合处应放在手指一侧近背面，以避免与修复的肌腱粘连。④如肌腱损伤致肌腱裸露，应果断选择筋膜瓣或局部皮瓣转移进行创面覆盖，以避免组织粘连而影响肌腱的滑动功能。

3. 功能锻炼　肌腱损伤缝合修复术的目的是最大限度地恢复手的伸屈功能。从术后石膏固定3～4周后开始功能锻炼，到术后2～3天即开始功能锻炼，经历了非常曲折的过程。据统计前者有出现肌腱粘连与患指、患手僵硬的病例；而后者则肌腱再断裂发生率明显上升。因此，目前又主张回归传统，即肌腱缝合修复术后要求制动固定3～4周。在石膏或支具固定保护下的有限锻炼既能防止肌腱再断裂，亦能预防肌腱粘连和患指、患手僵硬的发生。

（三）肌腱缺损损伤急诊处理

在手部肌腱损伤急诊处理时遇到肌腱缺损时，如创面洁净，清创彻底，创面皮肤软组织没有缺损，能一期关闭创口，并确认没有感染可能，可行一期肌腱移植修复肌腱缺损，较常用自体掌长肌腱或直径接近的人工肌腱。可对端缝合或编织缝合。

原则上，肌腱缺损一般不在开放伤时一期施行，应选择在伤口完全愈合后约1个月后进行。如若伤有感染，则应在感染治愈后，炎症完全消失，关节被动活动可基本达到正常时，方可行肌腱移植术。

（四）手部肌腱损伤急诊处理一期修复的禁忌

在手部肌腱损伤急诊处理时如果遇到有下列情况之一者，不应一期修复断裂的肌腱。

1. 伤口感染或感染可能性较大者。

2. 缺少良好的皮肤覆盖、需要行皮瓣转移或皮瓣移植时。

3. 对动物咬伤的伤口。

4. 由压砸伤引起的开放性骨折。如冒险缝合肌腱，伤口感染后，将导致手术失败。

5. 手术医师缺乏处理肌腱经验时，建议先做简单清创处理后，转他院或由经验丰富的医师处理。

五、手部神经创伤的早期处理

在手指或手掌，神经伤很常见，大多为锐器伤，如刀、玻璃或罐头等割伤，以及撕裂伤、挫伤等。手指感觉对手的功能很重要，如无感觉，则不辨冷热、方圆，用力大小不准确，握物不稳，不能拿细小物件和做精细的工作，易发生烫伤、冻伤及外伤，手指无汗、萎缩等。

1. 处理和效果　腕管以下的神经损伤，修复效果一般都比较好，主要原因是神经支已多为纯运动或纯感觉纤维，而不是混合神经，其缝合后不存在神经运动纤维与感觉纤维对错的问题，神经纤维对位好，再生能力强，恢复较快。

2. 神经早期修复的指征和禁忌证　早期锐器切割伤，估计清创缝合后不致发生组织坏死及感染，神经本身断端整齐无缺损者，应一期缝合神经。断掌、断指再植时也应缝合神经。如骨骼、肌腱、神经同时断裂，先固定骨折，修复肌腱，再修复神经。指神经除末节的远侧外都可缝合，也应该缝合。如伤后的时间过长，伤情或污染严重，如炸伤，感染可能性大，应在伤愈后二期修复神经。

3. 神经的修复　手部感觉神经，正中神经支 5 条，尺神经指掌侧 2 条、背侧 3 条，桡神经支 4 条。运动神经，正中神经大鱼际支 1 条，尺神经深支 1 条。在手指侧方或掌侧显露指神经，向远侧和近侧游离，屈曲手指各关节以克服神经短缩和消除吻合口处张力，一般用 7-0 或 9-0 无损伤缝线作为缝合材料，仔细辨认神经外膜上的营养血管（掌、指部要求在 16 ～ 25 倍显微镜下操作），避免扭转，准确对端吻合。经历了外膜、束膜、神经束的缝合后，全归到神经外膜缝合。神经缺损在 4 倍直径内一般选择一期缝合。术后处理，用前臂石膏托固定腕关节及各指于半屈曲位，固定时间约 6 周。

神经缺损较多，缝合后张力过大，容易造成神经缺血、神经内瘢痕增生。因此，对于神经缺损较多者可选用自体神经或人工神经（神桥）移植。是急诊一期移植还是在伤愈后 1 ～ 2 个月再行神经移植，由术者视创面清创后情况而定。

扫一扫，查阅本章数字资源，含PPT、音视频、图片等

第一节　肢体与指（趾）体离断创伤概述

1963 年我国陈中伟教授首先报道断肢再植成功，1965 年又成功开展了断指再植。50 年来，断肢（指）再植在国内广泛开展，取得一系列突破性进展，我国的断肢（指）再植技术在国际上始终处于领先地位。

断肢是指四肢肢体外伤后离断；断指是指掌指关节平面以远的手指离断。断肢（指）按损失程度不同分为完全性离断和不完全性离断。

一、离断创伤分类

1. 完全性断肢（指/趾）　外伤所致肢（指/趾）断离，没有任何组织相连或虽有受伤失活组织相连，但清创时必须切除，称为完全性断肢（指/趾）。

2. 不完全性断肢（指/趾）　凡伤肢（指/趾）断面有主要血管断裂合并骨折脱位，伤肢断面相连的软组织少于断面总量的 1/4，伤指断面相连皮肤不超过周径的 1/8，不吻合血管，伤肢（指/趾）远端将发生坏死称为不完全性断肢（指/趾）。

断肢（指/趾）按其致伤原因又分为切割性离断、压轧性离断、撕脱性离断和炸伤性离断。

肢（指/趾）体断离后血液循环虽然中断，但组织并未立即坏死。肌细胞在常温下缺血 6～7 小时便可发生不可逆的病理变化，肢体离断平面越高、肌肉越丰富，再植后全身反应亦越大；反之，断肢离断平面低（如断指再植）术后反应亦较轻。若断肢平面在大腿或上臂，其伤后已超过 6～7 小时、断肢未做任何处理（加冷藏），再植后出现中毒症状的概率明显增高：反之，断指却可以在离断后 24 小时甚至时间更长进行再植仍有成活的希望，全身反应亦轻。

断肢（指/趾）的病理生理变化又与气温的关系很大。在炎热夏季，组织病理变化加速，坏死时间缩短，寒冷冬天组织代谢速度慢，坏死时间延长。

二、离断急救原则

离断急救原则包括止血、包扎、固定、离断肢（指/趾）保存、迅速转运。

离断肢（指/趾）断面应用清洁敷料包扎以减少污染，若受伤现场离医院较远，离断肢（指/趾）应采用干燥冷藏法保存，即将断肢（指/趾）以清洁或无药敷料包裹，放置塑料袋中密封，再放于加盖的容器内，外周放入冰块保护。切忌将离断肢（指/趾）浸泡于溶液中。到达医院后，检查断肢（指/趾），用无菌敷料包裹，放于无菌盘中，置入 4℃冰箱内。

第二节 断肢与断指（趾）再植

一、适应证及禁忌证

1. 全身情况 良好的全身情况是再植的必要条件，若为复合伤或多发伤，应以抢救生命为主，将断肢（指／趾）置于4℃冰箱内，待生命体征稳定后再植。

2. 肢体损伤程度 与损伤性质有关，锐器切割伤只发生离断平面的组织断裂，断面整齐、污染轻、重要组织挫伤轻，再植成活率高。碾压伤表现为受伤部位组织损伤严重，若损伤范围不大，切除碾压组织后将肢（指／趾）体一定范围短缩，再植成活率仍可。而撕裂（脱）伤，组织损伤广泛，血管、神经、肌腱从不同平面撕脱，常需复杂的血管移植，再植的成功率较低，即使成功，功能恢复也较差。

3. 断肢（指／趾）离断平面与再植时限 断肢（指／趾）再植手术越早越好，应分秒必争，一般以外伤后6～8小时为限。早期冷藏或寒冷季节可适当延长。再植时限与离断平面有密切关系。断指因组织结构特殊，对全身情况影响不大，可延长至12～24小时。而高位断肢，因肌肉丰富，在常温下缺血6～7小时后，肌细胞变性坏死，释放出钾离子、肌红蛋白和肽类等有毒物质集聚在断肢的组织液和血液中，再植后，这些有害物质进入全身引起全身毒性反应，甚至引起死亡，即再灌注损伤，故再植时间严格控制在6～8小时之内。

4. 年龄 断肢（指／趾）再植与年龄有明显因果关系，老年病人因体质差，经常合并有慢性器质性疾病，是否再植应慎重。

5. 再植禁忌证 有下列情况之一，禁忌再植：①合并全身性慢性疾病，或合并严重脏器损伤，不能耐受长时间手术，有出血倾向者；②断肢（指／趾）多发骨折严重软组织挫伤、血管床损伤严重，血管、神经、肌腱高位撕脱，预计术后功能恢复差；③断肢（指／趾）经刺激性液体或其他消毒液长时间浸泡者；④高温季节，离断时间过长，断肢未经冷藏保存者；⑤合并精神异常，不愿合作，无再植要求者。

二、处理要点及原则

断肢（指／趾）再植是创伤外科各种技术操作的综合体现，要求手术者必须具备良好的外科基础和娴熟的显微外科技术，以确保肢（指／趾）体再植成活。若肢（指／趾）体离断时间短，按一定顺序修复，固定骨折，修复屈伸肌腱，吻合静脉、动脉，修复神经，闭合创口。若肢（指／趾）离断时间长，则在骨折固定后先吻合动脉、静脉，以减少组织缺血时间，然后修复其他组织。

基本原则和程序如下：

1. 彻底清创 清创既是手术的重要步骤，又是对离断肢（指／趾）体的组织损伤的进一步评估。

一般分两组同时清创离断肢（指／趾）体的远、近端，仔细寻找、修整，标记血管、神经、肌腱。

2. 修整重建骨支架 为了减少血管神经缝合后张力，适当修整和缩短骨骼，骨折内固定要求简便迅速、剥离较少、固定可靠、利于愈合。可根据情况选用螺丝钉、克氏针、钢丝、髓内钉或钢板内固定。

3. 缝合肌肉（腱）骨支架重建后，在适当张力下缝合肌肉、肌腱　先于吻合血管修复肌肉肌腱有以下优点：①为血管吻合建立了良好血管床。②减少了对血管吻合口的刺激和影响。缝合的肌肉（腱）以满足手的功能为标准，不必将所有的肌腱缝合，如前臂远端可缝合拇长屈肌、指深屈肌、腕屈肌、拇长伸肌、拇长展肌、指总伸肌和腕伸肌等，其他肌腱可不予缝合。断指再植时需缝合指伸肌腱和指深屈肌腱。

4. 重建血液循环　血管吻合均需在显微镜下进行。确认动、静脉的解剖部位，在无扭曲、无张力下吻合，如有血管缺损应行血管移位或移植。主要血管均应予吻合，如尺、桡动脉和手指的双侧指固有动脉。吻合血管的数目尽可能多，动脉、静脉比例以 1∶2 为宜。一般先吻合静脉，后吻合动脉。

5. 缝合神经　神经应尽可能一期显微缝合，并保持在无张力状态，如有缺损应行神经移植修复。可采用神经外膜缝合或束膜缝合。

6. 闭合创口　断肢（指／趾）再植的创口宜一期完全闭合，不应遗留任何创面。这一点在清创时应充分预估，以适当缩短骨骼来满足皮肤创面闭合的需要。皮肤直接缝合时，为了避免形成环形瘢痕，可采用“Z”字成形术，使直线创口变为曲线创口。若有皮肤缺损，可采用中厚或全厚皮片覆盖创面，或采用局部皮瓣转移修复。

7. 包扎　用温生理盐水洗去血迹，以便与健侧对比观察再植肢（指／趾）体皮肤颜色。用多层敷料包扎时防止过紧，指间分开，指端外露，便于观察血液循环。敷料包扎后，通常再以石膏托外固定。

三、术后处理

1. 一般护理　病房应安静、舒适、空气新鲜，室温保持在 23～25℃，局部用一个 60W 落地灯照射，以利于观察血液循环并可局部加温。照射距离为 30～40cm，过近有致灼伤的危险。抬高患肢，使之略高于心脏水平面。通常需卧床一周。严防寒冷刺激，室内严禁吸烟，以防止血管发生痉挛。

2. 密切观察全身反应　一般低位断肢和断指再植术后全身反应较轻。高位断肢再植特别是缺血时间较长者，除了注意因血容量不足引起的休克和再植肢体血液循环不良外，还可能因心、肾、脑中毒而出现持续高热、烦躁不安甚至昏迷，心跳加快、脉弱、血压下降，小便减少和血红蛋白尿，甚至出现无尿，均应及时加以处理。如情况无好转，保留肢体可能危及病人生命时，应及时截除再植的肢体。

3. 定期观察再植肢（指／趾）体血液循环，及时发现和处理血管危象　再植肢（指／趾）体血液循环观察的指标：皮肤颜色、皮肤温度、毛细血管回流试验、指（趾）腹张力及指（趾）端侧方切开出血等，应综合分析以上指标，并进行正确判断。一般术后 48 小时内易发生血管危象，如未能及时发现，将危及再植肢（指／趾）体的成活。正常情况下再植肢体的指（趾）腹饱满，如果切开指（趾）腹侧方，将在 1～2 秒内流出鲜红色血液。如颜色由红润变成淡红或苍白色、指（趾）腹张力降低、毛细血管回流缓慢、皮温降低、指（趾）腹侧方切开缓慢流出淡红色血液，则是动脉血供不足的表现。如果颜色变成苍白、皮温下降、毛细血管回流消失、指（趾）腹干瘪、指（趾）腹切开不出血，则表示动脉血供中断。如指（趾）腹由红润变成暗紫色且指（趾）腹张力高、毛细血管回流加快、皮温从略升高变为逐渐下降、指（趾）腹切开立即流出暗紫色血液，则是静脉回流障碍的表现。血管危象是由血管痉挛或栓塞所致，临床上除判断是动脉血管危象还是静脉血管危象之外，对于动脉血管危象还要判断是动脉痉挛还是动脉栓塞，这对临床及早准确处理甚为重要。一旦发现，应立即解开敷料，解除压迫因素、提高室温，尽可能寻找出血管危象发生的原因。临床上通常迅速静脉滴注盐酸罂粟碱注射液 30mg。经过上述综合处理30 分钟后，再植肢（指 / 趾）体血液循环恢复正常者则为动脉痉挛；若血液循环仍未见好转者，多为血管栓塞所致，应立即行手术探查，去除血栓，切除吻合口重新吻合血管，有望使再植肢（指 / 趾）体重新恢复血液循环。

4. 防止血管痉挛，预防血栓形成　除保温、止痛、禁止吸烟等措施外，还应留置臂丛或硬膜外导管，定期注入麻醉药品，既可止痛，又可保持血管扩张，防止血管痉挛。适当应用抗凝解痉药物，如低分子右旋糖酐，还可适量应用低分子肝素等。

5. 应用有效抗生素预防感染　肢体离断时多污染较重，加之手术时间长，应联合应用有效抗生素，预防伤口感染。

6. 促进再植的肢（指 / 趾）体功能恢复　肢（指 / 趾）体成活，骨折愈合拆除外固定后，应积极进行主动和被动的功能锻炼，并适当辅以物理治疗，促进功能恢复。若有肌腱、神经需二期修复者，应尽早予以修复。肌腱、神经粘连严重时应适时进行松解手术，以更好地恢复再植肢（指 / 趾）体的功能。

周围血管创伤是急诊常见的一种损伤，约占创伤总数的3%。早期处理不当常可导致机体功能障碍，甚至死亡。过去周围血管创伤主要采用结扎的方法处理，截肢率较高。近年来治疗以修复为主，而且周围血管创伤的诊断和处理水平也已经明显提高，周围血管创伤的死亡率和截肢率显著下降。

第一节 周围血管创伤的分类和诊断

周围血管创伤有不同的类型，大多数为开放性损伤，闭合性损伤较少见。开放性损伤大多数为切割伤、刀刺伤、火器伤等。闭合性损伤一般是由于钝性损伤引起的血管栓塞或痉挛，或者是有移位的闭合性骨折和爆震伤等引起的血管栓塞或破裂。

一、周围血管创伤的类型

1. 血管断裂

（1）完全断裂 动脉完全断裂表现为喷射样出血。对于中小动脉，由于动脉血管壁平滑肌和弹力组织的作用，能使血管收缩并回缩，进而形成血栓，可使完全断裂的血管出血减少或自行停止，常起到保护生命的作用。四肢主要血管完全断裂，多有大出血，常伴有休克。静脉完全断裂不会出现喷射样出血，很少伴有休克，但可形成张力性血肿。

（2）部分断裂 血管伤可有纵行、横行或斜行的部分断裂，血管收缩使裂口扩大，不能自行闭合，会引发大出血。动脉部分断裂后，少数可形成假性动脉瘤或动静脉瘘。

2. 血管痉挛 血管痉挛的原因有血管受到创伤，骨折端的压迫刺激，甚至寒冷刺激，手术的干扰也可引起血管痉挛。痉挛主要发生于动脉，表现为远侧动脉搏动减弱或消失，肢体出现麻木、发冷、苍白等症状。血管痉挛反应可持续数小时或数十小时，较长时间的血管痉挛可导致血管栓塞，甚至导致肢体坏死。

3. 血管挫伤 血管因损伤、压迫可发生内膜和中层组织结构断裂、分离，组织卷缩，血管组织内出血，即为血管挫伤。由于没有外出血的临床表现，血管挫伤容易被忽视而漏诊。手术中如果发现动脉有饱胀感，外观失去正常色泽，触之较硬，且无搏动或搏动微弱，就应该考虑有血管挫伤。临床应根据局部和肢体循环状况判断是否手术切除损伤部分，做对端吻合或用自体静脉移植加以修复。

4. 血管受压 可由于骨折、关节脱位和血肿，甚至夹板及止血带等造成血管压迫，受压时间愈长，其预后愈严重。动脉严重受压可使血流完全受阻，血管壁也可受损伤，引起血栓形成及发生远端肢体坏死。此类压迫通常见于膝部和肘部，其原因为血管在这些部位比较固定。

5. 假性动脉瘤 当发生动脉部分断裂而投射物入口较小时，动脉出血被局部组织张力所限，形成搏动性血肿；4～6周后因为局部组织机化而形成较完整的包囊，即形成假性动脉瘤。假性动脉瘤会压迫周围组织，使肢体远端血液供应减少。

6. 动静脉瘘 伴行的动、静脉在相同节段同时发生对应部位的部分损伤，其内腔发生直接交通，动脉血大部分不经毛细血管床而直接流入对应损伤部位的静脉，即形成动静脉瘘。早期表现为动脉脉搏减弱，易被忽视。后期因局部静脉压高，表浅静脉充盈，容易被发现并且易诊断。如病变部位距心脏较近并且瘘口较大，常常可引起心血管血流动力学改变，甚至心力衰竭。

二、周围血管创伤的诊断

最重要的周围血管创伤是肢体主干动脉创伤。严重的血管创伤可导致病人迅速死亡或肢体坏死。为此，应及时作诊断以利治疗。周围血管创伤的主要诊断依据是病史和临床检查，并可以结合辅助检查，而早期诊断是关键。

在开放性创伤中，判断有无血管创伤多无困难。但是在闭合性创伤中，血管有无损伤常不易确定，而且损伤的程度更难判断。在闭合性创伤中，如果怀疑有血管损伤时，应详细询问创伤性质、外力大小、作用力方向，结合受伤部位、主要症状，考虑血管有无损伤的可能及损伤程度如何。

1. 外伤史 询问四肢创伤史，应注意创伤有无骨折、脱位情况，并了解是否伴有肢体发冷、皮肤苍白、感觉麻木及运动障碍等症状。

2. 临床表现 主要临床表现包括出血、低血压及外伤性休克和肢端血供障碍等。

（1）出血 肢体主要血管断裂或破裂都会有较大量的出血。开放性的动脉损伤，出血呈鲜红色，多为喷射性或搏动性；如损伤的位置较深，可见大量鲜红色血液从创口搏动性涌出。闭合性的四肢主要血管损伤时，损伤部位肢体常因大量内出血而显著肿胀，时间稍长者可有广泛的皮下瘀血征象，有时可以形成较大张力性或搏动性血肿。

（2）低血压及外伤性休克 出血较多者因血容量减少，可出现低血压并导致外伤性休克。患者出现典型的外伤性休克症状，如大汗、面色苍白、脉搏快速而微弱等。

（3）肢端血供障碍 肢端脉搏消失或微弱，皮肤苍白，皮温下降，毛细血管充盈时间延长，疼痛，麻木。

（4）搏动性血肿 闭合性动脉损伤或伤口小而深的开放性血管创伤，在伤口被血块或软组织堵塞时，可因内出血而形成搏动性血肿。这种情况多出现于股动脉、腘动脉、锁骨下动脉和腋动脉等，后期可形成假性动脉瘤。

3. 辅助检查 随着影像医学的发展，周围血管的无损伤性检查技术已日趋成熟，如数字减影血管造影、超声波血管成像、超声波血流流速描记、光电血流测定、核素扫描、磁共振显像等。一般应该根据不同情况选择应用。

（1）常规的 X 线片可以显示有无骨折、弹片与异物存留及其位置与大血管的关系，应注意仔细阅读，充分利用其包含的信息。

（2）数字减影血管造影技术（DSA）和目前临床常用的 CT 血管造影技术（CTA）对诊断帮助很大，尤其对断裂的动脉有很好的显示。

（3）多普勒（Doppler）血流检测仪对诊断血管创伤是一种简便的无损伤性诊断法，准确性高，即使在指动脉应用多普勒听诊法也能得出明确结果。

（4）超声波血流探查可通过皮下 3cm 深以内的血管造影，显示血管的纵断面和横断面，用以判断血流情况，对身体没有损害。

（5）在诊断和定位困难时可做动脉造影，动脉造影术可显示动脉的多发性损伤。对怀疑有动脉创伤的急性缺血病例，不必进行常规动脉造影，以免耽误急救时间，使病情加重。创伤晚期的动脉损伤、假性动脉瘤或动静脉瘘，均应做动脉造影，以明确损伤部位、范围和侧支循环状况。必须注意到动脉造影术可引起严重并发症，如动脉栓塞、出血、血肿、感染、肢体坏死和过敏反应，严重时甚至死亡，所以必须在适应证明确时谨慎进行。

4. 手术探查　对怀疑周围血管创伤可能性较大而不能确诊的病例，应早期手术探查，避免漏诊或延误处理而导致丧失肢体或生命。因为一旦延误诊治，远端血管床可发生广泛栓塞，致使血管修复不能完成；或者修复血管虽然通畅，但肌肉因长时间缺血而广泛坏死，最终仍需截肢。因此只要高度怀疑肢体缺血，就不应消极等待观察或采取保守治疗，而应该果断积极地进行手术探查。

5. 注意事项　开放性创口常提示医生去思考血管创伤，所以漏诊较少。闭合性创伤无表面伤口，医生的注意力集中在骨折和脱位上，容易漏诊。临床检查时，在关注骨折和脱位之前，医生如能养成习惯，首先考虑血管创伤，可以减少漏诊率。

实际工作中，要注意以下事项：①周围血管创伤早期，患者肢体疼痛非常剧烈，用一般镇痛剂甚至哌替啶难以缓解，但几个小时后疼痛可以逐渐消失，肢体远端感觉、运动消失。②因血液循环障碍引起的套式感觉障碍与神经损伤引起的特定区域皮肤感觉异常虽然有所区别，但在急诊情况下不易鉴别。同时如果考虑是周围神经损伤，而忽略了对血管损伤的检查，就易漏诊。此时关键是要有"感觉障碍也可以是动脉损伤"的概念。③针刺肢体远端，依然可见出血，但血液暗紫，流出缓慢，或挤压后才流出少许，或流出时伴有组织液。此时不要误以为"肢体远端血供存在"。这些出血要么是原血管内的残存血，要么是经过皮下血管网的血供。④远端动脉搏动的存在不能代表主干动脉一定良好。在双侧肢体对比中，若受伤侧肢体的搏动较弱或若有若无，多已经发生动脉损伤。

第二节　周围血管创伤的急诊处理

血管创伤的急诊处理包括急救止血、抗休克、防治感染、清创及血管重建手术等措施，任何环节都应认真处理，稍有不当都会影响疗效甚至危及病人生命。其原则是先救生命后保肢体。

一、急救止血

1. 加压包扎　周围血管损伤大多可用加压包扎法止血。用无菌纱布或洁净布类覆盖伤口，对较深较大的伤口宜用敷料填充，外用绷带加压包扎。加压的力量以能止血并且使肢体远侧仍保有血液循环为度。包扎后应抬高患肢，注意观察出血情况和肢体远侧血液循环状况。

2. 指压止血　指压止血属于短暂应急措施。对临床判断有肢体主要动脉损伤、出血迅猛需要立即控制者，可用手指或手掌压迫出血动脉的近心端。上肢动脉出血时，指压肱动脉于肱骨干上。下肢动脉出血，用掌或拳头在腹股沟下方将股动脉向后挤压于股骨干上。应将血管压向骨骼表面，确定出血减少或者停止后，即用包扎法或其他方法以维持长时间止血。

3. 止血带　止血带使用恰当可挽救部分大出血伤员的生命，使用不当则可引起肢体坏死或肾功能衰竭，甚至死亡。临床上经常有因止血带使用不当而造成严重后果者。

（1）适应证 股动脉、腘动脉和肱动脉损伤引起的大出血，不能用加压包扎止血时，应立即使用止血带。

（2）止血带的选择 充气止血带压力均匀、可以调节，是理想的止血带，但不便携带；宽橡胶带式止血带接触面大、弹性好，携带方便，适用于急救现场应用。橡胶管止血带使用方便，止血效果好，但接触面小易损伤组织。布带、绳索等代用止血带压力不易掌握，损伤大，不宜使用。

（3）注意事项 上止血带的时间要注明，如果是长时间转运，途中每1.5小时应放松5分钟，使伤肢间断地恢复血循环，放松时应以手指在出血处的近心端压迫主要出血的血管，以免每放松一次丢失大量血液。长时间使用止血带可以致伤肢持续缺血，放松后伤肢缺血组织的代谢产物进入血循环后，会产生中毒症状，尤以肌肉较多的下肢，发生机会较多，必须十分注意和密切观察。如果伤肢损伤严重准备做截肢者，可一直使用止血带到伤肢截除后再松去，以免引起毒血症。

二、清创术

及时而完善的清创术，是预防感染和成功修复周围血管组织的基础。应争取在伤后6～8小时内尽快做好清创。伤口用肥皂、过氧化氢及生理盐水冲洗，消毒铺单范围要大，上至止血带，下至肢体远端。

清创术应在充气止血带下进行，清创要求细致彻底、由浅入深，切除挫伤皮肤边缘及失活的皮肤、皮下组织、肌肉，清除血肿及异物，保护重要组织。如清创不彻底，即使血管修复完善，亦可因伤口感染或组织坏死，使血管外露、感染而导致失败。

三、血管结扎术

随着微血管外科技术的提高，在条件可能的情况下都尽量进行血管修复术，特别是重要的动脉和静脉。当病人全身情况和技术条件不具备开展修复手术的条件时，仍应结扎出血的血管以挽救生命。对较大血管要采用双重结扎，其近心端宜采用贯穿结扎法，以免滑脱。应特别注意有些动脉结扎后会有肢体坏疽，如腋动脉、锁骨下动脉、肱动脉等。髂外动脉、股动脉、腘动脉、颈内和颈总动脉原则上是不能结扎的。动脉结扎术的适应证如下：

（1）肢体组织损伤过于广泛严重，不能修复血管或修复后也不能保存肢体时，应结扎血管和截肢。

（2）病情危重，有多处重要脏器损伤，患者不能耐受血管修复术。

（3）次要动脉损伤，如尺、桡动脉之一，或胫前、胫后动脉之一断裂，另一根血管完好。

四、血管痉挛处理

要预防血管痉挛，如用温热盐水湿纱布敷盖创面，减少寒冷、干燥及暴露的刺激，及时清除异物的压迫等。疑有动脉痉挛者，可试行普鲁卡因交感神经阻滞，也可口服或肌注盐酸罂粟碱（0.03～0.1g）。如无效，应及早探查动脉。

发现动脉或动脉吻合后痉挛，常用的有效方法是血管内液压扩张法，即用无创动脉夹夹住动脉的痉挛段两端，通过皮下注射针头向痉挛的血管内注射等渗盐水加压扩张，然后放松动脉夹。对于血管断端痉挛，用无创动脉夹夹住远端（或近端），将平头针置于断端内，捏住断端，向痉挛段推入等渗盐水进行扩张。也可将细小的止血钳插入血管断端，做轻柔的持续扩张。

如血管挫伤栓塞并有血管痉挛，需切除伤段血管，做对端吻合或行静脉自体移植修复。

五、周围血管创伤的修复

周围血管动脉创伤的修复，不论完全断裂、大部分断裂或挫伤后栓塞，均以切除损伤部分后行对端吻合效果最好。缺损过大不能做对端吻合，应用血管移植修复。动脉锐器伤不超过周径1/2者可行局部缝合。

1. 血管部分损伤修复术

（1）适应证　锐器所致整齐切割伤不超过周径1/2，血管组织本身不需清创者。

（2）禁忌证　锐器伤或挫伤，血管本身需要清创者，局部缝合可引起血管变形、狭窄、栓塞，故应在清创后行对端吻合术。

（3）修复方法　先用无创动脉夹分别将伤段两端夹住，再用肝素溶液冲洗管腔，去除凝血块，剪除少许不整齐创缘，用尼龙单丝根据伤情做纵行或横行连续缝合。注意尽量不缩小管径。

2. 血管对端吻合术　重要血管断裂，有条件均应争取做对端吻合术。行对端吻合术要求吻合处无张力。

用无创动脉夹夹住损伤血管两端，剪除血管断端的外膜，用肝素溶液（125 mg加入200 mL等渗盐水）冲洗断端血管腔以去除血栓，保持血管组织湿润。吻合处不可有张力，吻合后屈曲关节，以进一步减少张力。直径1.5mm以上的血管应用间断缝合法，如修复手部掌弓、指总动脉和静脉等。两头连接无创性血管针，由管腔内穿过血管全层进行缝合，固定血管的两断端，以此作为两个定点，用同法间断缝合6～8针，对微小血管应在手术显微镜下放大6～10倍进行操作。

血管缝合完毕后，用等渗盐水冲洗伤口，先放松远端无创动脉夹，使回血驱除空气，再放松近端无创动脉夹。用湿热盐水纱布轻按血管吻合处数分钟，吻合处漏血即自行停止。如漏血过多，可加缝1～2针。如为主要的动、静脉同时损伤，可先修复静脉，或在动、静脉修复后同时松放动脉夹。

完成血管吻合术及止血后，应以邻近肌肉覆盖，不使血管裸露或直接位于皮肤缝线下。对易发生感染的伤口，在血管缝合及用肌肉妥善覆盖后，不缝皮肤，保持引流，伤口留待延期缝合、二期缝合或用植皮闭合创面。

3. 血管移植术　四肢较大血管缺损不能直接缝合时，需用移植法桥接血管。移植物有数种，可根据不同情况选择应用。

（1）自体静脉　自体静脉是血管移植的首选材料。可供移植的有大隐静脉，口径4～6 mm，可切取长度50～60cm；头静脉，口径约4mm，可切取长度40～50cm；颈内静脉，口径约18mm，可切取长度8cm。自体静脉移植的优点是其符合生理要求，特别在关节附近可以耐受屈伸。移植后栓塞率低。自体静脉移植的缺点为耐受感染能力较差，感染后容易破溃大出血。

（2）同种异体血管　异体动、静脉在经深低温冷冻处理后进行血管移植可以成活，并且没有明显排异反应，通畅率也较高。但目前在临床上尚缺乏成熟的经验报告。

（3）涤纶及聚四氟乙烯人工血管　由于为人工血管，可以制成不同直径和长度。适于桥接较大口径的血管缺损。人工血管的优点是使用方便，粗细长短可任意选择。另外，人工血管在周围组织缺血的情况下也具有耐受性，并且在组织感染时也不会造成破溃从而引发大出血，故此在软组织覆盖较差、创面污染较重、血管床条件不理想的情况下，可以选用人工血管。但是人工血管的缺点为价格昂贵，容易出现血栓，对于直径小于4mm的血管不能采用。

六、深筋膜切开术

血管创伤或其他软组织创伤，肢体肿胀到一定程度后，可加重或继发血管损伤。伤肢肿胀到一定程度时，需要行筋膜切开减张，可以有效缓解肌肉肿胀，减少继发血管损伤。深筋膜切开术的适应证是：

（1）进行性深筋膜下出血，引起循环障碍。

（2）伤肢出现进行性水肿，深筋膜张力异常增高，出现肌肉麻痹或屈曲性挛缩征象。

（3）主要静脉受损，血液回流障碍。

（4）肢体远侧挫伤严重。

（5）缺血时间超过 6 小时，重建血液循环后，伤肢仍发生肿胀。

七、周围血管创伤术后处理

手术只是周围血管创伤治疗的一部分，如果不注意术后的处理，还可能导致治疗的失败。动脉创伤手术后最易发生的问题主要有血容量不足、急性肾功能衰竭、血液循环障碍、感染和继发出血等。术后应注意以下事项：

1. 体位和保温   应用石膏固定肢体关节于半屈曲位 4 ～ 5 周，防止缝合处紧张，以免缝线崩开造成出血或动脉瘤等并发症。为避免肢体供血不足或静脉回流不畅，患肢需要置于平心脏或高于心脏 10cm 水平。一般采用局部或全身保温。

2. 观察血液循环   一般通过观察伤肢皮肤、甲床颜色或末梢毛细血管充血反应，来了解血循环情况。利用皮温计测量皮温，并与健侧同一部位的皮温及室温比较，可以比较客观准确地了解血循环情况。血循环良好的表现为皮肤红润、皮温正常、毛细血管充盈良好。如果患侧皮温与健侧皮温差距逐渐增大，而与室温逐渐接近，则表明伤肢血循环已发生障碍，应及时处理。

3. 预防血管痉挛   避免接触寒冷、吸烟等可引起血管痉挛的不良刺激。可用罂粟碱肌注，成人剂量为 60mg，每 6 小时注射 1 次，应用 5 ～ 7 天。

4. 预防感染   感染可引起栓塞导致血管吻合失败，继发大出血危及生命，术后需适当应用抗生素。

第三节   主要周围血管创伤

一、颈部血管创伤

颈部血管创伤常由刺伤或枪伤引起，这种创伤由于出血迅速、量大，十分危急，病人可在短时间内死亡。颈总动脉创伤在颈部血管创伤中较常见。紧急处理时，在锁骨上方用手指将颈总动脉压向颈椎，可暂时止血，并用纱布填塞伤口压迫止血，同时做手术准备。

【临床表现】

1. 出血   有大量出血或颈部周围组织内有迅速形成的巨大血肿时，可致休克。也有小的非贯通伤或穿入伤合并有大血管断裂或穿孔时，仅见少量出血，甚至完全没有外出血的体征。

2. 神经系统表现   颈部血管创伤后大约 1/4 的病人可出现神经系统症状，包括昏迷、失语、偏瘫、截瘫、面瘫等。

3. 其他器官损伤表现 颈部血管损伤常合并其他器官的损伤,以气管、食管、心胸脏器、臂丛神经等损伤多见,可出现呼吸困难、胸部剧烈疼痛、声音嘶哑、肢体麻木等。

4. 血肿 颈动脉和椎动脉的损伤同时伴有或不伴有颈静脉损伤时,其搏动性血肿多在伤后第2天出现,有些在伤后第5天或更迟出现。动静脉血肿一般比单纯动脉症状出现早。

5. 全身性表现 出血严重者有心悸、气短、口渴、耳鸣、头昏、皮色苍白、脉搏快、血压低等症状。

【辅助检查】

1. 颈部及胸部正侧位X线片 了解骨折、异物的存留与大血管的关系。上纵隔和咽后间隙阴影加宽及气管移位等可支持诊断。

2. 血管造影 对颅底及颈下段深处的血管损伤具有重要的诊断意义,因深部血管的损伤不会有外出血及向外扩张的血肿。血管造影一定要在患者情况稳定,血压正常,没有活动性出血的情况下进行。对于颈部其他部位虽然没有外在损伤而有高度怀疑时,也可进行血管造影。对于血管损伤的并发症(如假性动脉瘤或动静脉瘘),血管造影是更加可靠的诊断方法。但是必须注意到颈部血管造影有发生脑栓塞、脑神经麻痹及失明的可能,必须谨慎使用。

【治疗】

1. 治疗原则

(1)纠正休克,迅速补充血容量。如失血超过全身血量的30%,并伴有继续出血,需立即输液输血补充血容量;有酸中毒者,应同时纠正。

(2)全面系统地检查头部、胸部及上肢。如上臂及头部的脉搏情况良好,一般表示没有大的动脉损伤。对严重颈部血管创伤者绝不能单纯处理颈部,牵涉其他器官或与五官、颌面及胸外科有关时,应请相关科室医师会诊处理。

(3)早期应用破伤风抗毒素及抗生素,以控制感染。

2. 颈部血管创伤的处理原则

(1)浅表的血管损伤可用结扎止血的方法。

(2)大血管损伤的处理:①当颈总动脉、无名动脉出血时,首先应压迫其中1根或2根血管,以控制出血;②迅速输入适量血液和血浆;③保持呼吸道通畅;④输氧;⑤必要时采取紧急血管造影。

3. 颈部血管创伤手术处理的适应证

(1)绝对适应证 颈部伤口有活动性出血;口腔有活动性出血但无口腔的损伤;颈部血肿扩大;上纵隔增宽;颈部有收缩期杂音;颈浅动脉、面动脉或视网膜动脉无脉搏;进行性中枢神经系统的功能障碍(表示大脑血液循环障碍,如颈动脉主干栓塞);穿过颈阔肌的外伤。

(2)相对适应证 穿入伤的行径接近大血管,侧位X线片显示咽侧间隙增宽;颈椎横突损伤(怀疑有椎动脉受累);血管造影阳性。

(3)晚期适应证 颈部大血管栓塞,有神志改变、偏瘫、失语失明、视野缩小;隐匿性出血、颈部肿块扩大、上纵隔增宽、锁骨上饱满、呼吸道受压;动静脉瘘出现脉压增宽,加压于血管时心动过速变慢,持续性收缩期及舒张期杂音;真性动脉瘤颈部有收缩期杂音;假性动脉瘤;椎动脉损伤,后颈部伤口出血,压迫颈总动脉仍不能控制,颈后三角部位有扩大的血肿或有颈椎横突骨折;从创口流出清亮油质或牛奶状物质,表示有颈下段的胸淋巴管损伤。

4. 颈部血管创伤的手术处理

（1）颅底部血管损伤的处理　显露颅底大血管的方法是通过乳突尖端做一切口，沿胸锁乳突肌前缘，直达舌骨大角的外侧面。然后将胸锁乳突肌拉向外侧，二腹肌拉向内侧，从颈静脉孔向下暴露颈动脉鞘直达颈动脉分支部位。可以用耳显微外科技术来填塞颈内动脉的鼓室段，对于颈内动脉近端出血的压迫止血，比从颅前窝进路要优越些。采用大的外耳道皮瓣，并将鼓膜分开，可在鼓岬前面很薄的骨板下面找到位于咽鼓管下面的颈内动脉。手术过程中用弯形手柄及小钻头磨钻打磨骨质，同时连续用水灌洗，可减少对耳蜗的损害。

（2）颈部中段血管损伤的处理　颈部中段的任何血管损伤，除颈总及颈内动脉外，其他血管的分支都可进行远端或近端结扎。颈内静脉、颈外动脉及其分支，或椎动脉的结扎，一般不会发生并发症及死亡，因此可用结扎的方法来代替修复术或移植术。

（3）颈下段血管损伤的处理　胸腔出口的穿入伤可能损伤大的动脉或静脉。由于血管是在锁骨下、胸骨及肋间隙后，位置很深，因此在这些部位的手术操作比较困难，大出血时很难控制，必须有良好的视野，才能成功止血及修复血管。

血管的损伤范围不超过 1.5cm 时，宜用对端修复术。如超过 1.5cm，因自体静脉移植口径太小，可采用人造血管修复。对于大的静脉损伤，结扎是有效的方法，但不适用于动脉的损伤，因将其结扎后，即使不产生坏死，仍约有 30% 患者可出现血液循环不足的现象。

5. 颈部血管创伤的术后处理

（1）血管痉挛的处理　一般可用温水湿敷、2.5% 罂粟碱湿敷、1% ～ 2% 普鲁卡因湿敷、或外膜剥离（动脉周围交感神经切除）等解除痉挛。顽固性动脉痉挛用节段性加压扩张法，将痉挛的血管暴露后剥离其外膜，从痉挛的血管近端开始，在间距 5cm 处夹住，并将其分支夹住，用较细的针头，将温热的肝素盐水溶液（肝素 65mg 稀释于生理盐水 1000mL 中）加压，由管壁穿刺注入。扩张后，逐段将血管夹下移，使痉挛血管逐段扩张。另外交感神经节阻滞、补充血容量和注意保暖也是防治血管痉挛的有效措施。

（2）抗凝剂的使用　修复后的血管易有血栓形成，部分学者主张术后常规使用抗凝剂。常用的抗凝剂有肝素和低分子右旋糖酐等。

二、锁骨下动脉创伤

锁骨下动脉前有锁骨及胸骨保护，一般不易受创伤。锁骨下动脉创伤多由直接穿刺或锁骨骨折所致，一旦受伤常致大出血，从而发生失血性休克，危及生命。由于肩部到上肢的侧支循环很多，锁骨下动脉血供中断后大多不会发生严重上肢缺血。

【临床表现】

胸部，颈根部，锁骨上、下区的外伤均可能发生锁骨下动脉损伤。这些部位外伤后出现伤口大出血、胸内出血、纵隔血肿、颈根部和锁骨上下区搏动性或张力性血肿、伤部远侧动脉搏动情况、伤肢循环障碍和臂丛神经损伤等表现，即可考虑诊断。当损伤位于甲状颈干分支以远时，即使锁骨下动脉完全断裂，由于肩部有较好的侧支循环代偿，其肢体远端缺血症状也多不明显，桡动脉仍可能触及搏动，不可因此而误诊。

动脉造影适用于怀疑锁骨下动脉损伤而病情稳定、非急需手术者，如假性动脉瘤、动静脉瘘病例。动脉造影有利于了解损伤类型、部位和手术设计。

【治疗】

1.手术前治疗要点　迅速有效地控制大出血和恢复有效循环血量，锁骨下动脉损伤引起的大出血，现场急救止血时最有效的方法是填塞压迫止血法。应及时恢复有效循环血量，从下肢进行输血、输液。

2.手术切口选择　由于锁骨下动脉解剖位置特殊和锁骨下动脉伤的伤部、伤型不一，至今尚无一个切口能适用于所有锁骨下动脉损伤的显露，须根据具体情况选择切口。应备好开胸器械，术中出现难于控制的大出血时，应立即开胸控制血管近端。

可以采用锁骨上下联合切口显露锁骨下动脉，仅适用于第二、三段损伤。锁骨上切口应切断胸锁乳突肌锁骨头和前斜角肌，以利显露近端，利用锁骨下切口显露远端。如局部有搏动性血肿形成或为近侧段锁骨下动脉损伤，不宜采用该切口。也可以采用胸骨正中劈开，结合锁骨上下联合切口，先在胸腔内控制血管近端，再显露远端修复血管。

3.损伤血管的处理方法　锁骨下动脉和腋动脉在肩周有较多侧支循环，结扎锁骨下动脉后，一般不致引起肢体坏死，但常遗留肢体缺血症状，故锁骨下动脉损伤应争取修复。锐器致伤部分断裂可做旁侧缝合；血管断裂、挫伤所致的部分断裂应做对端吻合术；如缺损较多，对端吻合有张力时，应做自体静脉移植术。取大腿近端大隐静脉，液压扩张外径至 6 ～ 7mm，移植修复锁骨下动脉。假性动脉瘤及动静脉瘘应早期切除，锁骨下静脉伤口如有可能应行修复。

三、肱动脉创伤

肱动脉创伤较常见，其原因多为锐器伤、钝性伤、肱骨骨折、肱动脉穿刺插管等。由于肱深动脉为肱动脉的主要分支，在肱深动脉远端损伤肢体缺血发生较少，在肱深动脉近端损伤对肢体远端血供影响较大。前臂靠侧支循环供血，血供不足可以发生不同程度的缺血性挛缩。

【临床表现】

1.肱动脉下段损伤　临床上以儿童肱骨髁上骨折时多见，主要引起前臂及手部肌群的缺血性挛缩。

2.肱动脉中段损伤　多见于肱骨干骨折，也可以因为致伤因素经肱动脉穿入导管及经皮穿刺等引起继发性血栓形成，在此情况下，正中神经亦常常出现功能障碍。

3.肱动脉上段损伤　较前二者少见，由于肩关节血管网的侧支循环较丰富，因此发生损伤后，对肢体血供的影响较轻。

4.X 线片检查　排除其他损伤患者应该常规进行 X 线片检查，确认肱动脉损伤是否有其他因素的存在。

【治疗】

1.消除致伤因素：对有移位的肱骨髁上骨折或其他部位骨折，立即给予复位，可以采取手法复位加克氏针骨牵引术，对比操作前后桡动脉搏动改变情况，确认是否已经解除压迫。

2.手术处理：因肱动脉创伤后果严重，经过保守治疗不能解除压迫的，应立即进行手术。

3.术后处理：由于该部位解剖关系复杂，在肱动脉恢复血流后，应注意对血管通畅情况的观测，更应注意尽力避免影响血管通畅的各种因素，尤其是肱骨髁上骨折复位后的再移位是造成肱动脉再次受损的常见原因。

4.多数患者手术后肱动脉通畅，预后较好，部分肱动脉受阻或被迫结扎，则可引起缺血性挛缩（Volkmann 挛缩）。

四、前臂动脉创伤

前臂动脉创伤多为利器切割或者车祸撞击所致，多见于青壮年。前臂动脉主要有桡动脉、尺动脉和骨间总动脉，以及在手部形成的掌浅弓和掌深弓。当桡、尺动脉同时受伤，如果骨间动脉较粗，手部也可不发生严重缺血。桡、尺动脉中单一血管创伤，虽然不会明显影响手的血供，但是由于手是劳动器官，常暴露在寒冷空气及水中，活动量很大，需要良好的血供，因此单一桡、尺动脉创伤也应尽可能予以修复。

【临床表现】

前臂动脉创伤发生以后，临床表现多为手部血供受阻，尺动脉或桡动脉搏动减弱或消失，手指冷感，皮肤过敏及麻木等。如损伤波及掌浅弓，可出现雷诺综合征，后期出现小鱼际萎缩。动脉血管造影用来明确诊断前臂血管损伤及损伤具体部位和程度。彩色多普勒超声方便快捷，灵敏性及特异性高，可作为首选检查，同样可以明确诊断血管损伤及损伤部位和程度。

【治疗】

前臂血管损伤在彻底清创的基础上以手术修复为主。

对骨折及血管损伤应同时处理，注意筋膜间隔区综合征。挤压造成的损伤，前臂软组织多同时受累，容易出现筋膜间隔区综合征，一旦出现应及早将肌间隔充分切开减压，否则将丧失手部功能。

五、股动脉创伤

股动脉创伤常常因外伤或医源性损害导致，临床出现股动脉的挫伤、破裂或断裂，可继发股动脉血栓形成，股动脉刺伤可引起假性动脉瘤形成。

【临床表现】

1.严重的股动脉开放性伤表现为喷射性大出血，可以很快导致失血性休克，甚至死亡。闭合性股动脉裂伤如管壁断裂或部分断裂，则大腿迅速出现进行性肿胀，可见与脉搏相一致的搏动（后期则无），同时出现患肢发凉、疼痛、麻木、足背动脉搏动消失等症状。

2.股动脉壁挫伤或内膜撕裂伤可因继发血栓或血管短暂痉挛出现下肢缺血症状，如肢体苍白、麻木等。股动脉假性动脉瘤表现为腹股沟区搏动性包块进行性增大。如合并股静脉损伤，可导致股动静脉瘘，表现为患肢肿胀、皮温高，体检时可闻及腹股沟区杂音或震颤。

超声波检查可大致了解股动脉损伤情况，有无继发血栓、假性动脉瘤及有无动静脉瘘；X线片可明确有无股骨骨折；CTA 或动脉造影主要用来明确股动脉损伤部位及指导手术治疗。

【治疗】

1.手术前准备 股动脉创伤后肢体坏死率高，因此要求尽早恢复股动脉的血供。开放性股动脉损伤时，应积极维持生命体征，尽可能控制出血，尽快完成手术。

2.手术治疗 患者仰卧体位，切口自腹股沟韧带下 1cm，沿股动脉搏动最明显处向远侧切开。根据股动脉损伤程度，可行股动脉局部修补，利用自体静脉或人工血管行股动脉重建术。如合并股动脉血栓，应取栓保证损伤部位远端的血流通畅；如合并动静脉瘘可行动静脉瘘结扎；如伴有股静脉损伤可同时行股静脉修补。

3. 其他综合治疗　股动脉开通后可能引发下肢缺血再灌注损伤，可适当应用脱水剂，如出现筋膜间隔区综合征，应尽早切开减压。如有股动脉假性动脉瘤形成，可根据情况行压力治疗，瘤腔内注射凝血酶或进行动脉瘤切除，也可行股动脉重建术。

围术期适当给予抗凝治疗，防止血栓形成。

六、腘动脉创伤

腘动脉位于腘窝中，其创伤的主要原因为股骨下端、胫骨上端骨折或膝关节脱位后的直接刺破或牵拉所致。虽然膝部侧支循环较丰富，但是当膝关节受伤时，侧支血管大多同时遭遇破坏，所以腘动脉创伤必须给予修复，否则会造成小腿及足部严重缺血，且易并发小腿筋膜间隔区综合征。

【临床表现】

常见的腘动脉创伤临床表现以小腿以下发凉、疼痛、麻木等缺血症状及足背、胫后动脉搏动减弱或消失为主，合并腘静脉损伤者可表现为小腿肿胀，严重者可发生筋膜间隔区综合征。B超检查可大致了解动脉损伤情况，有无继发血栓、假性动脉瘤及腘静脉损伤等；X线片检查可明确骨折状况；CTA或动脉造影主要用来明确腘动脉损伤部位及指导手术治疗。

【治疗】

1. 手术治疗　腘动脉创伤的处理必须及时，延误诊治将导致肢体坏死而截肢。处理骨折合并腘动脉创伤时，不能施行闭合复位，也不能无目的的观察，而应迅速手术探查腘动脉，同时直视下复位骨折，以免加重血管创伤和延误对腘动脉创伤的处理。

2. 围术期治疗　围术期注意在控制出血后及时给予抗凝、抗血小板及适当的扩血管治疗，以使下肢缺血程度降至最低。

七、小腿周围血管创伤

小腿周围血管包括胫前动脉、胫后动脉及腓动脉。切割、锐器或击打均可致小腿部血管损伤。

【临床表现】

临床表现具有多样性，视受累血管的数量、部位及伴发伤不同，而在临床上出现不同的症状与体征。

1. 足背动脉搏动变化　为小腿周围血管创伤常见症状，胫前动脉受阻时，足背动脉搏动多消失；如果另外两根动脉受累，由于肢体的反射作用亦可引起胫前动脉痉挛，同样出现足背动脉搏动的减弱或消失。

2. 骨折和软组织损伤　能造成小腿周围血管创伤的暴力多较强烈，其引起的骨折及软组织损伤亦较严重，加之小腿的前后侧软组织分布差异很大，容易因为组织牵拉而加重病情。

3. 小腿筋膜间隔区综合征　周围血管损伤后的痉挛及血流受阻，不仅直接造成肌肉及神经支缺血性改变，也加剧了肌间隔内的高压状态，导致小腿筋膜间隔区综合征的发生率明显增高，两者可互为因果而形成恶性循环。

4. 其他检查　无法确诊者可行多普勒血流检测仪、彩色多普勒超声、CT血管成像或数字减影血管造影（DSA）检查以明确诊断。

【治疗】

1. 手术治疗　小腿动脉创伤较大腿动脉创伤在处理上更为复杂紧迫，务必抢在肌间隔症候群出现之前明确诊断，立即施行手术。

胫后动静脉创伤时，患者为仰卧体位，患肢为外旋位；切口以患部为中心，清楚显露病变血管，针对性地进行各种血管修补和吻合手术。

良好处理血管损伤的同时，兼顾骨关节及软组织的处理，包括骨折的复位固定，对高压肌间隔的切开引流，皮肤及皮下的减张切开等，必须在发生不可逆转的病理改变以前完成处理。

2. 术后处理　由于小腿部位解剖关系复杂，并且常常软组织创伤严重，在恢复血流后必须密切注意避免接触影响血管修复的各种因素，尤其是密切观察小腿肌间隔区的压力情况，凡影响肢体远端血供的病变因素均应将其清除，并重建动脉的正常解剖状态与生理功能。一旦发生假性动脉瘤及动静脉瘘，目前处理技术已经比较成熟，可酌情选择相应术式在后期应用。

第四节　周围血管创伤的并发症

周围血管创伤的并发症主要为创伤性假性动脉瘤和创伤性动静脉瘘，如能对急性血管创伤采取积极修复措施，则可避免这些并发症的发生。

一、创伤性假性动脉瘤

周围血管创伤发生以后如果动脉部分全层破裂，由于周围有较厚的软组织，伤道小而曲折，或经包扎止血压迫，血肿与动脉相通形成搏动性血肿。在伤后1个月左右，血肿机化形成外壁，内面为动脉内膜细胞延伸形成的内膜，称为假性动脉瘤。深在的假性动脉瘤一旦破裂局部肿块可突然增大，疼痛加剧。浅在者可破出体外，呈喷射状鲜红色出血，抢救不及时可导致休克，甚至危及生命。

【临床表现】

创伤肢体局部有肿块，并有膨胀性搏动，可扪到收缩期震颤，听到收缩期杂音。压迫动脉近侧可使肿块缩小，紧张度减低并停止搏动。假性动脉瘤可冲击压迫邻近器官，如神经、骨骼等，造成损害。

有些患者表现为创伤肢体局部肿胀不很明显，病变中心邻近皮肤发热、病变中心区域疼痛而搏动不强，可能被误诊为脓肿而行切开引流，引起严重后果。

【诊断】

1. 根据病史、症状和体征。
2. 血管造影检查，假性动脉瘤体附近的动脉常呈梭形膨大，瘤腔呈囊状。
3. MRI和MRI造影能显示瘤体。在T_1和T_2加权图像上均为低信号或无信号，供血动脉为无信号暗区。

4.超声波检查可以探知血流速度、流量，血管粗细，管壁厚薄，动脉有无夹层等。

【治疗】

根据情况切除动脉瘤直接吻合、修补或行静脉移植。不需等待侧支循环建立即可手术，一般在伤后 1～2 个月，待伤口愈合、皮肤健康、周围组织水肿消退后进行。有破裂或破裂危险者，应紧急手术。

术前抬高伤肢，以防动脉瘤扩大破裂。注意测量肢体周径，观察其发展，预防感染。手术时先显露动脉近端，准备无创动脉夹控制出血。

1.动脉瘤切除对端吻合及血管移植术 在较大的动脉切除动脉瘤囊壁后，做对端吻合术较为理想，但如缺损太多，可用静脉移植术。

2.结扎切除术 较小的动脉（如尺动脉、桡动脉、胫前动脉、胫后动脉）瘤，在压迫阻断动脉瘤的血运后，观察远端循环状态，如较正常，可行动脉近端及远端结扎术和动脉瘤切除术。

3.动脉瘤囊内血管修复术 如动脉瘤较大，周围粘连多，囊壁分离困难并有危险（可能伤及其他器官），可先阻断瘤囊近端及远端血流，切开瘤囊，清除血块后将动脉裂口做连续缝合封闭，切除多余的囊壁，将残留囊壁折叠缝合以加强修复的血管强度。

二、创伤性动静脉瘘

四肢的主要血管干多是动脉静脉伴行。动静脉同时损伤时，在愈合过程中动静脉之间可形成异常通道。动脉血可经过异常通道流入静脉，为动静脉瘘。

【临床表现】

1.静脉膨隆、迂曲。

2.局部可听到心脏收缩期杂音，同时可触到震颤。

3.动静脉瘘局部皮温可增高，而肢体远端出现苍白或皮温下降、肿胀、脉搏减弱等缺血现象。

4.由于静脉压力增高，流回心脏血量加大，心脏搏出血量随之而增加，心脏可逐渐扩大，严重者可致心力衰竭。越靠中心和瘘管粗大的动静脉瘘，对心脏影响越大。

【诊断】

1.根据病史、症状和体征。

2.血管造影由瘘管近端动脉穿刺或插管注入造影剂。经数字减影可清楚显示瘘管口大小、部位，膨隆的静脉也清晰可见。

3.MRI 造影在 T_1 和 T_2 加权图像上，病变血管均为低信号或无信号暗区。

4.超声诊断有助于探测瘘管部位和血流速、流量等。

【治疗】

手术方法虽有多种，但最好是切除动静脉瘘，修复动脉和静脉。沿动、静脉病变上下作纵向切口，游离近侧及远侧动、静脉，用无创动脉夹夹住，以控制出血，先动脉后静脉。如假性囊瘤仍有血液充盈，应注意有无动脉或静脉侧支循环存在。注意剥离假囊时尽量不损伤血管正常部分，以便对端吻合；如长度不够，可采用自体静脉移植术。在修复动脉的同时修复同名静脉（如股动脉和股静脉）。如静脉较小，阻断后证明不影响静脉血回流，可予以结扎。

周围神经损伤主要是由外伤、产伤、骨关节结构发育异常、铅中毒等原因引起的神经支配区域出现感觉、运动和营养障碍。临床以外伤所致者最为常见，包括战时及平时损伤。本章节主要讲述由外伤引起的周围神经损伤，最为常见的主要有尺神经、正中神经、桡神经、坐骨神经和腓总神经损伤，其中上肢神经损伤较下肢多见。四肢神经损伤常合并骨关节、血管、肌腱等损伤。本章主要介绍周围神经损伤的诊断与治疗等内容。

第一节　周围神经的解剖生理

周围神经由三部分神经组成，即脑神经、脊神经和自主神经。每一节段的脊神经都在椎间孔附近由感觉神经根和运动神经根汇合而成，共组成31对混合性脊神经。31对混合性脊神经从脊柱两侧离开各自的椎间孔分布到同侧躯体和肢体，包括8对颈神经、12对胸神经、5对腰神经、5对骶神经和1对尾神经。从这些结果可以看出，大多数上肢肌肉都是由多条神经支配的，这也是神经支配功能相互代偿的解剖学体现。臂丛神经根功能解剖定位的明确有助于对臂丛神经损伤部位的判断，从而施行更精准的治疗。

脊神经出椎间孔后即分为前支、后支和交通支，是由运动、感觉和交感神经三种纤维组成的混合神经。前支较为粗大，主要分布于躯干的前外侧和四肢的肌肉及皮肤，除了胸段保持明显的节段性外，其余前支分别组成颈丛、臂丛、腰丛和骶丛等。后支细小，发出肌支，支配颈、背及腰骶部肌肉；发出皮支，支配枕、颈、背、腰、臀部皮肤，其分布具有明显的节段性。

第二节　周围神经损伤的原因

周围神经损伤多见于各种开放性损伤和闭合性损伤，也可由内外源性毒素、胶原病、代谢性疾病及化学因素引起。本节主要论述创伤引起的周围神经损伤。

一、闭合性损伤

1. 挤压伤　石膏和夹板局部压迫、昏迷或麻醉时肢体压迫可造成神经损伤，骨折脱位也可挤压神经造成损伤。

2. 牵拉伤　过度的牵拉可导致周围神经损伤，如臂丛神经牵拉损伤。髋、肩关节脱位可合并神经牵拉损伤。

3. 挫伤　钝性暴力击打、骨折脱位移位均可引起神经挫伤。

二、开放性损伤

1. 锐器伤   如刀、玻璃等锐器刺伤或割伤，多发生在上肢，如手、腕及肘关节等处，造成正中神经、桡神经或尺神经损伤。一般伤口污染不重，边缘较为整齐。

2. 撕裂伤   钝器损伤如机器绞伤、车轮碾伤等，造成神经断裂甚至一段神经缺损，伤口多不整齐，而且软组织损伤较重。

3. 火器伤   常合并开放性骨折，软组织损伤重，污染严重。

三、其他损伤

其他损伤包括物理性损伤、药物注射性损伤和医源性损伤等。

第三节   周围神经损伤的分类

Sunderland 在 1968 年根据神经损伤程度将其分为 5 度，具体如下：

1. 第 1 度损伤   神经失用，程度最轻。主要表现为神经损伤部位出现功能暂时障碍，损伤部位沿轴突的神经传导生理性中断。

2. 第 2 度损伤   轴突断裂，神经内膜管保持完整，损伤远端发生华勒变性（指断端远侧的轴突很快自近端向远端发生变化、解体，解体的轴突和髓鞘可有同样的变化），神经功能传导暂时障碍，可自行恢复。

3. 第 3 度损伤   神经束内的神经纤维（包括轴突和内膜管）横断，神经束膜保持完整。由于神经内膜管破坏，导致结构紊乱，恢复常不完全。

4. 第 4 度损伤   神经束严重破坏或断裂，神经束膜损伤，仅通过神经外膜保持神经干连续，很少能自行修复，往往需要手术。

5. 第 5 度损伤   最严重，神经干完全断裂，失去连续性，两断端产生间隙由增生的瘢痕组织相连或完全分离。

第四节   周围神经损伤的诊断

一、诊断要点

【临床查体】

在询问病史症状的前提下，对神经系统进行临床检查，以判断有无神经损伤及损伤的部位、性质和程度。

1. 损伤部位检查   检查有无伤口，如有伤口应检查伤口的深度和范围、软组织损伤程度。如伤口愈合应该检查瘢痕的情况及有无动脉瘤或动静脉瘘等。

2. 肢体姿势   尺神经损伤后出现爪形手，桡神经损伤后出现腕关节下垂，正中神经损伤后出现猿手畸形，腓总神经损伤后出现足部下垂。

3. 运动功能检查   神经在某一平面断裂后，损伤平面以远神经的所有运动功能都消失，所支配的肌肉均麻痹，肌张力消失。根据肌肉瘫痪程度判断神经损伤情况，一般用 6 级法区分肌力。

M_0 级：无肌肉收缩；

M_1 级：肌肉稍有收缩；

M_2 级：关节有动作，可完成不对抗地心引力的水平活动。

M_3 级：肢体可以完成对抗地心引力的活动，但不能对抗阻力；

M_4 级：能对抗一定的阻力完成关节的活动，但肌力较健侧差；

M_5 级：正常肌力。

4. 感觉功能检查　神经的感觉纤维在皮肤上有一定的分布区，检查感觉减退或消失的范围，可判断神经损伤的节段。目前临床上常用英国医学研究会 1954 年提出的感觉功能评定标准。

S_0 级：完全无感觉；

S_1 级：深痛觉存在；

S_2 级：有痛觉及部分触觉；

S_{2+} 级：痛觉和触觉存在，但有感觉过敏；

S_3 级：痛觉和触觉完全；

S_{3+} 级：痛、触觉完全，且有两点辨别觉，但距离较大（ $7 \sim 11mm$ ）；

S_4 级：感觉完全正常，两点辨别觉 $< 6mm$ ，实体觉存在。

5. 反射　神经损伤后可出现深反射减退或消失，如股神经损伤导致膝反射减弱或消失，肌皮神经损伤导致肱二头肌反射减弱或消失。

6. 营养改变　神经损伤后，自主神经功能障碍表现为其支配区皮肤温度低、无汗、光滑、萎缩、指甲起嵴，呈爪状弯曲。

7. 神经干叩击试验（Tinel 征）　神经损伤后或损伤神经修复后，在相应平面轻叩神经，其分布区会出现放射痛和过电感，这是神经轴突再生较髓鞘再生快，神经轴突外露，被叩击时出现的过敏现象。这一体征对神经损伤的诊断和判断神经再生的进程有较大的意义。随着再生过程的不断进展，过敏点将不断向远侧推移，可在远侧相应部位叩击诱发此过敏现象。

【辅助检查】

1. 电生理学检查　电生理学检查是近 50 年发展起来的诊断技术，它将神经肌肉兴奋时发生的生物电变化引导出来，加以放大和记录，根据电位变化的波形、振幅、传导速度等数据，分析判断神经、肌肉系统处于何种状态。目前临床上常用的有肌电图、神经传导速度及体感诱发电位。

2. 影像学检查　包括 X 线片、脊髓造影、CTM、磁共振成像。

（1）X 线片　X 线片不能直接显示周围神经损伤情况，但可清楚地显示骨折、关节脱位的征象，可根据骨折脱位的类型确定有无周围神经损伤及损伤的部位和机制。如髋关节后脱位可造成坐骨神经损伤，而肩关节脱位可导致臂丛神经损伤。

（2）脊髓造影　脊髓造影对臂丛神经损伤及根性撕脱有一定的诊断价值，可显示患侧蛛网膜下腔扩大、造影剂从根鞘处向外渗出等现象。

（3）CTM　脊髓造影结合 CT 扫描技术进行影像学诊断，可提高敏感性。

（4）磁共振成像（MRI）　MRI 能从不同方向、不同角度对神经根的走行进行扫描显示。

3. 超声波检查　随着超声仪器的发展和分辨率的提高，使用高频线阵探头可清晰地显示主要外周神经的分布、走行及形态，并可协助诊断不同类型的外周神经疾病，如创伤性神经瘤、神经肿瘤、周围神经卡压。

二、鉴别诊断

1. 中枢神经损伤 两者均可出现感觉、运动障碍。性质上中枢神经损伤属上运动神经元损伤，肌张力增高，有时呈现痉挛，腱反射亢进，病理反射阳性，一般无肌萎缩和电变性反应。而周围神经损伤属下运动神经元损伤，肌张力降低，呈弛缓性，常出现肌萎缩，腱反射减弱或消失，病理反射阴性，有电变性反应，故可鉴别。

2. 急性炎症性脱髓鞘性多发性神经病（简称"格林－巴利综合征"） 两者均可出现神经根性疼痛，四肢瘫软，以及不同程度的感觉障碍，四肢腱反射减弱或消失，自主神经功能障碍。但格林－巴利综合征多无明确外伤史，先有 1～3 周的呼吸道或胃肠道感染史，急性或亚急性发病。四肢对称性迟缓性瘫痪，病情危重者可出现呼吸肌和吞咽肌麻痹，呼吸困难，吞咽障碍危及生命，可有脑神经障碍；脑脊液检查见蛋白升高，细胞计数不高或轻度升高，呈"蛋白－细胞分离"现象，故可鉴别。

3. 低钾血症 常见症状为肌无力和发作性软瘫，受累肌肉以四肢最常见，但可累及呼吸肌而出现呼吸困难，神经浅反射减弱或完全消失，但深反射、腹壁反射较少受影响；低钾可使心肌应激性减低，出现各种心律失常和传导阻滞，心电图示：最早表现为 ST 段压低，T 波压低，增宽，倒置，出现 δ 波，Q-T 时间延长，补钾后上述改变可改善；血清钾浓度下降（＜ 3.5mmol/L），故可鉴别。

4. 血栓闭塞性脉管炎 患者多具有典型的间歇性跛行，在行走一定距离后出现腿疼，以小腿腓肠肌为甚，休息后缓解或消失，一般无坐骨神经走行的压痛点，腱反射无改变，直腿抬高试验阴性，足趾苍白、冰冷、足背动脉减退或消失；X 线片或血管彩色多普勒超声检查可提示患肢动脉壁内有钙化。

5. 多发性神经病 无明确外伤史，常由遗传、感染、代谢障碍及营养缺乏引起；临床上以四肢远端对称性感觉、运动及自主神经功能障碍为特征；电生理示肌电图和神经传导速度常无变化；脑脊液检查正常。

6. 其他 肩周炎、肱骨外上髁炎疼痛为局限性，均可引起上肢疼痛，但无感觉障碍；肢体活动时疼痛加剧，一般有明确压痛点，故可鉴别。

第五节　周围神经损伤的治疗

周围神经损伤的治疗和处理其他损伤一样，初期处理应当从认真检查生命体征开始。如果病情需要，应采取适当措施预防心肺衰竭和休克，全身应用抗生素及破伤风抗毒素。一旦确定主要内脏的损伤范围，并且开始应用恰当的抢救措施，即应检查周围神经损伤情况，仔细判断具体的神经功能障碍。

一、开放性神经损伤的治疗

开放性神经损伤的治疗中对伴有周围神经损伤的开放性伤口，应在适当的麻醉下进行彻底清创，去除异物及坏死组织。如果伤口是清洁的锐器伤，如条件允许应立即行一期神经修复。反之，如果患者的一般情况不允许修复，或其他环境因素造成过多延迟，应在伤后 3～7 天内再行神经吻合。

若开放性创伤为爆裂伤、摩擦伤或挤压伤，伤口被异物严重污染，应当彻底清创，用无菌敷料覆盖伤口。如果能找到神经断端，则用缝线或钢丝做标记，以便后期易于辨认。如果没有明显的神经缺损，将神经断端进行无张力对合固定，预防两断端回缩，以利于后期修复；如果神经有缺损，把断端缝到周围软组织上，预防回缩。根据损伤部位，用软组织覆盖伤口，软组织愈合后再修复神经，通常在损伤后 3 ～ 6 周修复。

二、闭合性神经损伤的治疗

闭合性神经损伤需要仔细检查残余功能，并记录具体的神经功能障碍。初期疼痛减轻及创伤愈合后，应当开始受累肢体各关节的早期活动。如病情需要，在不影响神经、肌腱修复的前提下，开始轻度的被动活动。肢体所有关节要保持柔顺，防止软组织挛缩。锻炼有助于肢体软组织保持良好的生理状态，当神经再生时，则康复更顺利。电刺激肌肉的特殊效果仍然不明。无论治疗方案的细节如何，患者都必须主动参与，防止挛缩，增强神经支配正常肌肉的肌力。同样，周围神经损伤的肢体不能长期固定。可间断使用静力性和动力性夹板支持关节，预防关节挛缩。

闭合性骨折合并周围神经损伤时，通常不要早期手术探查，应等待神经再生。采用定期的肌电图检查和神经传导速度测定，以及其他的临床检查评定受伤肢体神经功能的恢复情况。相反，如果没有原发神经损伤的闭合骨折，经手法整复或石膏固定后出现神经损伤症状，应早期探查神经。

三、神经损伤修复法

神经损伤修复的手术治疗原则是越早越好，最佳修复时间是 1 ～ 3 个月内。但时间不是绝对因素，部分晚期神经修复也可以获得一定的疗效。神经修复的切口比其他任何外科手术切口更为重要。每一个切口应向损伤的近端和远端充分延长，并尽可能沿着神经走行延伸。在显露神经损伤部位之前，一般先显露损伤部位的近端，然后从远端向损伤段显露，这样解剖和显露会比较容易，并且损伤残留在瘢痕中的神经及分支的可能也会降低。神经锐性损伤在早期清创时，即可进行一期神经吻合手术。如为火器伤，早期清创时对神经不做一期修复，待伤口愈合后 1 ～ 3 个月，再次手术吻合神经。

1. 神经松解术　神经松解术有神经外松解术和神经内松解术两种方法。前者主要是解除外界压迫，如骨端，同时游离和切除神经周围瘢痕组织。神经内松解术除神经外松解外，还需要进一步切开或切除病变段神经外膜，分离神经束之间的瘢痕粘连，切除束间瘢痕组织。

2. 神经缝合术　神经缝合术可分为神经外膜缝合、神经束膜缝合和神经外膜束膜联合缝合法。神经外膜缝合术和神经束膜缝合术各有优缺点和适应证，神经外膜缝合术较简便易行，但神经功能束的对合较差。神经束膜缝合较复杂、技术难度较大，如能达到神经功能束对接，将会提高修复效果，但临床实践上，至今术中仍无鉴别神经两断端神经束功能性质的快速可靠方法，因此束膜缝合存在误差的可能，并且广泛束间分离容易损伤束间交叉支，术后束间瘢痕也较多。根据临床报道及动物实验结果，证实神经外膜缝合术在多数情况下可以获得较好的疗效。神经外膜缝合术和神经束膜缝合术见图 11-1、图 11-2。

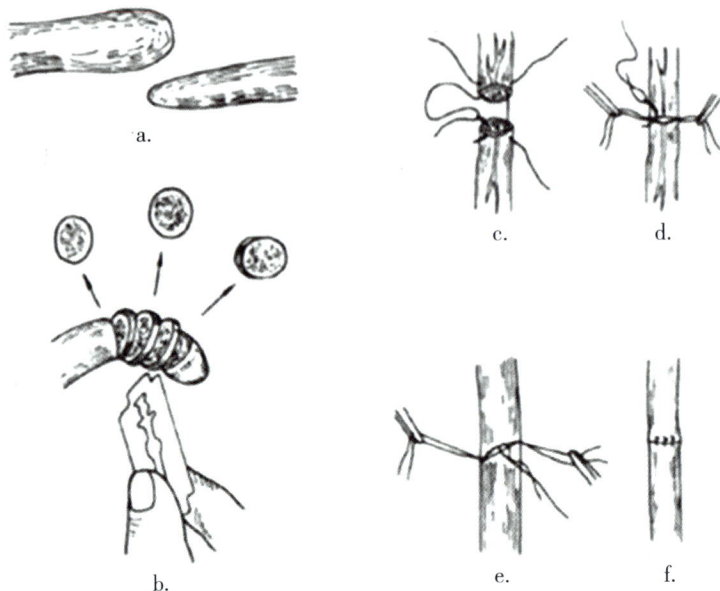

图 11-1 神经外膜缝合术

a. 显露近远侧神经断端；b. 切除假性神经瘤至正常神经组织；c. 缝合神经两侧定点线；d. 牵引定点线，缝合前面；
e. 翻转神经，缝合后面；f. 神经缝合完毕

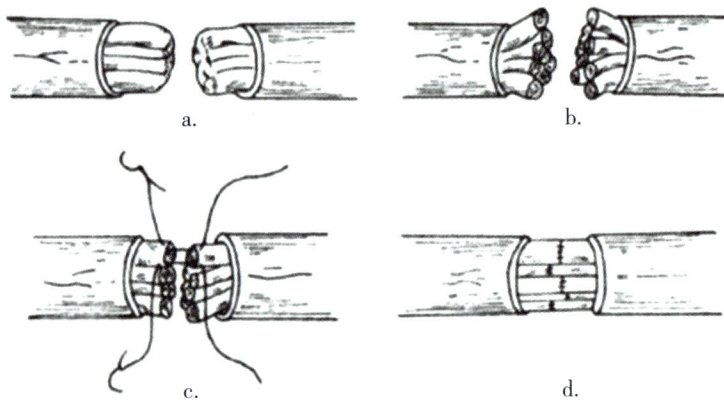

图 11-2 神经束膜缝合术

a. 环形切除神经断端的外膜 1cm；b. 分离两断端的神经束，切除神经束端瘢痕；c. 缝合相对应的神经束膜；d. 缝合完成

3. 神经移位术及神经移植术 神经的弹性有一定限度，如缝合时张力过大或须过度屈曲关节才能缝合，手术后缝合处易发生分离或损伤，或因过度牵拉而引起缺血坏死，导致神经束间纤维组织增生，影响神经的修复。故如缺损过大，用游离神经和屈曲关节等方法仍不能达到无张力的吻合，应考虑神经移位术和神经移植术。

（1）神经移位术 手外伤后，可利用残指神经修复其他手指的神经损伤（图 11-3）。正中神经或尺神经感觉支损伤缺损，可采用桡神经浅支移位修复。臂丛神经根性撕脱伤，可采用膈神经、副神经、肋间神经及健侧 C_7 神经根移位修复。

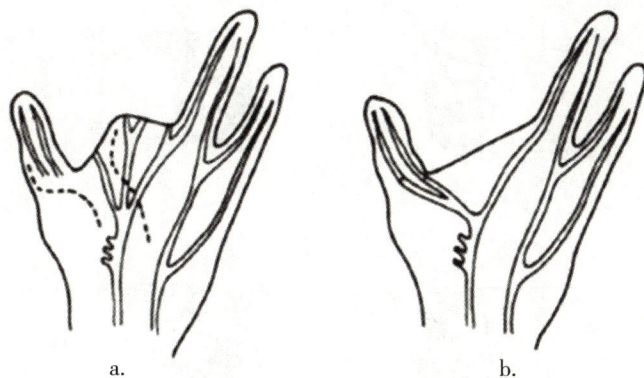

图 11-3　转移手指残余神经，修复拇指两指神经

a. 切口；b. 神经转移后

（2）神经移植术　神经移植时，多采用自体次要的皮神经修复指神经或其他较大神经，常用的有腓肠神经、隐神经、前臂内侧皮神经、股外侧皮神经及桡神经浅支等。可取 20 ～ 40cm 长的神经进行移植，但不可用同侧桡神经浅支修复尺神经，以免手麻木区过大。

神经移植的方法主要有单股神经游离移植术、电缆式神经游离移植术、神经束间游离移植术、神经带蒂移植术、带血管蒂神经游离移植术。见图 11-4、图 11-5、图 11-6。

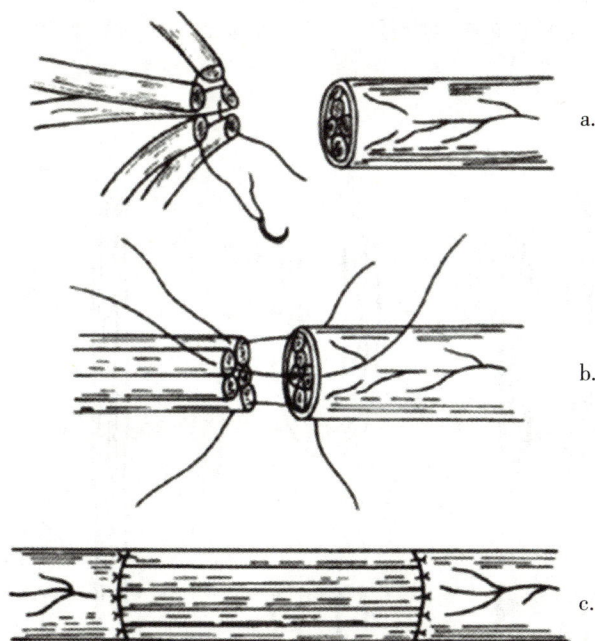

图 11-4　电缆式神经游离移植术

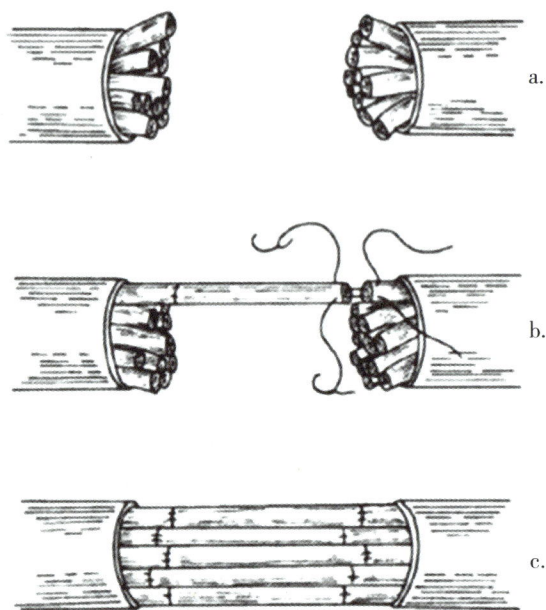

图 11-5　神经束间游离移植术

a. 环形切除断端神经外膜 1cm，分离出各神经束，切断束端瘢痕；

b. 将移植神经与相对应的神经束做束膜缝合；c. 缝合完毕

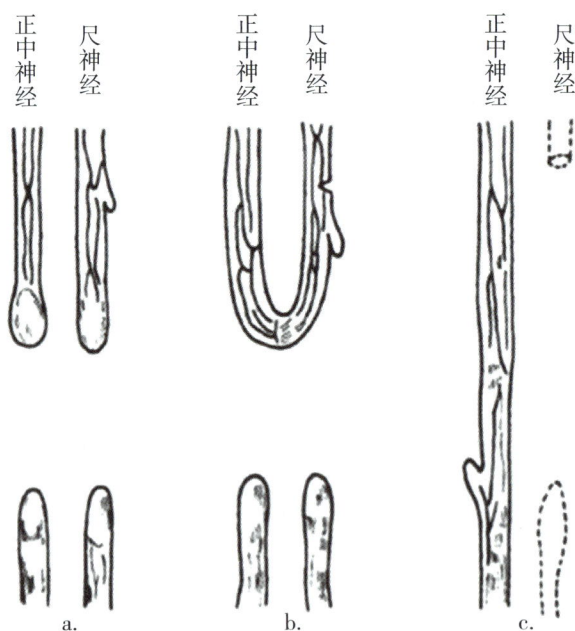

图 11-6　神经带蒂移植术

a. 尺神经和正中神经损伤；b. 切除神经瘤，将两近端吻合并切断尺神经近侧段；

c. 游离近端尺神经，带蒂移植与正中神经远端吻合

四、功能重建

周围神经损伤功能重建主要包括以下几个方面：①防止瘫痪肌肉过度牵拉，采用适当的支具

将瘫痪肌肉保持在松弛位置，如桡神经瘫痪可用悬吊弹簧支具，足下垂用防下垂支具等。②保持关节活动度，可预防因肌肉失去平衡而引起畸形，如腓总神经损伤可引起足跖屈曲畸形，尺神经损伤可引起爪状手畸形，应进行被动活动，锻炼关节活动度，一日多次。如发生关节僵硬或挛缩，尤其是手部，虽神经有所恢复，肢体功能也不会恢复良好。③用电刺激、激光等方法保持肌肉张力，减轻肌肉萎缩，防止肌肉纤维化。④采用按摩和功能锻炼，防止肌肉萎缩，促进肢体功能恢复。⑤保护伤肢，使其免受烫伤、冻伤、压伤及其他损伤。⑥采用营养神经药物，保护中枢神经细胞，促进神经轴突生长。周围神经成功再生要点包括：①损伤神经元胞体的存活。②近段轴突的芽生与延伸，并长入远端相同功能的神经内膜基底膜管内。③再生轴突与相应的末梢靶器官重建突触联系。④神经再支配的靶器官的复原。⑤神经元合成神经介质及相关酶类等一些特殊物质恢复神经的传导、轴突运输及对靶器官的支配作用。⑥中枢神经系统能理解、整合周围神经的信号。

第六节　主要周围神经损伤

一、臂丛神经损伤

臂丛神经由 $C_5 \sim C_8$ 和 T_1 神经的前支联合而成（图 11-7）。臂丛神经的形成起于斜角肌的远端，在此处 $C_5 \sim C_6$ 神经根组成上干，C_7 延续单独组成中干，C_8 和 T_1 神经根组成下干。3 个干形成后在锁骨后面向外侧走行，每个干再分成前股和后股。3 根后股组成后束，上干和中干的前股组成外侧束，下干的前股单独延续为内侧束。有腋神经、肌皮神经、正中神经、桡神经、尺神经五大分支，分别支配相应的肌肉及皮肤。

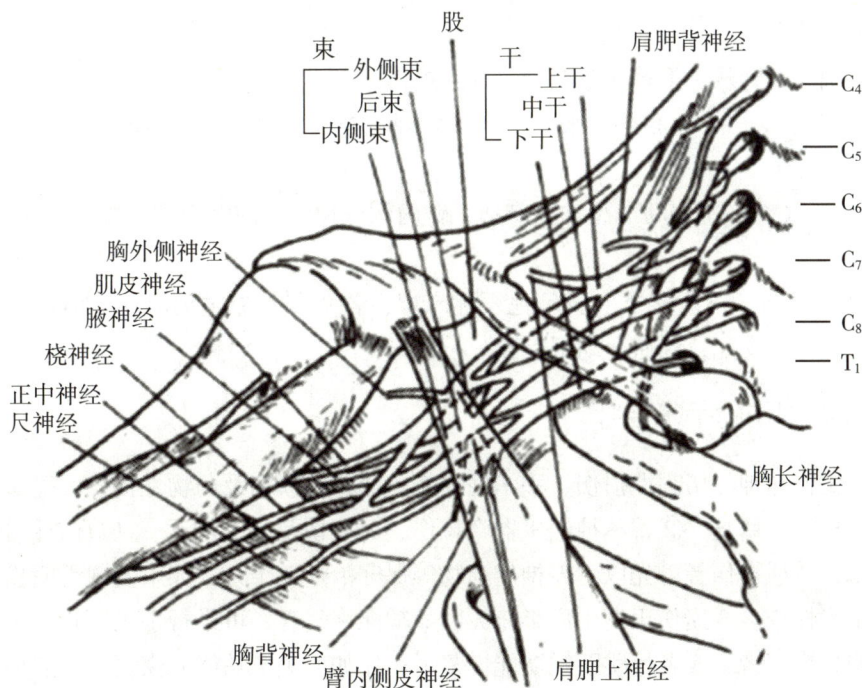

图 11-7　臂丛神经组成

（一）损伤机制

牵拉性损伤是臂丛神经损伤的主要机制。成人大多数继发于车祸伤，头肩部呈分离趋势，臂丛神经受到过度牵拉；或者工人工作时上肢被机器、皮带或运输带卷入，人体本能反射向外牵拉造成臂丛神经损伤；臂丛神经损伤也可见于颈部枪弹伤、刀刺伤及手术误伤等。

（二）分类

根据损伤病理分型，大致可分为牵拉伤、断裂伤、根完全撕脱伤及根部分撕脱伤。按部位分型，一般分为上臂丛神经损伤（Erb 损伤）、下臂丛神经损伤（Klumpke 损伤）和全臂丛神经损伤。

（三）诊断

臂丛神经损伤的诊断，包括临床、电生理学和影像学诊断，对于须行手术探查的臂丛神经损伤，还要作出术中诊断。根据不同神经支损伤特有的症状、体征，结合外伤史、解剖关系及特殊检查，可以判明受伤的神经及损伤平面、损伤程度。臂丛神经损伤诊断步骤如下。

1. 判断有无臂丛神经损伤 有下列情况时应考虑臂丛神经损伤存在。

（1）上肢五大神经（腋、肌皮、正中、桡、尺）中任何两支的联合损伤。

（2）手部三大神经（正中、桡、尺）中任何一根合并肩关节或肘关节功能障碍（被动活动正常）。

（3）手部三大神经中任何一根合并前臂内侧皮神经损伤（非切割伤）。

2. 确定臂丛神经损伤部位 临床上以胸大肌锁骨部代表 $C_5 \sim C_6$，背阔肌代表 C_7，胸大肌胸肋部代表 C_8、T_1。上述肌肉功能存在问题说明损伤在锁骨下，即束支损伤。这是鉴别损伤在锁骨上或下的重要依据。

3. 定位诊断 确定上臂丛、下臂丛及全臂丛神经损伤。

（1）上臂丛神经（$C_5 \sim C_7$）损伤 腋、肌皮、肩胛上神经及肩胛背神经麻痹，桡、正中神经部分麻痹。

（2）下臂丛神经（C_8、T_1）损伤 尺神经麻痹，臂内侧皮神经、前臂内侧皮神经受损，正中、桡神经部分麻痹。

（3）全臂丛神经损伤 早期整个上肢呈弛缓性麻痹，各关节不能主动活动，但被动活动正常。由于斜方肌受副神经支配，耸肩运动可存在。

（四）臂丛神经损伤的手术治疗

1. 手术指征 ①臂丛神经切割性损伤、手术性损伤、枪弹性损伤及药物性损伤，建议应早期对损伤的臂丛神经探查、修复。②臂丛神经机器牵拉伤、对撞伤及压砸伤，一旦节前性损伤诊断明确者应尽早手术；节后损伤者可先以营养神经药物等保守治疗 3 个月，如果发现无明显功能恢复后应及时进行手术探查。③损伤于发生后半年无明显功能恢复者，可进行手术探查。④保守治疗半年后功能无明显恢复者；或者呈跳跃式功能恢复者，比如肘关节功能先恢复，而肩关节功能未恢复；在功能恢复过程中，中间 3 个月无任何进展者；另外，如果有明显的撕脱、撕裂，可在 3 个月内进行外科手术探查修复。

2. 手术目的 臂丛神经损伤的手术目的，优先顺序如下：①屈肘功能的恢复。②肩关节外展功能的恢复。③前臂及手内侧感觉的恢复。依据损伤的程度可选择不同的手术方法，包括一期神经吻合术、神经松解术、神经移植和移位术。

二、桡神经损伤

桡神经是臂丛后束的延续，是以运动功能为主的神经，支配肱三头肌、前臂的旋后肌、腕伸肌、指伸肌和拇伸肌。该神经损伤最常见于肱骨干骨折，其次是枪击。桡神经修复后再生的效果比上肢的其他神经都要好，主要原因是桡神经是一条运动神经，其次是它支配的肌肉不参与手的精确活动。

【临床表现】

桡神经支配的肌肉可以准确的检查，因为其肌腱或肌腹或两者均可触到，这些肌肉包括肱三头肌、肱桡肌、桡侧腕伸肌、指总伸肌、尺侧腕伸肌、拇长展肌及拇长伸肌。桡神经损伤后导致伸肘及前臂旋后障碍，并有典型的垂腕畸形。没有经验的检查者常因患者仅在屈指情况下能伸腕而被误导，因而检查者应注意鉴别。肱骨中段及以远的桡神经损伤不会明显影响肱三头肌。在桡神经深、浅支的分叉处损伤，肱桡肌和桡侧腕长伸肌仍有功能，因而上肢可以旋后，腕关节能够背伸。在肘关节近侧，桡神经对原位电刺激非常敏感，而在其他部位则不然，结果也不准确。

相比之下，感觉检查并不重要，即使神经在腋窝离断也是如此，因为该神经通常没有感觉自主支配区。如果有自主支配区，则通常在第1骨间背侧肌表面及第1、2掌骨之间。但检查结果通常极不稳定，除桡神经在肘关节分叉处近侧完全离断以外，感觉检查均不能提供任何确切证据。

【治疗】

治疗以手术治疗为主，如果术中发现桡神经缺损较多，一般采用束间神经移植修复桡神经缺损，但也有广泛游离桥接神经缺损的报道。

三、正中神经损伤

正中神经在腋部由臂丛的内侧束和外侧束合并而成，其损伤常引起痛性神经瘤和灼伤性神经痛。正中神经损伤常由撕裂引起，多见于前臂和腕部，臂部的正中神经损伤可源于相对表浅的撕裂伤、止血带过紧或肱骨骨折；靠近腋部的正中神经损伤常伴有尺神经、肌皮神经和肱动脉损伤；在肘部，肱骨髁上骨折或肘关节脱位可能累及该神经。在腕部，正中神经可因桡骨远端骨折或腕骨的骨折脱位造成损伤。

【临床表现】

在前臂和手部，由正中神经支配的，可比较准确检查的肌肉包括旋前圆肌、桡侧腕屈肌、指深屈肌、拇长屈肌、指浅屈肌和拇短展肌。在检查时正常肌肉的代偿运动容易引起混淆。一般来说，如果前臂能主动抗阻力维持在旋前位，说明旋前圆肌是正常的。如果腕关节主动维持在屈曲位，并可触及桡侧腕屈肌的收缩，则该肌是完好的。同样，如果腕关节处于中立位，拇指内收位，拇指的指间关节能抗阻力维持在屈曲位，则拇长屈肌是有功能的。要逐步检查每个手指的指浅屈肌，检查时其余各指维持被动伸展位。虽然拇指的对掌功能难以确立，但如果拇指能主动维持掌侧外展位，并可触及拇短展肌的收缩，即可确认该肌是有功能的。

正中神经感觉支配区的变异也易引起混淆。一般来说，拇指、示指和中指的掌侧面，环指桡侧半的掌侧面，示指和中指远节背侧面均由正中神经支配。正中神经的最小神经支配区是示指和中指远节的背侧面和掌侧面。

【治疗】

正中神经损伤可能需要手术治疗，闭合正中神经缺损的首选方法是束间神经移植，但下列方法有时可能有用。通过广泛神经游离、沿着神经主干反向游离其分支及屈腕和屈肘，可以闭合肘关节近端 8～10cm 的神经缺损和肘关节以远 12～15cm 的神经缺损。如果损伤在旋前圆肌以远，将神经移置该肌之前可以获得更多的长度。在前臂中部的大面积毁损性损伤常需要做神经移位，在这类损伤中，大部分到指浅屈肌的肌支都遭到破坏，因此没有必要考虑这些肌支。

正中神经修复后的运动功能极为重要，然而，没有正中神经感觉支配的手几乎是没有用的。即使感觉恢复到最好者，实体辨别觉仍可能有障碍。在理想情况下，正中神经吻合后约有 50% 的患者可恢复痛觉、触觉及一定程度的实体辨别觉。此外，在相同理想条件下，约有 90% 的患者前臂长屈肌的运动功能可恢复至可用的程度。如损伤在臂部，鱼际肌恢复可用功能的患者则少得多，约占总数的 1/3。

四、尺神经损伤

尺神经由 C_8 及 T_1 神经纤维组成，起至臂丛内侧束，其走行的任何部位均可由枪伤或撕裂伤而引起断裂。如果损伤在臂部，毗邻的其他神经及肱动脉也可能损伤。在臂部中段，尺神经相对受到保护。在臂部远端和肘部，经常由肘关节脱位、肱骨髁上或髁间骨折造成损伤。伴有骨折或脱位的尺神经损伤可由原发性创伤直接引起，或由骨折的反复复位所致，亦可由伤后一段时间形成的瘢痕造成。该神经最常见在前臂远端和腕部受伤，原因可能是枪击伤、切割伤、骨折或脱位。平时生活中，腕部尺神经损伤大多由切割伤造成。

【临床表现】

尺神经在肘关节近端离断引起下列肌肉麻痹：尺侧腕屈肌，小指和环指的指深屈肌，第3、4 蚓状肌，所有的骨间肌、拇收肌和小鱼际肌。尺神经在腕部断裂常引起尺神经支配的全部手内肌麻痹，除非在掌部存在连接尺神经及正中神经的解剖变异。尺神经在腕部断裂时通常仅有拇对掌肌、拇短屈肌的浅头及第 1、2 蚓状肌保留功能。

临床上，仅有 3 块肌肉，即尺侧腕屈肌、小指展肌和第 1 骨间背侧肌可以准确检查。这些肌肉或肌腹的收缩容易被看到或触摸到。尺神经支配区的肌肉萎缩及小指和环指的爪状畸形，通常是这些肌肉麻痹的确凿证据。然而，如果尺神经在肘关节近端损伤，由于小指和环指的指深屈肌也同时失去神经支配，可能不出现爪状手畸形。

感觉检查通常简单明了，但解剖变异可能出现不易理解的检查结果。只需要检查小指的中节和远节，这是尺神经的主要支配区。该处对针刺毫无感觉则强烈提示尺神经完全断裂。

【治疗】

治疗以手术治疗为主，尺神经走行的任何部位均可被吻合，其缺损比其他神经更容易闭合，主要原因是它可移至肘前窝获得长度。如果损伤在前臂肌支以远，通过游离和移位神经、屈腕和屈肘、神经内分离其运动支及牺牲关节支，可以闭合 12～15cm 距离的神经缺损。如果必须移位神经并屈曲腕关节和肘关节，则需要使用塑形的石膏夹板从腋部到掌指关节的后侧固定。如果损伤在前臂，并且仅需屈腕即可闭合缺损，则使用塑形的石膏夹板从肘关节远端到掌指关节的后侧固定腕关节。

尺神经的运动功能恢复比感觉功能恢复更为重要。尺神经吻合后约有 50% 的患者有望恢复指、腕长屈肌的功能，以及骨间肌和小鱼际肌的部分可用功能。仅有约 5% 的患者恢复骨间肌的自主功能，约 16% 的患者可恢复独立的手指运动功能。

五、坐骨神经损伤

坐骨神经由 $L_4 \sim L_5$ 和 $S_1 \sim S_3$ 神经根组成，是全身最粗大的神经，其起始处直径大约为 15 mm。经坐骨大孔穿出骨盆，坐骨神经一般经梨状肌下孔穿至臀部，亦有少数情况出现坐骨神经分为两股，一股穿梨状肌，一股出梨状肌下孔，或分成多股穿出骨盆。坐骨神经损伤多见于锐器伤、髋臼骨折、骨盆骨折，以及髋关节脱位特别是髋关节后脱位。

【临床表现】

1. 运动　如损伤部位在坐骨大孔处或坐骨结节以上，则股后肌群，小腿前、外、后肌群及足部肌肉全部瘫痪。如在股部中下段损伤，因腘绳肌肌支已大部分分出，只表现膝以下肌肉全部瘫痪。

2. 感觉　除小腿内侧及内踝隐神经支配区外，膝以下区域感觉均消失。

3. 营养　往往有严重营养改变，足底常有较深的溃疡。

4. 电生理检查　典型的神经电生理表现为患侧神经传导速度减慢，波幅下降；体感诱发电位潜伏期延长，波幅下降，波间期延长；患侧坐骨神经支配的肌肉肌电图检查多为失神经电位，而健侧正常。

【治疗】

臀部坐骨神经损伤是周围神经损伤最难处理和预后最差的损伤之一，其各段损伤与局部解剖关系密切。治疗应持积极态度，根据损伤情况，采取相应的治疗方法。切割伤等锐器损伤，应一期修复，行外膜对端吻合术，术后固定于伸髋屈膝位 6 ~ 8 周；如为髋关节脱位或骨盆骨折所致的坐骨神经损伤，早期应复位减压，解除压迫，观察 1 ~ 3 个月后，根据恢复情况，再决定是否探查神经；如为火器伤，早期只做清创术，晚期足踝部功能重建可改善肢体功能。

六、腓总神经损伤

腓总神经为坐骨神经的分支，由 $L_4 \sim L_5$、$S_1 \sim S_2$ 的神经纤维组成。由于腓总神经位置浅表，在腓骨颈部，周围软组织少，移动性差，易在该处受损。如夹板、石膏压迫及手术误伤，膝关节韧带损伤后合并腓总神经损伤也较为常见。自坐骨神经分出后，沿股二头肌内侧缘斜向外下，穿过腘窝外上方，到达股二头肌腱和腓肠肌外侧头之间，经腓骨长肌深面绕过腓骨颈，分为腓深神经及腓浅神经两支，支配腓骨长短肌、胫前肌、蹑长伸肌、趾长伸肌、蹑短伸肌、趾短伸肌及小腿外侧和足背皮肤感觉。

【临床表现】

1. 运动　由于小腿伸肌群的胫前肌、蹑长短伸肌、趾长短伸肌及腓骨长短肌瘫痪，出现足下垂内翻。

2. 感觉 腓总神经感觉支分布于小腿外侧和足背，故该区感觉消失。

3. 营养 足背部易受外伤、冻伤和烫伤，影响功能。

4. 电生理检查 患侧腓总神经传导速度减慢，波幅下降，F 波或 H 波反射潜伏期延长；SEP 潜伏期延长，波幅下降，波间期延长；患侧腓总神经支配的肌肉肌电图检查多为失神经电位，而健侧正常。

【治疗】

腓总神经损伤应尽早治疗，多可通过神经直接吻合进行修复，如果神经缺损过大，可考虑选用自体腓肠神经移植修复。临床治疗表明，伤后 3 个月内手术的效果最好。闭合性腓总神经损伤尽管有自行恢复的可能，但也应尽早探查，行神经松解术、吻合术或神经移植术。如无恢复，可转移胫后肌腱或行踝关节融合术以改善功能。

七、胫神经损伤

胫神经位于股部及小腿深部，发生损伤的机会较少。贯通伤时可伤及胫神经及其主要分支，常在内踝和跟腱之间受损。胫神经至坐骨神经分出后垂直下行，在腘窝中线下行至腘肌下缘，进入比目鱼肌的深面，称为胫后神经。胫神经有运动支至腓肠肌、比目鱼肌、跖肌、腘肌、胫骨后肌、趾长屈肌和踇长屈肌。下行至跟腱与内踝之间，通过屈肌支持带，分成足底内外侧神经，支配足底肌肉及足底皮肤感觉。

【临床表现】

1. 运动 胫神经支配小腿后部及足底肌肉，损伤后足不能跖屈和内翻，出现仰趾外翻畸形，行走时足跟离地困难，不能快走。足内肌瘫痪引起弓状足和爪状趾畸形。

2. 感觉 感觉丧失区为小腿后外侧、足背外缘、足跟及各趾的跖侧和背侧，故称为拖鞋式麻痹区。

3. 营养 足底常有溃疡不能走路，严重影响功能。

4. 电生理检查 患侧胫神经传导速度减慢，波幅下降，F 波或 H 波反射潜伏期延长；SEP 潜伏期延长，波幅下降，波间期延长；胫神经支配肌肉的肌电图多为失神经电位，而健侧正常。

【治疗】

根据损伤情况，做神经松解、减压或缝合术，一般效果较好。足底感觉很重要，即使只有部分恢复，亦有助于改进足的功能和预防溃疡。

扫一扫，查阅本章数字资源，含PPT、音视频、图片等

第一节　灾难基本知识

一、灾难的定义

世界卫生组织对灾难的定义是："任何能引起设施破坏、经济严重受损、人员伤亡、生态破坏、人的健康状况及社会卫生服务条件恶化的事件，如其规模超出事件发生社区的承受能力而不得不向社区外部寻求专门援助时，就可称为灾难事件。"我国地域宽广，幅员辽阔，气候地质条件迥异，是自然灾害频发的国家之一。近年来随着经济的发展自然灾害所带来的人员和经济损失尤为突出，如 2003 年的 SARS 病毒肆虐、2008 年初的南方特大低温雨雪冰冻、"5·12"汶川地震，每年沿海地区的台风和高原地区的泥石流、山体滑坡及矿难、危险品爆炸等，均给我国人民生命财产安全和社会经济发展带来的极大危害。学习灾难紧急医学医疗救援的策略、防范措施和方法，完善和发展我国的灾难医学对我国的防灾减灾，以及灾难救治方面均有重要意义。

灾难医学兴起于 20 世纪 80 年代，世界性多发的灾难事件推动了本学科的发展。它是研究在各种自然因素和人为事故所造成的灾难性损伤条件下实施紧急医学救治、疾病防治、卫生保障和灾难预防的一门新兴学科。是介于灾难学和医学之间的边缘学科，其内容包括急救医学、灾难学、临床急救，危重病监护及防疫等，并需借助于通信、交通运输、建筑工程、生物医学工程等多学科。

二、灾难的分类

目前灾难的分类大多根据其发生的原因划分。国际上大多数国家将灾难分为两大类，即自然灾难和人为破坏性事件。我国将灾难分为四大类：自然灾难、事故灾难、公共卫生事件和社会安全事件。

1. 自然灾难　自然灾难是人类生存的自然界中所发生的异常现象。大自然的物质和力量聚集、爆发是人类能力无法控制或预测的，如地震、洪灾、火山爆发、泥石流、海啸、台风、暴风雪、沙尘暴、天外陨石、低温雨雪冰冻或极端高温等突发性灾难，也有地面沉降、干旱、土地沙漠化、海岸线变化等在较长时间中才能逐渐显现的渐变性灾难，还有地球气候变暖、水质污染、水土流失、酸雨等人类活动导致的环境灾难。如 2005 年 8 月"卡特里娜"飓风席卷美国，造成 1200 多人丧生，成为 1928 年以来对美国影响最严重的飓风灾难。2011 年发生在日本东太平洋的 9.0 级地震并引发海啸共造成 15000 多人死亡。而海啸造成的福岛核电站泄漏对环境灾难性影响

至今仍在继续。

2. 事故灾难　事故灾难是人类在社会经济建设或生活中各种不合理失误等因素所造成的突发事件。主要有航空事故、公路交通及铁路事故、海难事故、火灾或爆炸、放射性事故、溃坝、环境灾难、公共设施故障等。近年来，全世界每年死于交通事故的人数多达 70 万人以上，伤 1500 万人以上。1986 年 4 月 26 日发生在乌克兰境内的切尔诺贝利核电站事故中，该核电站第 4 发电机组爆炸，核反应堆全部炸毁，大量放射性物质泄漏，成为核电时代以来最大的事故。导致事故后前 3 个月内有 31 人死亡，之后 15 年内有 6 万～ 8 万人死亡，13.4 万人遭受不同程度的辐射疾病折磨，方圆 30 公里地区的 11.5 万多居民被迫疏散。

3. 公共卫生事件　包括传染性疾病疫情、群体性不明原因疾病、食品安全和职业危害、动物疫情，以及其他严重影响公众健康和生命安全的事件。如中世纪黑热病肆虐欧洲，加上战争和饥饿，使欧洲半数人口死亡。在医学发达条件下 2003 年的非典型肺炎（SARS）流行仍造成全国数百人死亡，而为了抢救生命激素类药物曾被大量用于紧急治疗，导致全国出现 5000 多例合并骨坏死、肺部病变及继发的心理障碍等"非典"后遗症病例。

4. 社会安全事件　人为灾难主要有恐怖袭击、社会暴乱、难民潮、劫持人质、纵火、投毒、暗杀等。2001 年 9 月 11 日 19 名基地组织恐怖分子劫持了四架民航客机。其中两架客机冲撞纽约世界贸易中心双子塔摩天大厦，两座建筑均在两小时内坍塌，并导致邻近的其他建筑损毁。其余两架客机坠毁，无一人生还，此次恐怖主义袭击中共有数千人遇难，其中包括数百名救援人员殉职。

三、灾难救援的特点和急救原则

1. 灾难救援医学的主要特点　其主要特点包括系统性、权威性、时效性、危险性、协作性。

（1）灾难救援医学的系统性　灾难救援医学是一项极其复杂的系统工程，需要政府多部门包括国家级层面组织、全社会多行业参与的实践性强的新兴综合性学科，以灾难学、临床医学、预防医学、护理学、心理学为基础，涉及社会学、管理学、工程学、通信、运输、建筑和消防等多门学科。

（2）灾难救援医学的权威性　重大灾难具有突发性、群体性、复杂性等特点，如何能在最短的时间内到达灾难现场，实施医学救援，组织伤病员分级以完成救治任务，不但是医学问题，还有诸多非医学问题，需要在各级政府和管理部门的统一协调、统一组织、统一指挥下开展灾难医学救援工作，依托强有力的灾难应对指挥体系和完善的应急预案，动员一切可能借助的应对资源，共同实施救援任务。

（3）灾难救援医学的时效性　灾难发生的不可预测性决定了不可能有成建制的医疗救灾机构坐等任务，灾后出现的大量伤员导致医疗需求急剧增加，同时，灾区卫生机构和卫生设施遭受损失和破坏，不同程度丧失了救援能力，需要大量的医护人员和医疗资源进入灾区参与灾难应急救援。

（4）灾难救援医学的危险性　救灾医疗工作必须从现场开始进行，灾区公共卫生设施严重破坏，缺少水、电、食物、药品等物质，不具备医院的大型设备和优越的救护条件，加之继发性灾难随时可能发生，抢险救灾工作不可能等灾难完成结束后才开展，从而加剧了救治工作的危险性。

（5）灾难救援医学的协作性　临床医学多学科在灾难早期及早介入，传统的内、外、妇、儿的分科应同时进行，重大灾难后的卫生防疫、环境污染及适时的心理危机干预等措施亦应贯穿救灾的全过程。

2.灾难现场急救的原则　包括分级救治、分期救治、分类救治、时效救治、治送结合。

（1）分级救治　又叫阶梯治疗，将伤病员的整个救治过程按照时间、轻重缓急的顺序分三个阶段组织实施，即现场抢救（遵循现场急救原则）、后送伤员（遵循安全转运原则）和专科医院院内救护（遵循快速救治原则）。

（2）分期救治　灾难的发生、发展一般具有明显阶段性的特点，如地震救援一般分为特急期、紧急期和重建期。特急期一般为72小时，即生命搜救的黄金时间，重点是现场搜救、大量伤员的紧急救治和早期治疗，处置的重点是颅脑和胸腹部损伤的救治，手术最多的是清创和抗休克治疗；紧急期救治的重点是手术清创、控制感染、生命支持和各专科二期手术治疗；重建期是在患者经各种紧急处理后生命体征平稳，并进行各类机体功能重建手术的时期。

（3）分类救治　灾难发生后，伤病员数量大、救治能力有限，需要妥善处理危重伤病员和轻伤病员之间的矛盾，必须通过检伤分类，区分伤病员的轻重缓急，确定救治和后送的优先顺序，才能合理利用各种救援力量，提高急救效率和质量。

（4）时效救治　灾难急救中，面对一个伤势严重的伤病员，应以先救生命后治伤病为第一要义，强调伤病员在最佳时间内获得最佳的治疗效果，如氰化物最佳救治时间是中毒后10分钟以内，洪灾、地震等较大灾难的防疫工作应随救灾工作跟进开展等。救治时间延迟将使抢救的成功率大大降低。

（5）治送结合　在伤病员转送至专科医院和综合性大医院之前，所有的救治都是为了保证伤病员的生命体征平稳为后续治疗奠定基础，在运送过程中保持不中断的治疗，是医疗和转运密切结合的过程。

第二节　灾难现场的急救

近年来，地震、矿难、泥石流、山体滑坡、高大建筑物的火灾、爆炸等自然灾害和人为事故频发，随之而来的房屋倒塌，人员被各种废墟掩埋，生命安全受到严重威胁。灾难现场急救需要根据现场环境和条件灵活运用，急救人员应正确掌握现场救护原则和急救技术，以最大程度降低死亡率、伤残率，为后续治疗争取时间。

一、救护原则

（一）自救互救

1.紧急呼救，自救的同时有能力者可开展互救。

2.先救命后治伤，先重伤后轻伤。

3.先抢后救，抢中有救，尽快使伤员脱离事故现场。

4.先分类再后送。

5.医护人员以救为主，其他人员以抢为主。

6.注意伤员的精神创伤。

7.注意自身防护。

8.保护事故现场。

（二）现场伤情、伤员分类标志和设立救护区标志

检伤分类系统将伤员分为四类，并标以醒目的颜色标志。

1. 红色代表危重伤病员，表示紧急治疗。

2. 黄色代表中度伤病员，表示延缓治疗。

3. 绿色代表轻度伤病员，表示可以等待治疗。

4. 黑色代表伤情过于危重难以存活者，可给予姑息性治疗。

救护区分类标志：

1. Ⅰ类伤救护区插红色彩旗显示。

2. Ⅱ类伤救护区插黄色彩旗显示。

3. Ⅲ类伤救护区插绿色彩旗显示。

4. Ⅳ类伤救护区插黑色彩旗显示。

（三）伤员转送

1. 转送途中没有生命危险者。

2. 手术后伤情已经稳定者。

3. 应当实施的医疗处置已全部完成者。

4. 伤病情有变化已经处置者。

5. 骨折已固定牢靠者。

6. 下列情况之一者暂缓后送：

（1）休克未纠正，血流动力学不稳定者。

（2）颅脑伤疑有颅内高压，有可能发生脑疝者。

（3）颈髓损伤有呼吸功能障碍者。

（4）胸、腹部术后伤情不稳定，随时有生命危险者。

（5）被转运人或家属依从性差。

（6）转运人和设备缺乏相应的急救能力、应变能力及处理能力等情况。

（四）复合伤伤员救护原则

1. 准确判断伤情，尤其是窒息、颅脑损伤、脊髓损伤、气胸或腹部复合伤等危重者。

2. 快速而安全地将伤员从事故现场中安全移出。

3. 心跳和呼吸骤停时，立即进行心肺复苏术。

4. 对连枷胸患者，立即予以加压包扎。

二、基本生命支持

灾难的院前急救最重要的措施就是保持危重伤员呼吸道通畅、血液流通，恢复呼吸及循环系统的功能，以保证基本生命支持。

1. 保持呼吸道通畅　颌面、颅脑、颈椎和胸部受伤者应特别注意呼吸道阻塞的因素，一旦发生呼吸道阻塞，通常在 5～6 分钟内因窒息导致呼吸及心搏骤停。所以心肺复苏抢救的第一优先措施就是开通、维持和固定呼吸道开放。如口腔、颌面部损伤时，呼吸道可因血凝块、泥土、牙齿、舌组织等异物吸入阻塞不畅；颅底骨折导致血管破裂出血而快速阻塞呼吸道，呼吸道灼伤或

腐蚀性物质可致咽喉部软组织水肿；颈椎骨折脱位损伤者固定颈椎时必须优先考虑呼吸道通畅。

2. 呼吸功能支持 有呼吸功能障碍的伤员应尽快寻找原因。如呼吸急促、发绀、干鸣等提示上呼吸道梗阻；声音微弱、气短、声嘶均提示呼吸道功能受损可予清除呼吸道异物、吸氧。无自主呼吸的应立即进行人工呼吸，有条件者行气管插管。开放性气胸的伤员应密闭包扎伤口，出现进行性呼吸困难、气管偏移、广泛皮下气肿为张力性气胸的临床表现，应立即行穿刺抽气减压。

3. 循环功能支持 通气功能恢复后，应立即检查和评估伤者的全身循环状态。积极控制四肢开放性出血和胸腹腔闭合性出血，输液输血以纠正失血性休克，紧急送往有条件进行止血手术的医院救治。

三、高级生命支持

灾难现场伤员较多且缺乏必要的监测设备，不易对出血量作准确的估计，在控制出血后应进行充分、足量完善的液体补充，必要时建立 $2 \sim 3$ 个静脉通道，快速输注等渗盐水、平衡液 $1500 \sim 2000mL$，然后补充适量的血浆或代血浆，有条件者进行成分输血，并监测心率、血压、尿量等。成人尿量超过 $30 \sim 50mL/h$ 说明液体得到补充。如果低血容量不能纠正，应考虑仍存在大出血，或评价是否存在心包填塞、张力性气胸或心源性休克。

四、内脏损伤的判断

颅脑损伤后要严密观察神志、瞳孔大小和肢体活动；胸部损伤后要严密观察有无心包或胸腔内积血，有条件时可行胸腔穿刺以明确诊断及伤情严重程度；腹部钝性损伤后要注意有无腹部移动性浊音、反跳痛等，有条件时可行腹腔穿刺以明确诊断及伤情轻重程度。

第三节 常见灾难

一、交通事故

随着人类科技的不断进步，现代交通工具呈现高速、复杂、大型化趋势，意外的发生也演变为灾难性事故。作为现代文明的"孪生兄弟"，每年世界上的交通事故死亡人数可达70万人以上，经济损失达上百亿美元。交通事故包括公路、铁路、航天、航海等多种类型，具有不同的灾难特点和救治要求，需全社会各行业、多部门参与甚至国际性合作才能共同完成。

（一）灾难特点

1. 发生率、致残率、死亡率高 公共交通与人民日常生活密切相关，受人为、机械、道路、天气等因素的影响，其事故发生率居高不下，因其速度快、高能量损伤、事故现场偏远救援不力多造成重大人员伤亡，可见于任何人群及年龄组。

2. 随机性、突发性 交通事故发生的原因是多方面的，如车流量、车速、车况、路况等都是随时变化的，这些因素往往属于单纯的随机事件，且驾驶员从感知危险到事故发生，经历的时间非常短暂，给人的感觉只有一刹那，因而交通事故的发生具有随机性和突发性。

（二）伤情特征

1. 多种伤情并见，复合伤、多发伤发生率高 交通事故伤见于头面、胸腹及四肢各部位，如直接撞击伤、碾压伤、锐器切割伤，跌落伤、起火爆炸的烧伤、爆炸伤等；因撞车、紧急刹车造成的颈椎、颈髓挥鞭样损伤，或车内物品撞击胸腹部导致的内脏损伤及安全带造成的肋骨骨折等。

2.损伤机制复杂　同一伤员可同时发生多种损伤，同一类损伤可能出现在多个部位或系统；闭合性损伤与开放性损伤可同时并存，很多伤情症状和体征相互掩盖，及时、准确、全面的诊断和治疗的难度较大。

（三）救治原则

1.现场控制和自身防护　急救人员应具备自我保护意识，采取有效措施避免自身和其他人员受到伤害，危险因素包括车辆、危险物质、爆炸、火灾、伤员的血液和体液等。各有关人员在统一指挥下设置必要的警戒线和提醒标志，控制和隔离群众，保证现场秩序。

2.伤员分类抢救　在查明事故状况，消除危险隐患的同时，专人负责伤员的病情分类，根据简要的病史和体检作出初步诊断；然后立即进行伤员现场抢救，如通畅呼吸道、建立静脉通路、心肺复苏、止血包扎、骨折固定等，安排后方转运伤员。

3.现场救援人员之间的协调　在事故现场，参与救援的警察、消防、医疗和其他人员各司其职，相互协调。医务人员应该用最快的方法来抢救伤员，人力不足时，请消防人员或有能力的志愿者参与急救和转运工作。

二、火灾

自人类掌握火的使用伊始，火灾就伴随着人类文明的发展和进步，成为全世界各国人民所面临的一个共同的灾难性问题。俗语有"水火无情"之语，古代亦有"防为上，救次之，戒为下"经验之谈。人口密集的城镇如何减少重大人员伤亡和偏远地区如何及时救援成为火灾创伤急救的重要课题。

（一）灾情特点

1.温度高、烟雾浓、蔓延快　火灾发生时，火焰的表面温度可达800℃，而人体能承受的温度仅为65℃，在热对流、辐射和直接传导作用下，即使不直接接触火焰也会灼伤体表及呼吸道。易燃材料产生的有毒烟气造成组织肿胀，阻塞呼吸道，窒息死亡。高层建筑、交通隧道更是具有烟道效应，高温烟气可以水平或垂直传播，给逃生和灭火带来极大的困难。

2.人员伤亡严重　火灾燃烧要消耗大量的氧气，现场空气中的氧浓度显著下降，长时间的低氧环境就会造成呼吸障碍、脑缺氧而失去理智，并伴有肢体痉挛、脸色发青，甚至窒息死亡。加之火灾燃烧时产生的大量二氧化碳及其他有毒气体，会引起头晕、昏迷、呼吸困难，甚至神经中枢系统出现麻痹而丧失意识，失去逃生和自救能力。

（二）伤情特征

1.直接伤害　如火焰烧伤和物理伤害。

（1）火焰烧伤　火焰表面的温度非常高，即使远离火焰一定的距离的热辐射也会给人体带来极大的伤害，空气伴随的高温辐射物质、高温烟雾、高温水汽等远远高于人体耐受温度的极限。皮肤组织和呼吸道黏膜的损害是火灾最直观的伤情。

（2）物理伤害　危险品爆燃引发的火灾，会使许多火源点周围的物体爆裂飞溅形成各种形式的利刃物，随时可能刺伤皮肤、肌肉、血管和内脏等。建筑结构材料超过耐火极限时间坍塌所致的砸伤、摔伤、掩埋等也时常发生，这种伤害主要表现为体外伤和内脏创伤引起的失血性休克。

2. 间接伤害　如浓烟窒息和烟雾中毒。

（1）浓烟窒息　火灾发生时燃烧释放出大量烟气和粉尘，单位烟气中含有的固体微粒和液滴的数量越多，伤害越重，烟气温度与火源的距离成正比，烟气进入呼吸道后，高温微粒可造成组织水肿、阻塞、肺泡壁受损，最终导致呼吸衰竭，缺氧窒息。

（2）烟雾中毒　现代建筑和装修材料中的高分子化合物燃烧后热解出大量的有毒微粒烟气，如 HCN、NO_2、NO、CO、SO_2、H_2S 等，这些有毒物质能迅速麻醉神经中枢致人昏迷，并强烈刺激呼吸中枢，影响肺部功能致人中毒死亡。

（三）救治原则

1. 脱离火源　一旦发生火灾，首先要开展自救尽快脱离火源，被火焰烧伤时，应迅速脱去着火的衣服，难以脱去时应就地慢慢滚动，或用衣物、毯子覆盖着火处隔离氧源将火熄灭，或用水浇灭，或跳入附近水池中，严禁奔跑呼叫或用双手扑打火焰，以免引起头部、呼吸道和双手烧伤。

2. 开放气道　检查呼吸道是否通畅，及时清除口腔异物，吸氧，对吸入性损伤呼吸困难者，根据情况进行气管插管或切开。

3. 冷疗　洁净的冷水可以起到降温、止痛、减轻组织肿胀、清除局部毒性物质的作用。冷疗开始时间越早越好，持续时间最好达到 20 ～ 30 分钟，间断反复进行，直至创面疼痛减轻或消失为止，适用于中、小面积Ⅰ度～Ⅱ度烧伤。如果烧烫伤面积比较大，冷疗可能会加重全身反应，不宜采用。

4. 烧伤创面的处理　伤处的衣服如需脱掉应先剪开或撕破，而不宜剥脱。对于未溃破的水疱应尽可能保留皮肤的完整性，小水疱无需处理，大水疱可在低位剪破水疱引流或用注射器抽出水疱液，污染重的水疱皮则予以清除。水疱皮可保护创面、减少渗出、减轻疼痛，防止创面上皮细胞因干燥而坏死，防止创面加深。早期创面不宜涂抹牙膏、紫药水等法，不但会增加创面感染机会，而且不利于烧伤深度的判断。

5. 补液　严重烧伤者往往伴随着大量脱水，应尽快建立静脉通道，快速有效补液，预防和纠正休克。现场及转运中如无条件建立静脉通道者可口服糖盐水，但不能在短时间内喝大量白开水或饮料，可能会引起肺水肿或脑水肿等并发症。

6. 镇静、镇痛　烧伤者的烧灼样疼痛难以忍受，在鼓励和安抚患者保持情绪稳定的同时，可酌情应用地西泮或哌替啶肌肉注射；合并呼吸衰竭或脑外伤者及小儿，禁用哌替啶和吗啡等中枢神经镇痛剂，可改用苯巴比妥或异丙嗪，以免抑制呼吸。

7. 中毒急救　火灾有害物质吸入后可使人员中毒，甚至导致死亡。应迅速将伤员转移到通风处，吸氧或呼吸新鲜空气。

三、矿难

矿产资源是人类社会生存和发展的不可或缺的物质基础。常见的矿难有瓦斯爆炸、粉尘爆炸、透水事故、矿井失火、矿洞塌方等。

（一）灾情特点

1. 砸伤   井下作业面的塌方，冒顶等煤块、岩石高处坠物，导致多部位损伤，如颅脑损伤、脊柱四肢骨折、胸腹及内脏挤压伤等。

2. 烧伤   煤矿瓦斯爆炸产生的瞬间温度可达 1850 ～ 2650℃，压力可达初压的 9 倍以上，且附近的气体以每秒数百米以上的速度向外冲击，造成严重的烧伤，甚至烧焦而亡。

3. 窒息中毒   爆炸及燃烧导致空气中氧浓度急剧下降，生成大量的 CO_2、CO，有窒息和中毒的危险。

4. 溺水身亡   透水事故时，大量地下水涌入巷道，人员躲避不及被水冲走或淹没，导致溺水身亡。

5. 爆炸身亡   开山放炮、井下处理哑炮突然爆炸，易造成伤员多处开放性损伤，引起内脏损伤出血。瓦斯与空气混合，在高温下急剧氧化，并产生冲击波是煤矿中最为严重的灾害。

（二）伤情特征

矿难伤发生具有突发性、现场抢救难度大的特点，其发生率高、死亡率高、致残率高，伤员个体多表现为多发伤、复合伤，并发症以感染、休克为主。主要有骨折、颅脑损伤、内脏损伤、多发软组织损伤，损伤类型主要有烧伤、窒息、中毒、溺水等。

（三）救援原则

矿难医学救援是矿难事故救援不可或缺的重要部分，需服从国家安全生产监督管理局的统一指挥，在事故发生后应该迅速、高效、有序的进行。《全国煤矿创伤急救工作规范》强调组织领导、解脱急救、伤员转运等各环节的有机结合。增强自救互救意识和技能是矿难救援的基础，救援中如何尽早开始医疗救援是影响救援成功的关键，煤矿救护队员的急救技能训练是提高矿难现场救援水平的重要措施。

发生矿难事故后最重要的是尽早控制事故的根源及灾情的扩大，迅速将伤员转送出危险区域，对伤员进行检伤分类，本着先救命后治伤、先救重后救轻的原则展开应急救援行动。如险区人员无法撤离时，应迅速进入预先筑好或临时构筑的避难室，由救援人员提供足够的氧气、淡水和液体能量饮料，保证被困人员的基本生命支持，等待救援队伍的到达。

四、地震

地震是地球内部长期地质运动积累的能量突然释放的一种运动形式。大地震往往在极短时间内给人类以毁灭性的打击，常常造成严重人员伤亡，能引起火灾、水灾、泥流、山体滑坡、海啸等次生自然灾害，有毒气体泄漏、核泄漏、瘟疫流行等其他次生灾害。

（一）灾情特点

1. 突发性强   地震灾害是瞬时突发，不可预测的社会灾害，几十秒内便可造成大量伤病员，甚至成千上万，这是其他自然灾害难以相比的。

2. 破坏性大   地震波传导地面后可造成大面积的房屋和工程设施的破坏，若发生在人口稠密、经济发达的地区，往往可能造成大量的人员伤亡和巨大的经济损失。

3. 影响面广   地震由于突发性强，涉及地域较广，破坏强度大，次生灾害多，人员伤亡惨重，经济财产损失严重，它所造成的社会影响也比其他自然灾害更为广泛、强烈，往往会产生一系列的连锁反应。对一个地区甚至一个国家的社会生活和经济活动及相关人员的心理承受能力造成巨大的冲击。

4.预防难度大　与洪水、干旱和台风等气象灾害相比，现代科技对地震的预测能力还有待提高；同时建筑物抗震性能的需要大量资金的投入，要减轻地震灾害需要各方面协调与配合，需要全社会做长期艰苦细致的工作，因此地震灾害的预防比其他灾害难度更大。

5.次生灾害多　地震不仅产生严重的直接灾害，而且不可避免要产生次生灾害。一般情况下，次生或间接灾害是直接损害的两倍，在次生灾害中不仅有单一的火灾、水灾、泥石流、水坝垮塌等，还有水源污染、灾后瘟疫等。

6.持续时间长　主震之后的余震往往持续很长一段时间，甚至几十年。这些余震的发生虽无主震强度大，但影响时间较长，会对灾后的重建工作产生较大的影响。

7.地域性分布和周期性　地震往往发生在断层活动最强烈的地质构造带，呈现一定的地域性分布特征；同一地域地震可在相隔几十年或更长时间重复发生，具有准周期性的特点。

（二）伤情特征

地震的灾情特点决定了伤情的多种多样是较为复杂和严重，伤情与地震发生的各种环境条件、季节、时间有密切关系。地震中的急救包括窒息、机械性因素引起的多部位创伤、出血和创伤性休克。

地震造成的各种直接伤害中，骨折发生率最高，脊柱骨折占骨折的 25% 以上，瘫痪伤员占10% 左右。颅脑伤的死亡率最高，颌面部伤常常造成严重的功能障碍，也可因血块或损伤组织堵塞呼吸道导致窒息死亡。四肢骨折的伤员多合并血管、神经损伤，早期发生挤压综合征的危险较高。骨盆骨折的伤员常伴有膀胱和性器官的损伤。腹部伤发生率相对较低，但内脏出血可能被忽视因而增加死亡率。

由于伤员多为重物砸伤，休克和感染是早期地震伤员死亡的主要原因。在外界环境较为恶劣及医疗设施不完善、救治不及时的情况下，破伤风梭菌和产气荚膜梭菌对伤口威胁较大，早期救治阶段应做好清创和注射特异性免疫球蛋白工作。

（三）救治原则

1.先挖后救，挖救结合，尽快使伤员脱离危险环境。

2.先救命，后治伤，先抢救危重伤员，后治轻伤员。

3.熟练应用现场急救技术，保持伤员生命体征平稳，对开放性创面给予包扎，骨折予以简单外固定。

4.运送伤员要用硬质担架并将伤员固定在担架上，尤其是疑似脊柱骨折的伤员。

5.转运和现场急救相结合，转运途中医务人员应密切观察伤员的生命体征和伤情变化，进行及时必要的急救处理。

（四）地震现场救护

1.保持呼吸道畅通　对于窒息和呼吸道梗阻的伤员，抢救前应迅速对头面部、颈部、胸部、脊柱等重点部位进行检查，了解脉搏、心率、呼吸等体征，针对呼吸道阻塞、肋骨骨折、气血胸等不同病因进行急救，以维持呼吸道通畅。

2. 处理开放性创伤 大出血者应立即止血，较为有效的方法先用指压止血法，再改用敷料加压止血法、止血带止血法。使用止血带时其压力以不出血为标准，应间隔一定的时间放松，以预防末端肢体坏死。

3. 处理四肢损伤 不同部位的骨折、关节损伤或大面积软组织损伤者，按不同要求进行临时固定，固定材料可就地取材，如树枝、木板等。对于挤压伤应设法解除重压，对创面进行及时清洁消毒，用干净纱布包扎创面。

4. 及时转运 救出伤员后及时检查伤情，并立即进行标识及相应处理，及时转运后方。

5. 纠正创伤性休克 建筑物砸伤常造成大范围软组织损伤、大血管损伤、骨折、内脏损伤等，出血较多，容易发生创伤性休克。及时进行通风、保暖、保持衣领腰带宽松、口服适量糖盐水、妥善包扎止血等措施，利于减轻休克。

6. 暂缓后送危重伤员 下列情况危重伤员暂缓后送：①呼吸道梗阻，有严重呼吸困难者。②胸部多发肋骨骨折伴有大量气血胸者，或张力性气胸胸腔压力尚未解除者，或开放性气胸伤口未闭合者。③活动性大出血的伤员，或已现场止血仍未完全控制者。④休克未纠正或转送途中有可能发生休克者。⑤颅脑损伤深昏迷，或因颅内血肿、脑水肿等颅内压增高，有脑疝危险者。⑥颈椎损伤高位截瘫，未经固定处理，途中伤情可能恶化者。⑦四肢骨折未经固定，或固定后肢体远端循环差者。

7. 积极自救和安全救援 ①设法避开身体上方不结实的倒塌物、悬挂物或其他危险物。②搬开身边可搬动的碎砖瓦等杂物，扩大活动空间。③不要随便动用室内设施，包括电源、水源，不要使用明火。④不要乱叫，保持体力和节约封闭空间的空气，用敲击声求救。⑤闻到煤气及有毒异味或灰尘太大时，用湿衣物捂住口鼻。⑥保护和节约饮用水、食品等。⑦救援人员应在保证自身安全的情况下完成救援工作。

五、风灾（台风、飓风）

台风和飓风都是产生于热带洋面上的一种强烈气旋，发生地点不同，叫法不同。其危害一般由强风、暴雨和风暴潮三个因素引起。

（一）灾情特点

1. 季节性 台风一般发生在夏秋之间，最早时间发生在五月初，最迟时间发生在十一月。

2. 难测性 气象预报可预测台风的形成，但台风的风向时有变化，常出人预料，因而台风中心登陆地点很难提前准确的预报。

3. 旋转性 其登陆时的风向一般先北后南。

4. 损毁性 对不坚固的建筑物、架空的各种线路、树木、海上船只、海上经济作物和海边农作物等破坏性很大，同时易造成大量人员伤亡。

5. 多发性 常伴有大暴雨、大海潮、大海啸。

6. 两面性 台风巨大的能量流动驱动热带地区的热量到高纬度地区，使寒带地区的热量得到补偿，使地球保持着热平衡，台风还可带来丰沛的淡水；当台风吹袭时江海底部的营养物质被卷上来，鱼饵增多，吸引鱼群在水面附近聚集，增加捕鱼产量。

（二）伤情特征

台风袭击时，建筑物、电线杆、车辆、人畜均可被卷走，直接引起人员砸伤、压伤、失踪等，常见脊柱脊髓损伤、多发骨折、挤压综合征、多发脏器损伤、颅脑外伤、电击伤；伴随暴雨还可引起溺水伤亡等。

（三）救治原则

1. 现场救援　现场救援注意事项如下。

（1）遵循原则　①现场安全原则。②抢救生命原则。③检伤分类原则。

（2）救治要点　参照本章第二节灾难现场的急救。

2. 卫生防疫　台风常伴有洪涝水灾、环境严重污染、生活设施的破坏，具体情况类似地震、洪水。灾后要注意环境卫生，加强对粪便垃圾管理，喷洒消毒药剂，做好水质检验，防止食物中毒，预防胃肠道传染性疾病流行；建立疫情报告制度，组织卫生人员深入灾区开展巡回医疗，及早发现并隔离传染病病人。

六、海啸

海啸是由于突然的海底变形或水体扰动产生的强烈海水波动。主要类型有海底地震引起的地震海啸、火山爆发引起的火山海啸、海底滑坡引起的滑坡海啸和大气压引起的海啸，甚至海底核爆炸、小行星溅落大洋都有可能引发海啸。海啸波长很大，可以传播几千公里而能量损失很小，当海啸到达岸边时形成高达数十米的"水墙"就会冲击海岸线，对生命和建筑物造成严重威胁。

（一）灾情特点

海啸具有突发性强、波及范围广、速度快、破坏强度大的特点，地震海啸发生在水下五千米时，海啸移动速度可接近喷气式飞机的速度，海啸高度可达到 20 米以上时，即使钢筋水泥建筑都会被摧毁，人员伤亡严重程度可想而知。海啸发生后最直接的伤害就是海水淹溺，其次是建筑物倒塌引起的掩埋挤压伤，次生灾害因环境破坏污染导致多种传染病流行。此外灾民和伤员的精神创伤也不容忽视。

（二）伤情特征

1. 淹溺　由于海水的含盐量为 3.5%，渗透压较高，大量海水进入肺泡后严重影响血氧饱和度，所以海啸引起的溺水与淡水溺水相比对呼吸系统造成的伤害更为严重。低氧血症和酸中毒是主要病理变化，最终导致肺水肿、肺泡 – 毛细血管膜广泛损伤而发生呼吸窘迫综合征，急性呼吸衰竭是导致海水淹溺者死亡的主要原因。

2. 挤压综合征　地震、火山爆发等已经导致地表建筑物的倒塌或损毁，海啸带来的二次破坏加重了灾情，除常见的颅脑、脊柱四肢、骨盆等部位骨折外，广泛的软组织损伤可引起肌肉丰厚部位的挤压综合征。大出血、休克和急性肾功能衰竭是导致死亡的主要原因。

3. 传染病流行　联合国、国际卫生组织及人道主义救援机构明确了海啸后的五大挑战：饮用水匮乏、卫生状况差、食物紧缺、缺少临时住所和流行病的传播。海啸过后，当地饮用水及食品不可避免被污染，痢疾等消化道疾病是要首先预防和治疗的疾病，急性呼吸性传染病是另一种容易流行的疾病，而潮湿环境是蚊蝇极佳的滋生地，疟疾和登革热病毒威胁着灾区人员的生命和健康。大批遇难者、遗体和动物尸体腐烂会加速疫情传播。

（三）救治原则

1. 分类救治原则　现场救援应在有组织、有分工协作的情况下进行，对个体要先抢后救，远离危险区域，先救命后治伤，有生命危险的就地抢救；伤员集中后按照检伤分类原则进行救治，病情稳定者或无治疗条件者及时送至后方医院。使有限的医疗资源得到最大限度的发挥，提高救援效率。

2. 灾后卫生防疫　海啸发生后，最重要的是抓紧时间提供干净的饮用水和食品，以及卫生的住所和必要的医疗设备。做好疫情监测和报告，及时为灾民注射流行性疾病疫苗，同时，要迅速收集、火化或掩埋遇难者遗体和动物尸体，以免给病菌提供生长的温床。同时对民居、街道、建筑物及污水处等利于蚊蝇滋生的地方进行清洁消毒，避免疫情的发生和流行。

七、洪水、泥石流

洪水是暴雨、急剧冰雪融化、风暴潮等自然因素引起的江河湖泊水量迅速增加，或水位迅猛上涨的自然现象。当一条水系流域内因短时间大暴雨或长时间降雨，汇入河道的径流量超过其泄洪能力，而漫溢两岸造成积水和淹没低洼地区造成的灾难。

泥石流是指在山区沟谷等地形险峻的地区，由暴雨、冰雪融化等水源激发的，含有大量泥沙石块的，介于水流和固体滑坡之间的土、水、气混合流。兼有洪水和滑坡的双重破坏作用。其危害程度比单一的山体崩塌、滑坡或洪水更为广泛和严重。

（一）灾情特点

1. 洪灾　洪水灾难按其成灾的速度可分为突发型和缓袭型，前者多因大暴雨、山洪暴发、堤坝溃塌等引起，成因受暴雨中心落点、移动与否、移动路径、暴雨的面积分布和时程分配等因素影响，主要伤类是淹溺和机械性损伤；后者多由连续降雨造成内涝灾民被洪水围困所致，主要危害是中暑、蚊虫叮咬疾病和传染病的发生。

2. 泥石流　泥石流多是山区洪水衍生的次生灾害，全过程一般不超过几个小时，短的只有几分钟。具有极大的冲击力，能够摧毁沿途一切建筑物、障碍物。因此其主要危害是冲毁城镇、乡村，破坏房层及其他工程设施，造成人员伤亡，破坏农作物、林木及耕地。还可直接埋没铁路、公路桥涵等交通设施，淤塞河道形成堰塞湖改变河道。

（二）伤情特征

洪灾、泥石流除毁坏村庄、农田、水利、建筑物及交通设施外，同时可对人员造成溺水、窒息、外伤、电击伤、掩埋、毒蛇咬伤、蚊虫叮咬等伤害。

（三）救治原则

具体的救援措施应遵循灾难现场急救原则，针对洪灾、泥石流对人员造成的不同伤害特点采取相应的救护措施。

1. 先发现先救，后发现后救。

2. 先救单人，后救集体。

3. 先救无救生器材者，后救有救生器材者。

4. 先近后远，主次兼顾。

5. 先救伤病员，后救健康者，最后捞死亡者。

6. 先抢救治疗，后快速转运。

八、恐怖袭击

恐怖袭击自 20 世纪 90 年代以来，由于地区争端、种族冲突和意识形态纷争，全球范围内的恐怖袭击事件迅速蔓延。通常把极端分子人为制造的危害社会稳定、危及平民生命和财产安全的一切不符合国际道义的攻击方式均视为恐怖活动。

（一）灾情特点

恐怖袭击的形式包括纵火、刺杀、绑架、爆炸、自杀性炸弹、生物和化学物质武器等攻击方式。尤以恐怖性爆炸危害性最为严重，其特点是程度重、范围广且有方向性，兼有高温、钝器或锐器损伤特点。位于爆炸中心和附近的人，离断肢体被抛掷很远，烧伤严重，常被烧焦；稍离爆炸中心远一点的人，则烧伤程度不一定很重，其特点是损伤分布于朝向爆炸中心的身体一侧，损伤类型主要是由炸裂爆炸物、爆炸击碎的介质作用于人体所形成的各种创口，创口周围常有烧伤，并伴有严重的骨折和内脏损伤；离爆炸中心再远一点的人，主要伤害是冲击波及爆震伤，其特点是外轻内重，体表常仅见波浪形状的挫伤和表皮剥脱，体内见多发性内脏破裂、出血和骨折等。

（二）救治原则

1. 爆炸伤多为突发事件，伤亡人数众多，交通、公安、消防、救援、医疗急救等各部门应密切合作，维持现场秩序，疏导人群离开险地，紧急调配大量的急救资源，组成应急指挥部，统一组织救援。

2. 遵循现场急救原则，先救命后治伤，先救重伤后治轻伤，先救有救治希望的。有效利用急救资源，专业与社会力量共同协作尽快将重伤员送往医院进行手术、输血等确定性治疗。

3. 烧伤的现场急救，采取降温、保护创面等措施，转专科医院或由专科医师救治。

4. 爆炸伤口具有高能量、高温等特点，早期不易判断损伤界限，应尽量保存皮损、肢体（包括离断的肢体），为后期修复、愈合、康复打下基础，最大限度避免伤残和减轻伤残。

主要参考文献

[1] 童培建 . 创伤急救学 . 北京：中国中医药出版社，2016.

[2] 陈孝平，王建平，赵继宗 . 外科学 .9 版 . 北京：人民卫生出版社，2018.

[3] 刘中民 . 灾难医学 . 北京：人民卫生出版社，2014.

[4] 王庭槐，肖海鹏，陈创奇 . 现代灾难医学 . 广州：中山大学出版社，2011.

[5] 黄桂成，王拥军 . 中医骨伤科学 . 北京：中国中医药出版社，2016.

[6] 陈灏珠，林果为，王吉耀 . 实用内科学 . 北京：人民卫生出版社，2013.

[7] 石印玉 . 中西医结合骨伤科学 . 北京：中国中医药出版社，2007.

[8] 王新宇，潘铁文 . 战创伤损害控制理论的研究现状和进展 . 创伤外科杂志，2017，19（3）：238–241.

全国中医药行业高等教育"十四五"规划教材
全国高等中医药院校规划教材（第十一版）

教材目录（第一批）

注：凡标☆号者为"核心示范教材"。

（一）中医学类专业

序号	书　名	主　编		主编所在单位	
1	中国医学史	郭宏伟	徐江雁	黑龙江中医药大学	河南中医药大学
2	医古文	王育林	李亚军	北京中医药大学	陕西中医药大学
3	大学语文	黄作阵		北京中医药大学	
4	中医基础理论☆	郑洪新	杨　柱	辽宁中医药大学	贵州中医药大学
5	中医诊断学☆	李灿东	方朝义	福建中医药大学	河北中医学院
6	中药学☆	钟赣生	杨柏灿	北京中医药大学	上海中医药大学
7	方剂学☆	李　冀	左铮云	黑龙江中医药大学	江西中医药大学
8	内经选读☆	翟双庆	黎敬波	北京中医药大学	广州中医药大学
9	伤寒论选读☆	王庆国	周春祥	北京中医药大学	南京中医药大学
10	金匮要略☆	范永升	姜德友	浙江中医药大学	黑龙江中医药大学
11	温病学☆	谷晓红	马　健	北京中医药大学	南京中医药大学
12	中医内科学☆	吴勉华	石　岩	南京中医药大学	辽宁中医药大学
13	中医外科学☆	陈红风		上海中医药大学	
14	中医妇科学☆	冯晓玲	张婷婷	黑龙江中医药大学	上海中医药大学
15	中医儿科学☆	赵　霞	李新民	南京中医药大学	天津中医药大学
16	中医骨伤科学☆	黄桂成	王拥军	南京中医药大学	上海中医药大学
17	中医眼科学	彭清华		湖南中医药大学	
18	中医耳鼻咽喉科学	刘　蓬		广州中医药大学	
19	中医急诊学☆	刘清泉	方邦江	首都医科大学	上海中医药大学
20	中医各家学说☆	尚　力	戴　铭	上海中医药大学	广西中医药大学
21	针灸学☆	梁繁荣	王　华	成都中医药大学	湖北中医药大学
22	推拿学☆	房　敏	王金贵	上海中医药大学	天津中医药大学
23	中医养生学	马烈光	章德林	成都中医药大学	江西中医药大学
24	中医药膳学	谢梦洲	朱天民	湖南中医药大学	成都中医药大学
25	中医食疗学	施洪飞	方　泓	南京中医药大学	上海中医药大学
26	中医气功学	章文春	魏玉龙	江西中医药大学	北京中医药大学
27	细胞生物学	赵宗江	高碧珍	北京中医药大学	福建中医药大学

序号	书　名	主　编		主编所在单位	
28	人体解剖学	邵水金		上海中医药大学	
29	组织学与胚胎学	周忠光	汪　涛	黑龙江中医药大学	天津中医药大学
30	生物化学	唐炳华		北京中医药大学	
31	生理学	赵铁建	朱大诚	广西中医药大学	江西中医药大学
32	病理学	刘春英	高维娟	辽宁中医药大学	河北中医学院
33	免疫学基础与病原生物学	袁嘉丽	刘永琦	云南中医药大学	甘肃中医药大学
34	预防医学	史周华		山东中医药大学	
35	药理学	张硕峰	方晓艳	北京中医药大学	河南中医药大学
36	诊断学	詹华奎		成都中医药大学	
37	医学影像学	侯　键	许茂盛	成都中医药大学	浙江中医药大学
38	内科学	潘　涛	戴爱国	南京中医药大学	湖南中医药大学
39	外科学	谢建兴		广州中医药大学	
40	中西医文献检索	林丹红	孙　玲	福建中医药大学	湖北中医药大学
41	中医疫病学	张伯礼	吕文亮	天津中医药大学	湖北中医药大学
42	中医文化学	张其成	臧守虎	北京中医药大学	山东中医药大学

（二）针灸推拿学专业

序号	书　名	主　编		主编所在单位	
43	局部解剖学	姜国华	李义凯	黑龙江中医药大学	南方医科大学
44	经络腧穴学☆	沈雪勇	刘存志	上海中医药大学	北京中医药大学
45	刺法灸法学☆	王富春	岳增辉	长春中医药大学	湖南中医药大学
46	针灸治疗学☆	高树中	冀来喜	山东中医药大学	山西中医药大学
47	各家针灸学说	高希言	王　威	河南中医药大学	辽宁中医药大学
48	针灸医籍选读	常小荣	张建斌	湖南中医药大学	南京中医药大学
49	实验针灸学	郭　义		天津中医药大学	
50	推拿手法学☆	周运峰		河南中医药大学	
51	推拿功法学☆	吕立江		浙江中医药大学	
52	推拿治疗学☆	井夫杰	杨永刚	山东中医药大学	长春中医药大学
53	小儿推拿学	刘明军	邰先桃	长春中医药大学	云南中医药大学

（三）中西医临床医学专业

序号	书　名	主　编		主编所在单位	
54	中外医学史	王振国	徐建云	山东中医药大学	南京中医药大学
55	中西医结合内科学	陈志强	杨文明	河北中医学院	安徽中医药大学
56	中西医结合外科学	何清湖		湖南中医药大学	
57	中西医结合妇产科学	杜惠兰		河北中医学院	
58	中西医结合儿科学	王雪峰	郑　健	辽宁中医药大学	福建中医药大学
59	中西医结合骨伤科学	詹红生	刘　军	上海中医药大学	广州中医药大学
60	中西医结合眼科学	段俊国	毕宏生	成都中医药大学	山东中医药大学
61	中西医结合耳鼻咽喉科学	张勤修	陈文勇	成都中医药大学	广州中医药大学
62	中西医结合口腔科学	谭　劲		湖南中医药大学	

（四）中药学类专业

序号	书名	主编		主编所在单位	
63	中医学基础	陈 晶	程海波	黑龙江中医药大学	南京中医药大学
64	高等数学	李秀昌	邵建华	长春中医药大学	上海中医药大学
65	中医药统计学	何 雁		江西中医药大学	
66	物理学	章新友	侯俊玲	江西中医药大学	北京中医药大学
67	无机化学	杨怀霞	吴培云	河南中医药大学	安徽中医药大学
68	有机化学	林 辉		广州中医药大学	
69	分析化学（上）（化学分析）	张 凌		江西中医药大学	
70	分析化学（下）（仪器分析）	王淑美		广东药科大学	
71	物理化学	刘 雄	王颖莉	甘肃中医药大学	山西中医药大学
72	临床中药学☆	周祯祥	唐德才	湖北中医药大学	南京中医药大学
73	方剂学	贾 波	许二平	成都中医药大学	河南中医药大学
74	中药药剂学☆	杨 明		江西中医药大学	
75	中药鉴定学☆	康廷国	闫永红	辽宁中医药大学	北京中医药大学
76	中药药理学☆	彭 成		成都中医药大学	
77	中药拉丁语	李 峰	马 琳	山东中医药大学	天津中医药大学
78	药用植物学☆	刘春生	谷 巍	北京中医药大学	南京中医药大学
79	中药炮制学☆	钟凌云		江西中医药大学	
80	中药分析学☆	梁生旺	张 彤	广东药科大学	上海中医药大学
81	中药化学☆	匡海学	冯卫生	黑龙江中医药大学	河南中医药大学
82	中药制药工程原理与设备	周长征		山东中医药大学	
83	药事管理学☆	刘红宁		江西中医药大学	
84	本草典籍选读	彭代银	陈仁寿	安徽中医药大学	南京中医药大学
85	中药制药分离工程	朱卫丰		江西中医药大学	
86	中药制药设备与车间设计	李 正		天津中医药大学	
87	药用植物栽培学	张永清		山东中医药大学	
88	中药资源学	马云桐		成都中医药大学	
89	中药产品与开发	孟宪生		辽宁中医药大学	
90	中药加工与炮制学	王秋红		广东药科大学	
91	人体形态学	武煜明	游言文	云南中医药大学	河南中医药大学
92	生理学基础	于远望		陕西中医药大学	
93	病理学基础	王 谦		北京中医药大学	

（五）护理学专业

序号	书名	主编		主编所在单位	
94	中医护理学基础	徐桂华	胡 慧	南京中医药大学	湖北中医药大学
95	护理学导论	穆 欣	马小琴	黑龙江中医药大学	浙江中医药大学
96	护理学基础	杨巧菊		河南中医药大学	
97	护理专业英语	刘红霞	刘 娅	北京中医药大学	湖北中医药大学
98	护理美学	余雨枫		成都中医药大学	
99	健康评估	阚丽君	张玉芳	黑龙江中医药大学	山东中医药大学

序号	书 名	主 编		主编所在单位	
100	护理心理学	郝玉芳		北京中医药大学	
101	护理伦理学	崔瑞兰		山东中医药大学	
102	内科护理学	陈 燕	孙志岭	湖南中医药大学	南京中医药大学
103	外科护理学	陆静波	蔡恩丽	上海中医药大学	云南中医药大学
104	妇产科护理学	冯 进	王丽芹	湖南中医药大学	黑龙江中医药大学
105	儿科护理学	肖洪玲	陈偶英	安徽中医药大学	湖南中医药大学
106	五官科护理学	喻京生		湖南中医药大学	
107	老年护理学	王 燕	高 静	天津中医药大学	成都中医药大学
108	急救护理学	吕 静	卢根娣	长春中医药大学	上海中医药大学
109	康复护理学	陈锦秀	汤继芹	福建中医药大学	山东中医药大学
110	社区护理学	沈翠珍	王诗源	浙江中医药大学	山东中医药大学
111	中医临床护理学	裘秀月	刘建军	浙江中医药大学	江西中医药大学
112	护理管理学	全小明	柏亚妹	广州中医药大学	南京中医药大学
113	医学营养学	聂 宏	李艳玲	黑龙江中医药大学	天津中医药大学

（六）公共课

序号	书 名	主 编		主编所在单位	
114	中医学概论	储全根	胡志希	安徽中医药大学	湖南中医药大学
115	传统体育	吴志坤	邵玉萍	上海中医药大学	湖北中医药大学
116	科研思路与方法	刘 涛	商洪才	南京中医药大学	北京中医药大学

（七）中医骨伤科学专业

序号	书 名	主 编		主编所在单位	
117	中医骨伤科学基础	李 楠	李 刚	福建中医药大学	山东中医药大学
118	骨伤解剖学	侯德才	姜国华	辽宁中医药大学	黑龙江中医药大学
119	骨伤影像学	栾金红	郭会利	黑龙江中医药大学	河南中医药大学洛阳平乐正骨学院
120	中医正骨学	冷向阳	马 勇	长春中医药大学	南京中医药大学
121	中医筋伤学	周红海	于 栋	广西中医药大学	北京中医药大学
122	中医骨病学	徐展望	郑福增	山东中医药大学	河南中医药大学
123	创伤急救学	毕荣修	李无阴	山东中医药大学	河南中医药大学洛阳平乐正骨学院
124	骨伤手术学	童培建	曾意荣	浙江中医药大学	广州中医药大学

（八）中医养生学专业

序号	书 名	主 编		主编所在单位	
125	中医养生文献学	蒋力生	王 平	江西中医药大学	湖北中医药大学
126	中医治未病学概论	陈涤平		南京中医药大学	